亚健康专业系列教材

亚健康学基础

主　编　孙　涛（中华中医药学会亚健康分会）
副主编　刘保延（中国中医科学院）
　　　　何丽云（中国中医科学院）
　　　　曾　强（解放军总医院）
　　　　王　斌（北京民族医院暨北京藏医院）

中国中医药出版社
·北京·

图书在版编目（CIP）数据

亚健康学基础 / 孙涛主编.—北京：中国中医药出版社，2009.5（2025.7 重印）

（亚健康专业系列教材）

ISBN 978-7-80231-631-7

Ⅰ.亚…　Ⅱ.孙…　Ⅲ.保健-医学院校-教材　Ⅳ.R161

中国版本图书馆 CIP 数据核字（2009）第 049310 号

中国中医药出版社出版

北京经济技术开发区科创十三街 31 号院二区 8 号楼

邮政编码　100176

传真　010-64405721

北京盛通印刷股份有限公司印刷

各地新华书店经销

开本 787×1092　1/16　印张 16.75　字数 400 千字

2009 年 5 月 1 版　2025 年 7 月第 11 次印刷

书号　ISBN 978-7-80231-631-7

定价　50.00 元

网址　www.cptcm.com

服务热线　010-64405510

购书热线　010-89535836

维权打假　010-64405753

微信服务号　zgzyycbs

微商城网址　https://kdt.im/LIdUGr

官方微博　http://e.weibo.com/cptcm

天猫旗舰店网址　https://zgzyycbs.tmall.com

如有印装质量问题请与本社出版部联系（010-64405510）

《亚健康专业系列教材》
丛书编委会

序

医学朝向健康已是不争的事实了，健康是人全面发展的基础。在我国为实现“人人享有基本医疗卫生服务”的目标，提高国民健康水平，促进社会和谐发展，必须建立比较完善的覆盖城乡居民的基本医疗卫生制度和服务网络，推动卫生服务利用的均等化，逐步缩小因经济社会发展水平差异造成的健康服务不平等现象。有鉴于我们是发展中的人口大国，是穷国办大卫生，长期存在着有限的卫生资源与人民群众日益增长的医疗保健需求之间的矛盾，医疗卫生体系面临着沉重的压力。为了缓解这种矛盾和压力，国家提出了医疗卫生保健工作“重点前移”和“重心下移”的发展战略，以适应新时期大卫生的根本要求。中医药是整体医学，重视天人相应、形神一体，以辨证论治为主体，以治未病为核心，在医疗卫生保健过程中发挥着重大的作用。毋庸置疑，亚健康是健康医学的主题之一，致力于亚健康专门学问的系统研究，厘定亚健康的概念，规范亚健康防治措施与评价体系，编写系列教材培育人才，对于弘扬中医药学原创思维与原创优势具有重要的现实意义，确是一项功在千秋的大事业，对卫生工作重点移向维护健康，重心移向广大民众，尤其是九亿农民，从而大幅提高全民健康水平也有积极的作用。

回顾上个世纪西学东渐，知识界的先驱高举科学民主的旗帜，破除三纲五常，推进社会改革，无疑对国家民族的繁荣具有积极意义。然而二元论与还原论的盛行也冲击着传统的优秀的中华文化，致使独具深厚文化底蕴的中医药学随之停滞不前，甚而有弃而废之的噪声。幸然，清华与西南联大王国维、陈寅恪、梁启超、赵元任与吴宓等著名学者大师虽留学西洋，然专心研究哲学文史，大兴国学之风，弘扬中华文化之精髓，其功德至高至尚，真可谓“与天壤同久，共三光而永光”，令吾辈永远铭记。中医中药切合国情之需，民众渴望传承发扬。当今进入新世纪已是东学西渐，渗透融合儒释道精神，以整体论为指导的中医药学，其深化研究虽不排斥还原分析，然而提倡系统论与还原论的整合，将综合与分析、宏观与微观、实体本体论与关系本体论链接，共同推动生物医药科学的发展，为建立统一的新医学、新药学奠定基础。晚近，医界学人与管理者共识：治中医之学，必当遵循中医自身的规律，然则中医自身规律是什么？宜广开言路，做深入思考与讨论。我认为中医学是自然哲学引领下的整体医学，其自身规律是自适应、自组织、自调节、自稳态的目标动力系统，其生长发育、维护健康与防治疾病均顺应自然。中国古代自然哲学可用太极图表达，其平面是阴阳鱼的示意图。其阐释生命科学原理是动态时空、混沌一气、高速运动着的球体，边界不清，色泽黑白不明。人身三宝精、气、神体现“大一”，蛋白质组学、基因组学对生命本质的研究体现“小一”，论大一而无外，小一而无内；大一寓有小一，小一蕴育大一；做大一拆分为小一分析，做小一容汇为大一综合。学习运用“大一”与“小一”的宇宙观，联系人体健康的维护和疾病的防治，尤其对多因素多变量的现代难治病进行辨证论治的复杂性干预的方案制定、疗效评价与机理发现具有指导作用。

哲学是自然科学与社会科学规律的总结，对文化艺术同样重要。当代著名画家范曾先生讲，“中国画是哲学，学哲学出智慧，用智慧作画体现‘大美’”。推而广之，西方科学来自实验，以逻辑思维为主体，体现二元论、还原论的方法学；东方科学观察自然，重视形象思维与逻辑思维相结合，体现一元论、系统论的方法学。当下中医药的科学研究是从整体出发的拆分，拆分后的微观分析，再做实验数据的整合，可称作系统论引导下的还原分析。诚然时代进步了，牛顿力学赋予科学的概念，到量子力学的时代不可测量也涵盖在“科学”之中了。同样中医临证诊断治疗的个体化，理法方药属性的不确定性，正是今天创新方法学研究的课题。中医学人必须树立信心，弘扬原创的思维。显而易见，既往笼罩在中医学人头上“不科学”的阴霾今天正在消散，中医药学的特色优势渐成为科技界的共识，政府积极扶持，百姓企盼爱戴，在全民医疗卫生保健事业中，中医药将发挥无可替代的作用。

《亚健康专业系列教材》编委会致力于亚健康领域学术体系的深化研究，从理念到技术，从基础到临床，从预防干预到治疗措施，从学术研究到产业管理等不同层面进行全方位的设计，突出人才培养，编写了本套系列教材。丛书即将付梓，邀我作序实为对我的信任。感佩编著者群体辛勤耕耘，开拓创新的精神，让中医学人互相勉励，共同创造美好的未来。谨志数语，爰为之序。

王永炎

2009年2月

（王永炎　中国工程院院士　中国中医科学院名誉院长）

前言

亚健康状态是一种人体生命活力和功能的异常状态，不仅表现在生理功能或代谢功能的异常，也包含了心理状态的不适应和社会适应能力的异常，其最大的特点就是尚无确切的病变客观指征，但却有明显的临床症状。这种处于健康和疾病之间的状态，自20世纪80年代被前苏联学者称为“第三状态”这个新概念以来，得到国内越来越多学者的认同与重视，并将其称之为“亚健康状态”。亚健康主要表现在三个方面，即身体亚健康、心理亚健康和社会适应能力亚健康。亚健康是一个新概念，“亚健康”不等于“未病”，是随着医学模式与健康概念的转变而产生的，而“未病”的概念是与“已病”的概念相时而言，即非已具有明显症状或体征的疾病，亦非无病，而是指机体的阴阳气血、脏腑功能失调所导致的疾病前态或征兆。因此未病学主要讨论的是疾病的潜伏期、前驱期及疾病的转变或转归期等的机体变化，其宗旨可概括为“未病先防，既病防变”，从这一点上看可以说中医“未病”的内涵应当是包括了亚健康状态在内的所有机体阴阳失调但尚未至病的状态。总体上讲，亚健康学是运用中医学及现代医学与其他学科的理论知识与技能研究亚健康领域的理论知识、人群状态表现、保健预防及干预技术的一门以自然科学属性为王，涉及心理学、社会学、哲学、人文科学等多个领域的综合学科。

随着社会的发展和科学技术的进步，人们完全突破了原来的思维模式。医学模式也发生了转变，从原来的“纯生物模式”转变为“社会-心理-生物医学模式”，使得西医学从传统的“治疗型模式”转变为“预防、保健、群体和主动参与模式”；另外，世界卫生组织对健康提出了全面而明确的定义:“健康不仅是没有疾病和虚弱. 而且是身体上、心理上和社会适应能力上三方面的完美状态。”从而使对健康的评价不仅基于医学和生物学的范畴，而且扩大到心理和社会学的领域。由此可见，一个人只有在身体和心理上保持健康的状态，并具有良好的社会适应能力，才算得上是真正的健康。随着人们的观念进一步更新，“亚健康”这个名词已经越来越流行，你有时感觉心慌、气短、浑身乏力，但心电图却显示正常；不时头痛、头晕，可血压和脑电图没有什么问题，这时你很可能已经处于”亚健康”状态。

据中国国际亚健康学术成果研讨会公布的数据：我国人口15%属于健康，15%属于非健康，70%属于亚健康，亚健康人数超过9亿。中国保健科技学会国际传统医药保健研究会对全国16个省、直辖市辖区内各百万人口的城市调查发现，平均亚健康率是64%，其中北京是75.31%，上海是73.49%，广东是73.41%，经济发达地区的亚健康率明显高于其他地区。面对亚健康状态，一般西医的建议都是以改善生活或工作环境为主，如合理膳食、均衡营养以达到缓解症状的目的，但是需要的时间比较长，且依赖个人的自律。而中医的特色在于可以不依赖西方医学的检测，只根据症状来调整。它的理念是“整体观念，辨证论治”，随着被治疗者的年龄、性别、症状等的不同，调理和干预的方法也各不相同。中医更强调把人当作一个整体，而不是“头痛医头，脚痛医脚”。因为亚健康状态本身就是一种整体功能失调的表现，所以中医有其独到之处。中医理论认为'健康的状态就是。阴平阳秘，精神乃治”，早在《内经》中就有“不治已病治未病”的论述，因此调整阴阳平衡是让人摆脱亚健康状态的总体大法。

社会需求是任何学科和产业发展的第一推动力，因此，近几年来亚健康研究机构和相关服务机构应运而生，蓬勃发展。但由于亚健康学科总体发展水平还处于起步阶段，目前的客观现状还是亚健康服务水平整体低下，亚健康服务手段缺乏规范，亚健康服务管理总体混乱，亚健康专业人才严重匮乏，尤其是亚健康专业人才的数量匮乏和质量低下已成为制约亚健康事业发展的瓶颈。突出中医特色，科学构建亚健康学科体系，加强亚健康专业人才的培养，是促进亚健康事业发展的一项重要工作。由此，我们在得到国家中医药管理局的专题立项后，在中和亚健康服务中心和中国中医药出版社的支持下，以中华中医药学会亚健康分会、湖南中医药大学为主，组织百余名专家、学者致力于亚健康学学科体系构建的研究，并着手编纂亚健康专业系列教材，以便于亚健康人才的培养。该套教材围绕亚健康的中心主题，以中医学为主要理论基础，结合现代亚健康检测技术和干预手段设置课程，以构筑亚健康师所必备的基础知识与能力为主要目的，重在提升亚健康师的服务水平，侧重培训教材的基础性、实用性和全面性。读者对象主要为亚健康师学员和教师；从事公共健康的专业咨询管理人员；健康诊所经营管理人员；从事医疗、护理及保健工作人员；从事保健产品的生产及销售工作人员；从事公共健康教学、食品教学的研究与宣教人员；大专院校学生及相关人员；有志于亚健康事业的相关人员。

亚健康专业系列教材包括10门课程，具体为：

(1)《亚健康学基础》，为亚健康学科体系的主干内容之一。系统介绍健康与亚健康的概念、亚健康概念的形成和发展、亚健康的范畴、亚健康的流行病学调查、未病学与亚健康、亚健康的中医辨证、中医保健养生的基本知识、亚健康的检测与评估、健康管理与亚健康、亚健康的综合干预、亚健康的研究展望等亚健康相关基础理论。

(2)《亚健康临床指南》，为亚健康学科体系的主干内容之一。针对亚健康人群常见症状、各种证候群和某些疾病倾向，介绍相对完善的干预方案，包括中药调理、饮食调理、针灸调理、推拿按摩、运动调理、心理调理、音乐调理等。

(3)《亚健康诊疗技能》，为亚健康学科体系的主干内容之一。介绍临床实用的亚健康诊疗技能，如各种中医常见诊断方法、常用心理咨询的一般理论与方法技巧、各种检测仪器与干预设备、针灸、火罐、水疗、推拿按摩、刮痧、整脊疗法、气功等。

(4)《中医学基础》，为亚健康学科体系的辅修内容之一。系统介绍中医的阴阳学说、五行学说、气血津液学说、脏象学说、病因病机学说、体质学说、经络学说、治则与治法、预防和养生学说、诊法、辨证等中医基础理论。

(5)《中医方药学》，为亚健康学科体系的辅修内容之一。着重介绍与亚健康干预关系密切的常用中药和常用方剂的功效、主治、适应证及注意事项等。

(6)《中医药膳与食疗》，为亚健康学科体系的辅修内容之一。以中医药膳学为基础，重点介绍常见亚健康状态人群宜用的药膳或食疗方法及禁忌事项。

(7)《保健品与亚健康》，为亚健康学科体系的辅修内容之一。介绍亚健康保健品的研发思路及目前市场常用的与亚健康相关的保健品。

(8)《足疗与亚健康》，为亚健康学科体系的辅修内容之一。着重介绍亚健康足疗的基本概念、机理、穴位、操作手法及适应的亚健康状况。

(9)《亚健康产品营销》，为亚健康学科体系的辅修内容之一。介绍一般的营销学原理、方法与语言沟通技巧，在此基础上详细介绍亚健康产品营销技巧。

(10)《亚健康管理》，为亚健康学科体系的辅修内容之一。包括国家的政策法规，亚健康服务机构的行政管理，亚健康服务的健康档案管理等。

在亚健康学学科体系构建的研究和亚健康专业系列教材的编纂过程中，得到了王永炎院士的悉心指导，在此表示衷心感谢！由于亚健康学科体系的研究与教材的编写是一项全新而且涉及多学科知识的艰难工作，加上我们的水平与知识所限，时间匆促，其中定有不如人意之处，好在任何事情均有从无到有，从不成熟、不完善到逐渐成熟和完善的过程，真诚希望各位专家、读者多提宝贵意见，权当“射矢之的”，以便第二版修订时不断进步。

何清湖

2008 年 12 月于湖南中医药大学

《亚健康学基础》编委会

主　编　孙　涛（中华中医药学会亚健康分会）
　　　　王天芳（北京中医药大学）
　　　　武留信（空军航空医学研究所）
副主编　刘保延（中国中医科学院）
　　　　何丽云（中国中医科学院）
　　　　曾　强（解放军总医院）
　　　　王　斌（北京民族医院暨北京藏医院）
编　委　（按姓氏笔画排序）
　　　　王　超（四川省中医药科学院附属医院）
　　　　王　斌（北京民族医院暨北京藏医院）
　　　　王天芳（北京中医药大学）
　　　　刘天君（北京中医药大学）
　　　　刘保延（中国中医科学院）
　　　　闫春连（第二炮兵总医院）
　　　　孙　涛（中华中医药学会亚健康分会）
　　　　吴秀艳（北京中医药大学）
　　　　何丽云（中国中医科学院）
　　　　何跃华（北京中医药大学）
　　　　李　力（北京中医药大学）
　　　　武留信（空军航空医学研究所）
　　　　贾明珠（山西省临汾市人民医院）
　　　　徐雯洁（北京中医药大学）
　　　　黄　靖（空军航空医学研究所）
　　　　曾　强（解放军总医院）
　　　　薛晓琳（北京中医药大学）
协　编　王　曦　吴浩恺　沈　毅
　　　　袁　鹰　常海沧　彭　为

周　序

进入 21 世纪以来，随着科学技术进步和经济社会发展，“上天”、“入地”和“跨越时空”等高新技术目标，都已经或正在成为可以实现的科技成果。但是，全人类却必须面对一个共同的、艰巨的、直接关系切身利益的重大课题，这就是人类自身的健康问题。因为，健康既是人类个体生存和进步的基础，又是家庭和社会稳定的基础，更是构建和谐社会与推动国民经济全面、健康、协调、持续发展的基础。没有健康的身体，就必将严重制约个人、家庭、社会、国家、民族的发展与进步。所以，保护健康、促进健康、实现健康的研究，是涵盖自然科学和社会科学的重大课题，值得党和国家、各级政府、各个社团和广大民众的广泛关注与鼎力支持。

由于社会科学和自然科学的不断进步，人类对健康和健康管理服务的理念不断更新，不断进步，不断提升。传统的健康理念是“没有疾病”，传统的健康管理服务理念是诊断、治疗疾病和护理病人；现代的健康理念是“身心健康”，现代的健康管理服务理念是养生、强身、预防、诊断、治疗疾病、护理病人。所以，世界卫生组织对“健康”的定义是“一种身体、精神和交往上的完美状态而不只是身体无病”。根据这一定义，身心健康的理念包括生理、心理、社会适应能力和道德健康四个方面。统计表明：我国人口 15% 属于健康，15% 属于非健康，70% 的人属于“亚健康”状态（Sub - health），亦称“第三状态”。由此可见，“亚健康”严重影响了人类的生存质量。因此，研究“亚健康”理论与技术，并由此探索“亚健康学”的学科构架与内涵，已经成为医学科学的当务之急，同时也是落实科学发展观、构建和谐社会的需求之一。

“志高则言洁，志大则辞宏，志远则旨永”，任何学科的探索和创新，都需要无私奉献的精神，需要百折不挠的勇气。孙涛、王天芳、武留信等诸位学者经过长期的潜心研究，编著了《亚健康学基础》，共九章，以中医先进的“治未病”的预防医学理论为主线，首次系统诠释了“亚健康”的概念、范畴、特点、检测、预防、治疗、管理、评估等理论与方法，旨在创新健康理念，弘扬传统文化，倡导健康生活，惠泽人民大众。这是一次可贵的奉献，这是一次勇敢的尝试，可谓心系于民，书之为民，事惠在民。

故尔，为之序。

周光召

编写说明

21世纪是追求健康的世纪。健康劳动力资源的维护和管理、健康素质和水平的提高，已成为国家昌盛和社会文明进步的重要标志和不竭源泉。随着社会的进步，生产力的发展，物质、精神生活水平的不断提高，医疗卫生工作的重点也发生了转移，由过去的以治病和病人为中心，转变为以防病和维护促进健康为中心。人们不仅仅满足于没有疾病，而是希望能在身体、心理和社会适应能力等方面均处于完美状态。因此，处于疾病和健康之间的第三状态（中国人称之为“亚健康状态”）一经提出，便受到越来越多的人的重视，一时间成为媒体和大众关注的热门话题。

亚健康是指人体处于健康和疾病之间的一种低质状态，表现为活力降低、功能和适应能力减退的症状，但不符合现有疾病分类中的疾病诊断标准。随着生活与工作压力的增大及环境的污染，其发生率有逐年上升的趋势。处于亚健康状态者，如不及时加以干预，有可能进一步发展为疾病，当然也可通过积极的治疗使机体恢复到健康状态。因此，积极寻求干预亚健康的方法、方式是一种防患于未然的思想，是追求健康的新理念。

虽然“亚健康”一词越来越多地被大众和媒体频繁使用，与亚健康相关的书籍也在陆续出版，但其内容多为科普类，缺乏对亚健康有关内容进行系统阐述的专著。鉴于此现状，中华中医药学会亚健康分会和世界中医药联合会亚健康专业委员会组织有关专家，本着“创新、特色、实用、发展”的原则，编写了这本《亚健康学基础》教材。本书在对亚健康概念进行全面科学定义的基础上，初步构建了亚健康的理论体系，对亚健康的认识突出了中医特色，体现了中西医结合的优势；综合近十年来国内外的有关亚健康的探索和实践经验，全面阐述了亚健康的学术内涵及范畴，特别是阐述了与中医未病学、亚临床、慢性疲劳综合征等之间的联系和区别。从理论与实践、主观与客观、中医与西医结合上系统提出了亚健康的检测方法和评估指标体系，并结合国家“十一五”有关未病与亚健康研究指南，对未来亚健康研究的重点和方向进行了深入的探索和展望。因此，本书虽为亚健康专业系列教材之一，但也希望能为亚健康研究人员提供一本基本专业教程，为从事亚健康检测评估和干预的人员提供一本有价值的指导工具书，为亚健康产品研发与销售人员提供一本必读书籍，为广大中西医临床工作者提供一本有借鉴意义的参考书。

本书共有九章，第一章“健康与亚健康”，重点介绍健康和亚健康的概念、亚健康的分类及界定方法；第二章“亚健康的流行病学调查”，重点介绍亚健康的流行病学特性，并阐述了不同人群亚健康发生的原因及表现特征；第三章“未病学与亚健康”，在系统介绍未病学的基础上，就未病学与亚健康的关系做了重点介绍；第四章“亚健康的中医辨证”，主要从中医学角度全面论述了亚健康状态的发生、发展与辨证及中医在预防与调摄亚健康中的优势；第五章“亚健康的检测与评估”，重点介绍了亚健康检测评估的原则、常用技术方法和指标体系；第六章“健康管理与亚健康”，重点介绍了健康管理的概念、理论及亚健康人群的健康管理方法；第七章“亚健康与慢性疲劳综合征”，将疲劳、慢性疲劳、慢性疲劳综合征及亚健康的概念与范畴进行了区分，系统介绍了有关慢性疲劳综合征的流行病学与临床特征、诊断与鉴别诊断、发病原因及危险因素、可能的发生机理、预后和转归及治疗，并阐述了中医对疲劳和慢性疲劳综合征的认识与治疗。第八章“亚健康的综合干预”，重点介绍了亚健康的干预与调摄方法；第九章“亚健康的研究展望”，重点对近年来亚健康基础与应用方面的研究进展进行了归纳，并介绍了亚健康相关研究技术方法和评价体系。

在本书的编写过程中，力求内容翔实，论点明确，层次清楚，文字精练，所采用的数据准确，具有较强的可读性。但因时间仓促，水平有限，虽做了不少主观努力，无疑还有诸多错误和缺点，希望广大读者提出宝贵意见，以便再版时修订补充。

《亚健康学基础》编委会

2009 年 2 月

目　录
CONTENTS

第一章 健康与亚健康

健康与亚健康状态研究是21世纪健康和疾病预防研究领域的热点问题。在过去相当长的时间内，人们只是关注对疾病认识、诊断和治疗的进步，而忽略了疾病的社会文化属性，也忽略了从人的健康状态出发，研究和判断疾病的发生发展趋势。在健康和疾病两种状态之间，人体生命活动不断地运动变化，疾病发生是不可避免的，而且，疾病对人类生活的影响是随时空变化和多维度的。疾病既可作为一种单纯的生物学事件，导致个体的躯体损伤和功能紊乱，也可被视为复合的心身事件，因为躯体损害必然带来精神上的痛楚，还可作为复杂的社会性事件，小到影响家族的繁衍，大至改变人类文明的进程。因此对疾病复杂性的认识和健康状态的研究具有现实意义，而对疾病的欲发或始发阶段“亚健康”状态的重视体现了科技进步和时代的特征。本章从历史角度回顾人类对疾病、健康、亚健康状态的认识，总结并提出亚健康的概念、分类和界定方法，为今后基础和临床研究提供理论依据。

第一节 健康的概念

一、健康概念的形成与发展

（一）健康概念的提出

健康在英语中被诠释为强壮（hale）、结实（sound）、完整（whole），健康是人类社会生存发展的一个基本要素，没有健康就一事无成，因此健康问题既属于个人又属于社会，健康是人们共同追求的目标。不同时代对健康概念的诠释受到历史条件的制约，对健康的认识随着科学的发展和时代的不同而变化着，20世纪50年代以前，科学发展的初级阶段，人们对健康的理解仅仅局限于“不生病”的生理概念上，人们普遍认为健康就是没有疾病，有病就是不健康，其后对健康概念的理解越来越深入，现代健康观对健康衡量标准不仅仅是指四肢健全无病，还要求精神上有一个完好状态。1948年的《世界卫生组织宪章》指出：健康不仅为疾病或羸弱之消除，而系体格、精神与社会之完满健康状态。1978年的《阿拉木图宣言》重申：健康不仅是疾病与体虚的匿迹，而是身心健康、社会幸福的总体状态。达到尽可能高的健康水平是世界范围的一项最重要的社会性目标。20世纪50年代以后，随着科技发展和生活水平提高，人们开始关注生活质量，重视情绪心理因素致病。《渥太华宪章》认为：良好的健康是社会、经济和个人发展的主要资源，也是生活质量的重要部分。1984 年，联合国世界卫生组织在制定的《保健大宪章》中指出：健康不仅是没有疾病和虚弱症状，而且包括身体、心理和社会适应能力的完整状态（Health is a state of complete physical，mental and social well being and not merely the absence of disease or infirmity）。1992 年世界卫生组织在《维多利亚宣言》中提出了健康的四大基石：合理膳食、适当运动、良好生活习惯、平衡心理。

（二）健康概念的内涵

目前多数学者同意世界卫生组织的观点，就是说一个人只有在躯体健康、心理健康、社会适应良好和道德健康四个方面都健全，才是完全健康的人，其中躯体健康指人体生理功能正常；心理健康的标志是人格完整，自我感觉良好，情绪稳定，积极情绪多于消极情绪，有良好的自控能力，能保持心理上的平衡，有自尊心，自爱自信而且有自知之明；在所处的环境中有充分的安全感，能保持正常的人际关系，能受到别人的欢迎和信任；对未来有明确的生活目标，切合实际地不断进取，有理想和事业上的追求；社会适应良好是指一个人心理活动和行为能适应当时复杂的环境变化，为他人所理解，为大家所接受；道德健康最主要的是不以损害他人利益来满足自己的需求，有辨别真伪善恶荣辱和美丑等是非观念，能按社会认为规范的准则约束支配自身的行为，能为人们的幸福作贡献。

（三）健康概念的动态性

1. 健康概念的时间性

在社会发展的不同时期，对于不同的群体或个体，健康的概念都是不断发展变化的，不能用同一标准来衡量。健康不能由主观或客观的东西来决定，群体健康是代表各时代的总体健康水平，是一种理想的状态，其衡量标准取决于当时的科技水平和对人体病理状态的认识深度，目前人们在努力用主观表现和客观认识相结合综合理解健康的内涵。

2. 健康概念的动态性

“健康”是一个动态的概念，是机体维持动态平衡的过程，“健康”与“疾病”同处在一个轴线上，在健康与疾病之间不存在明确的界限。医学界有人把“健康”称为第一状态，人们生活的目的就是维持身体健康、心理健康、社会适应良好三者的和谐，即健康状态。但是健康状态的维持也是最难的，任何一种不良因素的干扰，都会打破原有的平衡而陷入不健康的状态，因此健康是动态变化的，在人的一生当中，过去、现在或将来能够一直维持身体精神社会的绝对完好状态是不可能的，因此，完好健康状态是相对的，随时变化的。

3. 健康概念的地域性

不同国家不同地区，人们有着各自不同的健康概念和标准，应根据国家地区的不同，理解其可能达到的良好状态，逐步建立理想的健康标准。

（四）健康的评价

过去，人们认为健康就是没有疾病，在这一健康概念的指导下，习惯从疾病的概念出发来评价个体或群体的健康状态，对于疾病防治措施的有效性评价采用发病率、患病率、病死率、生存率等统计指标，对患病个体采用痊愈、显效、好转、无效等指标，这些评价指标测量健康状况是必要的，但未能表达健康的全部内涵，对健康的评价必须纳入个体对其健康状况的主观评价和期望的内容。

健康评价的主要手段是健康测量，健康测量是对健康概念及与健康有关的事物或现象进行量化的过程，即依据一定的规则，根据被测对象的性质或特征，用量化的指标反映健康及与健康有关的事物或现象。健康测量的结果为健康评价提供依据，随着技术的不断提高，对健康的测量逐渐从单一的躯体健康测量走向对多维度的躯体、心理、社会、主观满意度等的测量；从对负向健康测量走向对正向和负向两方面的测量；从对组织器官的客观状况的测量走向对个体主观体验和满意度的测量；从以患病或死亡为终点的测量走向以患病后个体的功能状况和社会适应能力为终点的测量。

二、中医对健康的认识

中医认为健康的含义是无疾病，以寿命长短和机体的活动能力来判断。在认识群体健康状态时，正如《黄帝内经》中记载："上古之人，春秋皆度百岁，而动作不衰；今时之人，半百而动作皆衰……"在对健康状态的判断上，各年代都遵从《黄帝内经》的思想，认为人是一个有机的整体，并与社会、自然环境息息相关，人体生命活动是在内外环境的作用下，多种因素相互作用而维持的一种动态的、相对平衡的过程。平衡即健康，平衡的失调即为疾病。

（一）中医对健康状态的描述

正常状态下，人体生理活动及其与外界环境处于相互协调的动态平衡之中，即所谓"阴平阳秘"，乃是"健康"，形容为"平人"。平人的判断是通过观察症状、舌象、脉象进行刻画的。

如《黄帝内经》对平人的描述非常详细，而且四季各有共同变化特征，尤其指出妊娠脉象特征。《素问·平人气象论篇》云："黄帝问曰：平人何如？岐伯对曰：人一呼脉再动，一吸脉亦再动，呼吸定息脉五动，闰以太息，命曰平人。平人者，不病也。常以不病调病人，医不病，故为病人平息以调之为法。……平人之常气禀于胃，胃者，平人之常气也……"而且，四季的正常脉象和异常脉象各有不同特点，如："夫平心脉来，累累如连珠，如循琅玕，曰心平，夏以胃气为本；平肺脉来，厌厌聂聂，如落榆荚，曰肺平，秋以胃气为本；平肝脉来，软弱招招，如揭长竿末梢，曰肝平，春以胃气为本；平脾脉来，和柔相离，如鸡践地，曰脾平，长夏以胃气为本；平肾脉来，喘喘累累如钩，按之而坚，曰肾平，冬以胃气为本。"

详细描述了如何区别正常人脉象的特征以及强调"人以胃气为本"的观点。

（二）中医摄生与健康状态维持

中医对健康状态的维持非常重视，在《黄帝内经》一书开篇即论"摄生"。《素问·上古天真论篇》云："昔在黄帝，生而神灵，弱而能言，幼而徇齐，长而敦敏，成而登天。乃问于天师曰：余闻上古之人，春秋皆度百岁，而动作不衰；今时之人，年半百而动作皆衰者，时世异耶，人将失之耶？岐伯对曰：上古之人，其知道者，法于阴阳，和于术数，食饮有节，起居有常，不妄作劳，故能形与神俱，而尽终其天年，度百岁乃去。……夫上古圣人之教下也，皆谓之虚邪贼风，避之有时，恬淡虚无，真气从之，精神内守，病安从来？"说明中医学对养生保健的重视，其中，中医在养生保健防病过程中讲究"异法方宜"、"天人相应"、"四时更替"、"五运六气"等，保持健康状态的基本方法是顺应环境气候特点，即不同地域，人健康的标准不同，维持健康状态所需的客观条件和人的饮食习惯均不同；人的健康与天气变化有关，受四季气候变化影响，所以要随四季特点而采取不同的养生方法；另外，不同年份的气候变化有一定规律和特点，对人体健康有影响，与疾病发生有内在的联系，每年开始时都应该了解本年度的气候特点，做好防病的准备。

在《素问·四气调神大论篇》讲述了四个季节不同的养生原则："春三月，此谓发陈，天地俱生，万物以荣，夜卧早起，广步于庭，被发缓形，以使志生，生而勿杀，予而勿夺，赏而勿罚，此春气之应，养生之道也。逆之则伤肝，夏为寒变，奉长者少。夏三月，此谓蕃秀，天地气交，万物华实，夜卧早起，无厌于日，使志无怒，使华英成秀，使气得泄，若所爱在外，此夏气之应，养长之道也。逆之则伤心，秋为痎疟，奉收者少，冬至重病。秋三月，此谓容平，天气以急，地气以明，早卧早起，与鸡俱兴，使志安宁，以缓秋刑，收敛神气，使秋气平，无外其志，使肺气清，此秋气之应，养收之道也。逆之则伤肺，冬为飧泄，奉藏者少。冬三月，此谓闭藏，水冰地坼，无扰乎阳，早卧晚起，必待日光，使志若伏若匿，若有私意，若已有得，去寒就温，无泄皮肤，使气亟夺，此冬气之应，养藏之道也。逆之则伤肾，春为痿厥，奉生者少。……逆春气，则少阳不生，肝气内变。逆夏气，则太阳不长，心气内洞。逆秋气，则太阴不收，肺气焦满。逆冬气，则少阴不藏，肾气独沉。夫四时阴阳者，万物之根本也。所以圣人春夏养阳，秋冬养阴，以从其根，故与万物沉浮于生长之门。逆其根，则伐其本，坏其真矣。故阴阳四时者，万物之终始也，死生之本也，逆之则灾害生，从之则苛疾不起，是谓得道。"

总之，健康状态的判断还必须与个体的具体情况相结合进行考虑，如年龄、性别，以及生理状态的不同阶段，健康标准是不同的，要全面考虑，因此充分体现了动态时空的观念。保持健康状态是由于"正气存内，邪不可干"，而疾病过程是由于"邪之所凑，其气必虚"。

三、健康研究的新进展

从 WHO 对健康维度划分的理念出发，对健康概念和健康测量的研究逐渐深入，但所用方法不外定性和定量方法，定性方面是把健康维度进行扩展和详细分类，定量方面则是用量化测量的方法，结合生存质量进行研究，自测和现代生物技术相结合。

（一）健康维度的划分

在健康测量的研究中，首先对健康维度进行了划分，根据 WHO 健康定义，分为生理、心理、社会、环境 4 个维度，有学者在此基础上发展到目前的 7 个，而且对每个维度的内涵有了概括。

1. 躯体维度（physical dimension）

指个体的结构与功能特征。包括：对疾病的易感性、体重、视力、听力、体能、协调性、耐力及康复能力等许多方面。在一般情况下，这个维度可能是最重要的。

2. 情绪维度（emotional dimension）

包括应对应激的能力、灵活性、解决冲突的忍让以及基本的情绪特征。个人的亲情、生活目标、抱负以及对日常生活情境的情感均与健康的情绪维度相关，它影响个人的成长与发展。不良的情绪体验可导致个人整体满意度与活力的降低。

3. 理智维度（intellectual dimension）

个体对信息的作用和处理，对价值观及信念阐明以及决断能力的训练；还有应对技巧、灵活性、在恰当的时机讲适当话的技巧；以及运用信息及理解新观念的能力都归入此维度。这方面的不足可能会耽误个体的生活经验对成长和发展所提供的帮助。

4. 社会维度（social dimension）

个体的成长和发展离不开所生存的社会（人与人之间的关系），一个人从出生到长大成人都受他人的影响，只要认识到这一点，就会察觉到这个维度在生活中的重要性。实际上这个维度就体现在人际交往的各方面，对个人来讲就是生活方式及社会支持。

5. 心灵维度（spiritual dimension）

心灵（spirituality）一词也可译作“精神”，按我们通常的理解，相当于“精神体系”和“思想境界”的意思。过去常从哲学与宗教意义上去阐述，很少从心理和精神卫生的角度去理解。“思想境界”包含了“四信”（信仰、信念、信心、信任）的概念。其中信仰、信念是精神支柱及人格倾向的最高表现（价值观与世界观）；信心与信任是检验的尺度和具体表现。四者相通互动，形成完整的精神体系与思想境界。从健康意义上来说：①正确的信仰是健康的精神支柱；②坚定的信念是健康保持的必要条件；③必要的信心是克服障碍、促进健康的具体动力；④信任包括自信与信人，这是在人类社会中保持健康心态和建立良好人际关系的根本。

6. 职业维度（occupational dimension）

有人将职业性人际关系从一般社会关系中分离出来，以强调它在当今社会中的重要性。这一维度反映个体对受雇者的满意度，它对个体健康的影响可以是直接的，也可以通过对其他维度的作用而间接影响。通常，个体在受雇用的情境下，如果职业在外部奖励（足够的工资与奖金）和（或）内在奖励（积极的社会相互作用及个人有创造性或成就感的机遇）得到满足，就会产生积极情感。

7. 环境维度（environmental dimension）

随着人类文明的进步，生存环境日益受到人们的关注。环境是个大概念，包括宏观及微观两方面。微观环境可以从分子到生物个体、种群到人文景观，大致上与社会维度相一致，除了家庭、学校、工作单位的人际关系外，社会治安、社区条件都属此范畴。宏观环境则涉及城市、国家、世界，甚至地球、宇宙。所以，也有人将这方面独立出来称为全球维度（global dimension）。这个维度通过国际争端、战争、饥荒、环境污染、臭氧层的破坏、自然灾害等影响人体健康。

随着健康测量研究的进展，健康维度的研究将更加深入。

（二）健康评价原则

目前对健康状态的评价尚无公认的方法，中医通过四诊来判断健康，注重个体自我感觉的异常；西医从微观的角度，应用生物学检测方法排除疾病来判断健康；如何综合两种方法，综合判断健康状态是目前需要研究的问题。

社会医学领域对健康状态的研究，比较公认的方法是从健康的定义出发，考虑生理、心理、道德、社会适应多个方面，用量表测量方法进行研究。由于其概念非常宏观，量表的内容和使用范围又各有差异。

王颖等基于健康是生理和心理健康综合反映的观点，建立了群体指数评估系统的数学模型并进行了验证，即：健康指数 K = 无工作总量/工作总量。无工作量可分解为：睡眠、娱乐、运动等分量；工作总量可分解为：工作时间、工作压力、生活压力等分量。探讨了评价群体身体健康状态的较实用和可行的方法。戴青梅等认为健康是由生理、心理、社会多维因素组成的主体结构，可把健康测量内容概念分为三个主要方面：功能状态、完好状态和自测健康。黄津芳等提出健康测量应包括 5 个不同的维度，即生理健康、心理健康、日常的社会功能、日常的角色功能和自测健康。国外学者采用的 GOM 隶属度健康状况分析模型，体现了健康测量内容是多维性、连续性和非线性的统一。

1. 躯体健康

常用评价躯体健康的方法是对体格、功能及体力进行测定以及对功能状况指数进行评价，其主要途径有医学模型、功能模型和躯体健康状况的自测。测量躯体健康的方法有：受限法，即个体在特定时间内完成某些正常活动身体受限情形；任务导向法，个体能够感受到的健康情形是如何影响其特定的躯体活动，常用的评定量表有日常生活能力（activities of daily living，ADL）评定及工具性日常生活功能（instrumental activities of daily living，IADL）评定方法，我国常用的躯体健康状况的自测多用与健康相关的量表测量，包括症状自评量表（SCL－90）、身心健康量表（UPI）、康奈尔健康问卷（CMI）、健康调查量表（SF－36）等，这里自测躯体健康有着更重要的意义。

2. 心理健康

心理健康的测量常包括行为功能的失调、心理紧张症状的频率和强度、心理完好度和生活满意度等内容。评价方法主要是通过对人格测验、智商测验、情绪与情感的测量、神经心理测验、总体心理健康评价来完成，常用的量表有明尼苏达多项性格量表（MIMPI）、艾森克个性问卷（EPQ）、焦虑自评量表（SAS）、抑郁自评量表（SDS）、智能量表（IQ）、Hamilton 抑郁量表（HAMID）等，目前所使用的大多数量表是对心理异常现象的测量与评价，而心理健康的测量没有公认的标准，存在一定的局限性。

3. 社会健康

社会健康测量常包括社会资源和人际关系等内容，评价方法是通过人际关系、社会支持、社会适应、行为模式的测量以及群体社会健康评价来完成，常用的有社会支持量表（SSQ）、防御方式问卷（DSQ）、生活事件量表（IES）、应激敏感性量表（SUS）、简易应对方式问卷（CPS）、应激感受量表（SRS）等。

4. 自测健康

许军等认为自测健康是个体对其自身的健康状况的主观评价和期望，这种测量基于自身的健康状况而不顾及他人的评价。包括现实自测健康、未来自测健康及不适的感觉等，健康的测量形式是采用问卷的形式和参照自身的、别人的或客观信息从极好到极差或从健康到不健康等几个尺度进行测量，自测健康能够反映个体有关神经、内分泌、免疫系统的信息，而这些信息是其他类型的健康测量方法无法得到的，常用的量表有自测健康评定量表（SRHMS）等。

5. 生活质量评价

生活质量研究始于20世纪30年代的美国，目前生活质量测评已被广泛用于癌症、慢性病及某些特殊人群的测评，为治疗方法或干预措施的筛选、卫生资源分配的决策等提供综合依据。生活质量评价方法作为一种新的健康测量和评价技术，是一个多维反映客观和主观方面的综合测量指标，临床上通过对健康状况的测量来反映个体生活质量，主要包括躯体状态、心理状态、社会关系、环境、独立程度、精神/宗教/个人信仰等几个维度。

第二节　亚健康概念的形成与发展

一、亚健康概念的提出

亚健康状态是20世纪后国际医学界的医学新视角，是人们在身心、情感方面处于健康与疾病之间的健康低质量状态与体验，又称“次健康”、“病前状态”、“亚临床状态”、“第三状态”或“灰色状态”，是非器质性改变或未确诊为某种疾病，但身体出现功能上的变化的状态。最早在80年代中期，前苏联学者N. 布赫曼（Berkman）通过对世界卫生组织有关健康的定义和标准及其他一些相关研究发现，生活中有许多人存在着一种似健康非健康、似病非病的中间状态。由于过去人们习惯上把健康称作是“第一状态”，把患病称为“第二状态”，因此布赫曼等人把这种介于疾病和健康的中间状态称为“第三状态”，也称“灰色状态”、“中间状态”、“病前状态”、“亚临床状态”、“临床前期”、“潜病期”、“前病态”等。这一发现被后来许多学者的研究所证实。后来，国内学者王育学在20世纪90年代中期首次提出了“亚健康”这个词汇，为了更准确地对这部分人群进行定位和调研，把“亚健康”初步定义为：介于健康和疾病的中间状态，在相当高水平的医疗机构经系统检查和单项检查，未发现有疾病，而病人自己确实感觉到了躯体和心理上的种种不适，这种情况，我们就称其为“亚健康”。处于亚健康状态的人主观、心理上有许多不适的体验，机体上呈现活力降低、各种反应能力和适应能力不同程度的减退状态，但去医院进行相关检查却没有器质性病变，医生也没有好的办法来对其进行治疗。“亚健康”这一概念见于专业报刊始于1996年的1月，当时《健康报》曾开辟了一个名为“亚健康学术探讨”的专栏，并相继发表了王育学所撰写的《疲劳综合征与亚健康状态》和其他专家所撰写的一系列文章。在王育学撰写的“编者按”中写道，亚健康状态“是近年来医学界所提出的一个新的概念……当前尚无规范性的明确定义”，可以认为“在健康与非健康二者之间，机体存在着一种非此非彼的状态，即亚健康状态”。此后，中国药学会多次召开了“亚健康学术研讨会”，1998年在“第2届亚健康学术研讨会”上提出亚健康状态的英文名为“SUB－HEALTH STATE（SHS）”。在2001年8月于青岛召开的

“第 8 届亚健康学术研讨会”上，亚健康的英文名被修正为“SUB－HEALTH（SH）”，此后在社会上被各领域人们广泛引用。

目前许多学者从医学角度对正常状态、亚健康状态、疾病状态进行了研究，指出正常状态指“没有明显的自觉或检查的临床症状和体征”的个体，亚健康状态是指“人的身心处于疾病与健康之间的一种健康低质状态”，是机体虽无明确的疾病，但在躯体上、心理上出现种种不适应的感觉和症状，从而呈现活力和对外界适应力降低的一种生理状态。这种状态多由人体生理功能或代谢功能低下所致，严重影响人的工作能力和生存质量。因此，亚健康概念的产生，是现代医学对健康的界定与近代医学从局部结构与特异病因对疾病界定的结合。

亚健康是处于疾病与健康之间的一种中间状态，健康、亚健康、疾病这几种状态都是动态发展、互相转化的，不是一成不变的，但亚健康如何与疾病及健康状态进行界定，其主要的特征是什么，在时间上如何限定，其转归如何，目前尚未有统一的界定方法。虽然如此，加强亚健康概念和内涵的研究，对于提高人群健康意识和防治水平已经显得十分重要和迫切。

二、亚健康的分类

亚健康状态是机体在无器质性病变情况下发生的一些功能性改变。因其主诉症状多种多样且不固定，故又被称为“不定陈述综合征”。众多学者认为其分类主要有以下几种。

（一）躯体亚健康

躯体亚健康状态总的特征是持续的或难以恢复的疲劳，常感体力不支，懒于运动，容易困倦疲乏。但由于还伴有多种躯体表现，故分以下亚型。

1. 疲劳性亚健康

以持续的 3 个月以上的疲乏无力为主要表现，并排除一切可能导致疲劳的疾病（如病毒性肝炎、肿瘤、糖尿病、重症抑郁等）。

2. 睡眠失调性亚健康

以持续 3 个月以上的失眠（入睡困难、或多梦、易惊醒、或睡眠不实、或早醒、醒后难以入睡等），或嗜睡，晨起时有明显不快感，或不解乏的睡眠为主要表现，并排除可能导致睡眠紊乱的各种疾病（重症抑郁、睡眠呼吸暂停综合征、发作性睡眠病等）。

3. 疼痛性亚健康

以持续 3 个月以上的各种疼痛为主要表现，并排除可能导致疼痛的各种疾病。

头痛：多为全头部或额部、颞部、枕部的慢性持续性的钝痛、胀痛、压迫感、紧箍感，属于肌紧张性头痛，伴有头昏或眩晕。

其他部位疼痛：咽喉痛、肩颈部僵硬疼痛、背痛腰酸、肌肉酸痛、关节疼痛等。

4. 其他症状性亚健康

以持续 3 个月以上的其他任何症状为主要表现，并排除可能导致这些症状的各种疾病。以上各类型的症状如果同时出现，以最为严重者作为归类依据。

此外，也有根据西医生理病理特点进行分类的，如易感冒性亚健康（显著特征是抵抗力下降，容易受感染，反复感冒，易出汗，常伴咽痛、低热等）；心肺功能低下性亚健康（不明原因的胸闷气短、胸痛、喜叹气，心悸、心律失常、血压不稳，经各种检查排除器质性心肺等疾病）；消化不良性亚健康（常见食欲不振、有饥饿感却没胃口、腹胀、嗳气、腹泻、便秘等症状）；内分泌代谢紊乱性亚健康（性功能减低，月经紊乱、痛经，轻度的高血脂、高尿酸，糖耐量异常；腰痛、尿频、尿痛，但经各种检查排除器质性肝肾相关疾病）等。种种的躯体不适，严重影响着人们的生活质量，妨碍生活、学习、工作和事业，它可以长期地、潜隐地损害健康，最终走向疾病，也可因某种因素促发重症，甚至发生猝死。据统计，近几年来日本每年发生"过劳死"超过万例，我国青壮年人群猝死也明显增多。

（二）心理亚健康

心理亚健康状态是由于社会竞争日趋激烈，生活节奏不断加快，人们不可避免地要面对各种矛盾和冲突，承受极大的心理压力造成，被压抑的情绪和心理冲突，对机体的生理过程有明确的影响，引起植物神经系统、内分泌系统和免疫系统的一系列变化。最为常见的心理亚健康类型有：

1. 焦虑性亚健康

持续3个月以上的焦虑情绪，并且不满足焦虑症的诊断标准。焦虑情绪是一种缺乏具体指向的心理紧张和不愉快的情绪，主要表现为精神焦虑不安，急躁易怒，恐慌，可伴有失眠、噩梦及血压增高、心率增快、口干、多汗、肌肉紧张、手抖、尿频、腹泻等植物神经症状，也可因这些躯体不适而产生疑病和忧郁。

2. 抑郁性亚健康

持续3个月以上的抑郁情绪，并且不满足抑郁症的诊断标准。抑郁情绪是一种消极情绪，主要表现为情绪低落、抑郁寡欢、兴趣减低、悲观、冷漠、自我感觉很差和自责，还可以有失眠、食欲和性欲减低、记忆力下降、体重下降、兴趣丧失、缺乏活力等，有的甚至产生自杀欲念。

3. 恐惧或嫉妒性亚健康

持续3个月以上的恐惧情绪，并且不满足恐惧症的诊断标准。主要表现为恐惧胆怯等不良情绪，还有妒忌、神经质、疑病、精神不振、记忆力减退、注意力不集中、失眠、健忘、反应迟钝、想象力贫乏、情绪易激动、遇小事容易生气、爱钻牛角尖、过于在乎别人对自己的评价等。

4. 记忆力下降性亚健康

以持续3个月以上的近期记忆力下降，或不能集中注意力做事情为主要表现，且排除器质性疾病或非器质性精神类疾病者。

心理亚健康状态的普遍存在，必然导致工作效率降低，人的社会适应能力下降，人际关系不和谐，以致造成认识和决策偏差，严重影响生活质量和生命价值，对个人、对家庭、对他人造成不应有的伤害，又常常不被个人所意识，不被社会所承认，不为医学所确认，因而使人感到莫名的痛苦；不良情绪持续存在，最终导致病理改变即心身疾病，如常见的高血压、冠心病、胃和十二指肠溃疡以及癌症等。

（三）社会交往亚健康

以持续3个月以上的人际交往频率减低或人际关系紧张等社会适应能力下降为主要表现。现代社会是开放和信息的社会，观念不断更新，新事物层出不穷，要求人们具备良好的社会适应能力，不能很好的处理社会与人际关系的个体，可以出现适应不良的征象。

1. 青少年社会交往亚健康

因家庭教养方式不良及个人心理发育等因素，导致社会适应困难，一旦离开家庭，独立生活能力差，难以适应新的生活环境，处理不好各种人际关系，从而阻碍了有益的信息交流，导致情绪压抑、苦闷烦恼。

2. 成年人社会交往亚健康

需要面对的问题有许多，如工作环境变换、复杂的人际关系处理、建立家庭、养育子女、工作压力、知识更新等，一旦不能适应这些问题，就会陷入不良情绪当中。

3. 老年人社会交往亚健康

退休后生活内容、社会地位的改变，都需要不断地调整行为方式，积极地适应。

社会适应的亚健康状态，明显影响人们的学习进取、生活安宁和身心健康。引起程度不等的心理障碍，压抑、苦闷、自卑、孤僻、意志脆弱，缺乏应付生活矛盾和克服困难的决心及毅力。人际关系的适应不良，则不能融入群体，不能获得“社会支持网”的援助，自怨自艾，无端猜疑，表现出某些偏离行为，或成为时代的落伍者，还可能诱发种种心身症状。

（四）道德亚健康

持续3个月以上的道德问题，直接导致行为的偏差、失范和越轨，从而使人产生一种内心深处的不安、沮丧和自我评价降低的状态。

由于思维方法不科学、错误选择接受、社会默化、从众、去个性化等心理影响，在某些特定的时空，很多人存在世界观、价值观上不利于自己和社会的偏差，表现为道德以及行为的偏差，如运动场上球迷闹事，陷入“法轮功”渊薮的练气功者，既违反了社会伦理、道德规范，又损害了自己的身心，甚至导致违法犯罪。

第三节　亚健康的范畴

一、亚健康的定义

世界卫生组织（WHO）提出的有关健康的概念为：“健康不仅仅是没有疾病和不虚弱，而且是身体上、心理上和社会适应能力上三方面的完美状态。”与此相对应，亚健康是指人体处于健康和疾病之间的一种状态。处于亚健康状态者，不能达到健康的标准，表现为一定时间内的活力降低、功能和适应能力减退的症状，但不符合现代医学有关疾病的临床或亚临床诊断标准（参见2006年中华中医药学会发布的《亚健康中医临床指南》）。

临床上存在有一组以疲乏无力、精力不够、肌肉关节酸痛、心悸胸闷、头晕头痛、记忆力下降、学习困难、睡眠异常、情绪低落、烦躁不安、人际关系紧张、社会交往困难等种种躯体或心理不适为主诉来就诊的人群，通过运用现代的仪器或方法检测却未发现阳性指标，或者虽有部分指标的改变，但尚未达到现代医学疾病的诊断标准，这种处于健康和疾病之间的“亚健康”状态，得到国内越来越多学者的认同与重视 。

亚健康介于健康与疾病之间，其概念很宽泛，我们对亚健康的定义采取现代医学对疾病定义的方法进行描述，实质上采用的是排除法。

二、亚健康的范畴

根据亚健康的定义可知，亚健康的范畴也是宏观而模糊的，西医学描述亚健康状态涉及的范畴主要有以下几方面：①身心上不适应的感觉所反映出来的种种症状，如疲劳、虚弱、情绪改变等，其状况在相当时期内难以明确；②与年龄不相适应的组织结构或生理功能减退所导致的各种虚弱表现；③微生态失衡状态；④某些疾病的病前生理病理学改变。因此，亚健康状态涉及的医学范畴有以下可能性：①某种或某些疾病的临床前状态（如高血压、高血脂、糖尿病、肿瘤、肥胖等），可进一步向该疾病发展；②某些疾病经治愈后仍存在的各种虚弱与不适；③人体处于衰老时期，由于组织结构老化及生理功能减退所导致的各种虚弱表现；④机体身心功能的轻度失调，存在有相对独特的表现特征，其发生机理尚未明确，多与现代医学的各种“综合征”有关；⑤身心上不适应的感觉所反映出来的种种症状，其状况在相当时期内难以明确。

根据中医学理论，健康是指机体内部的阴阳平衡，以及机体与外界环境（包括自然环境和社会环境）的平衡。健康意味着形体、精神心理与环境适应的完好状态。阴阳双方交感相错，对立制约，互根互用，相互转化，消长平衡，处在永恒的运动之中。因此，健康是一个动态的概念。亚健康的发生，是机体的“阴平阳秘”正常生理平衡被破坏，引起“阴阳失调、气血失调、脏腑功能失和”所致，发生的原因多见于先天不足、劳逸失度、起居失常、饮食不当、情志不遂、居处不慎、年老体衰等因素。

中医学在《黄帝内经》时代提出了“治未病”的预防思想。如《素问·四气调神大论》指出：“圣人不治已病治未病，不治已乱治未乱。……夫病已成而后药之，乱已成而后治之，譬犹渴而穿井，斗而铸锥，不亦晚乎。”因此，亚健康虽属现代新概念，但其理念早在古代就有体现。由于中医关于“病”的概念，涵盖了现代医学的疾病和亚健康状态，所以中医“治未病”中的“病”不仅仅是指现代医学所言“病”的概念，其中包含了一部分不能达到西医疾病诊断的“亚健康”状态。中医关于“治未病”的含义可以概括为以下几个方面：①未病养生、防病于先；②欲病救萌、防微杜渐；③已病早治、防其传变；④瘥后调摄、防其复发。虽然，中医学的“未病”不等同于西医学的亚健康，但是，可以应用中医学“治未病”的理论指导亚健康的中医药干预。

综合多数学者的意见，根据亚健康状态的临床表现，可以将其分为以下几类：

（1）以疲劳，或睡眠紊乱，或疼痛等躯体症状表现为主；

（2）以抑郁寡欢，或焦躁不安，急躁易怒，或恐惧胆怯，或短期记忆力下降，注意力不能集中等精神心理症状表现为主；

（3）以人际交往频率减低，或人际关系紧张等社会适应能力下降表现为主。

上述3条中的任何一条持续发作3个月以上，并且经系统检查排除可能导致上述表现的疾病者，目前可分别被判断为处于躯体亚健康、心理亚健康、社会交往亚健康状态。临床上，上述三种亚健康表现常常相兼出现。

（何丽云　刘保延）

第二章　亚健康的流行病学调查

亚健康的流行特点及不同人群的亚健康发生因素及表现特征是亚健康研究的重要内容之一，也是进行人群亚健康预防及干预的基础。从目前查到的文献看，国外大规模、规范的有关亚健康流行病学调查的研究报道几乎见不到。国内虽然开展了一些亚健康的区域性调查，但由于缺乏统一的评判标准，使得报道结果很不一致，且较系统规范的调查尚不多见。本章总结了国内几组亚健康人群的区域调查结果，对亚健康流行病学特性做了概括，并阐述了不同人群的亚健康发生原因及表现特征。

第一节　亚健康的流行特点

随着亚健康研究的兴起与发展，近些年国内一些学者也开展了区域性、人群性亚健康流行病学调查，然而较规范、系统的有关亚健康流行病学的研究尚较少见，本节对国内几项亚健康区域性调查结果进行了分析归纳，从以下几方面总结了亚健康的流行特点。

一、区域性亚健康发生率

中国中医科学院于2003年3月到10月进行了北京地区的亚健康流行病学调查，共收集到样本3624份，包括健康状态和亚健康状态的人，其中属于亚健康状态者为1828例，亚健康在非疾病人群中的发生率约为50%。

该研究采用的亚健康状态的判断标准如下：

持续3个月以上反复出现的不适状态或适应能力显著减退，但无明确疾病诊断或有明确诊断但所患疾病与目前状态没有直接因果关系。即：①持续3个月以上反复出现的不适状态或适应能力显著减退，但能维持正常工作。②无重大器官器质性疾病及精神心理疾病。③尽管有明确的具有非重大器官器质性疾病或精神心理疾病诊断，但无需用药维持，且与目前不适状态或适应能力的减退无因果联系。

中国保健科技学会国际传统医药保健研究会通过现场调查、信函调查、查阅其他资料等方式，对全国16个省、直辖市辖区内各百万人口以上的城市调查发现，截至2002年4月，北京人亚健康率是75.31%，上海的亚健康率是73.49%，广东的亚健康率是73.41%，这三个地区的亚健康率明显高于其他地区，北京更是高居首位。

中国药学会老年药学会亚健康研究会按照1998年4月在北京召开的第二届亚健康学术会议制定的亚健康流行病调查方案，对51303例样本进行了调查及统计分析。结果显示，健康者占20.9%，亚健康者占58.2%，疾病者占5.6%，说不准者占13.4%。亚健康者占大多数，呈正态分布。

二、亚健康的年龄特征

一些研究显示，中青年人群的亚健康发生比例大于其他人群。尤其是30~50岁之间的人群。如张素炎等对北方地区的研究表明，30~50岁是亚健康状态的高发年龄。

中国保健科技学会国际传统医药保健研究会公布的数字显示，19岁至55岁的中青年人亚健康发生率最高，各省市此年龄段的平均亚健康发生率是80.21%。

朱丽等采用随机抽样的方法，用问卷形式调查粤东、粤西、粤北、珠江三角洲和经济特区19所各类型高校的7213人，结果显示，30~49岁的人群亚健康发生率为89.17%，其发生率高于其他年龄组的人群。

陈亚华对南京地区高校教工的调查显示，30~40岁组的教工的亚健康发生率为最高(74.51%)。

魏烨等对河南省25个中小城市九类职业群体进行了问卷调查，在8240份有效问卷中31~50岁年龄段的亚健康发生率较高。

于春泉等对天津河口区的3568例亚健康人群的调查显示，30~49岁的人群亚健康发生率为69.7%，高于其他年龄组的人群。

三、亚健康的性别特点

文献中关于亚健康的性别特征研究结果不完全一致，一些研究结果显示，男性亚健康的发生率略高于女性，如魏烨等对河南省25个中小城市九类职业群体进行的问卷调查，在8240份有效问卷中，男性亚健康者2747人，占男性被调查人数的59.98%，女性亚健康者1833人，占女性被调查人数的40.02%。

一些研究显示，男性与女性的亚健康发生率无明显差异，如温海辉等对1268名深圳市龙岗区坪地外来工进行调查显示，男性亚健康状态发生率为63.21%，女性为67.91%，男性和女性之间差异无统计学意义。

但多数研究报道显示，女性亚健康的发生率要高于男性的发生率，如张素炎等用问卷形式调查4586名其单位所属的部分医疗体系部队的军人，其中男4284例，女302例，而男性亚健康者为880人（20.5%），女性亚健康者为97人（32.1%），女性亚健康状态的发生率明显高于男性（$P<0.05$）。

朱丽等采用随机抽样的方法，用问卷形式调查粤东、粤西、粤北、珠江三角洲和经济特区19所各类型高校的7213人，结果显示，男性亚健康的发生率为71.30%，女性为82.49%，女性明显高于男性（$\chi^2=87.503$，$P=0.0001$）。

张素炎等对北方地区的研究表明，北方地区女性亚健康状态发生率明显高于男性。

凌慧等对武汉某区的居民亚健康状况调查显示，男性亚健康发生率为75.94%，女性为83.03%。

贾文英等随机抽取武汉市3所大学一年级新生220人进行调查显示，女生亚健康发生率高于男生（$\chi^2=4.269$，$P<0.05$）。

周玲玲等抽取临海市中小学教师400名进行现场问卷调查，亚健康的确定采用康奈尔医学指数（CMI）进行，结果显示，亚健康发生率女性高于男性。

陈亚华等对南京地区高校教工的调查显示，亚健康发生率女性明显高于男性（χ^2 = 4.31，P＜0.05）。

李玉良等用亚健康调查表对2104名郑州市三所高校的学生进行调查，发现亚健康发生率女性高于男性。

于春泉等对天津河口区的3568例亚健康人群的调查显示，3568例亚健康人群中男1319人，女2249人，女性多于男性。

四、亚健康发生的职业特征

张素炎等对北方地区的调查表明，教员、学员、医务工作者、编辑、工程师、技术员等从事脑力劳动较多的人员发生率明显高于其他人员。

魏烨等对河南省25个中小城市九类职业群体进行了问卷调查，共调查了公务员、经理人员、私营业主、专业技术人员、企业职员、商业服务业员工、产业工人、大学生、高校教师等9种职业人群，共8240人。结果显示，高校教师亚健康状态发生率最高，经理人员群体和专业技术人员群体亚健康发生率分别列于第二和第三位，九类职业群体中，企业职员群体亚健康状态率最低，为19.92%，其他5种职业群体亚健康状态发生率基本相当。

第二节　不同亚健康人群的表现特点及相关因素分析

处于不同年龄阶段、从事不同职业的人群因其生活经历、社会地位的不同，承受的社会和生活的责任和义务不同，以及生理、心理、社会交往对象及范围等方面的差异，使得不同人群亚健康的表现各有特点。本节阐述不同年龄、职业人群的亚健康发生的危险因素及亚健康的表现特征，为针对不同人群对亚健康进行预防和合理干预提供依据。

一、不同年龄的亚健康表现特点及相关因素分析

（一）老年人

老年人的生理机能逐渐衰退，应激能力、承受心理负担和心理压力的能力都有所降低，加之社会角色的变化，随之而来的社会地位、工作和生活方式的改变，以及子女长大成人离开家庭，其次，老年人不再被看作“生产力”人群，老年人在家庭和社会中的权威性在很大范围内减弱，甚至丧失。退休使老年人被排斥在众多经济和社会活动之外，再者，因观念上的差异，传统与现代社会之间的强烈反差，老年人很难接受社会上的一些新生事物，对社会的适应能力相对减弱，使许多老人感到茫然、无助、无所适从，而产生烦躁、抑郁、焦虑情绪，缺乏生活兴趣和满足感，使得老年人易产生心理、生理问题，可表现为不同程度的孤独、自卑、空虚、失眠、易怒、反应迟钝、情绪低落等精神心理症状及失眠、不同部位的疼痛、躯体性疲劳等躯体症状。

此外，鉴于老年人的生理状况，其慢性病的发生率相对较高，使得其亚健康状态常与

疾病并存或重叠，一定程度上影响对其亚健康状态的有效判断，不利于对其亚健康状态的干预。在这种情况下，应仔细分析老年人现在表现出的症状与已患疾病之间的关系。如高血压病人血压已控制在正常或良好，心功能不全者心功能必须控制在Ⅰ级以下，相应症状仍存在，可考虑这些症状可能为亚健康的表现。

（二）中年人

有关研究数字显示，中年人群的亚健康发生率较高。叶云山等对部分单位中年职工702人进行了调查，结果显示亚健康者366例，占本组人群52.13%，平均年龄38岁。此研究显示，与亚健康发生相关的因素有：①长期学习、工作紧张，导致疲劳，脑力、体力超负荷；②社会竞争激烈，思想压力重；③事业上压力重，如参与各种考试（包括技术职称晋升考试、公务员考试等）；④家庭矛盾，如夫妻关系不和谐，闹离婚，子女升学不称心，婚姻波折，婆媳关系紧张等。而这组亚健康人群以自觉疲劳困乏、失眠、体虚、易感冒、易脱发、记忆力及工作效率下降、情绪不稳等症状表现为主。

中年人正面临着事业的发展阶段，又是家庭的经济支柱，同时肩负着照顾亲人的重担，这种双重压力使得中年人繁忙劳碌，心理压力大。另外，这一时期也是事业和家庭的动荡期，会面临失业、家庭裂解等压力，同时社会交往的增加，使得他们在社会应对上耗费精力，又由于很少有时间与他人交流，中年人内心世界的封闭使他们陷入孤独的心境中，这种孤独感日久会滋生一系列心理问题。如心绪的起伏不定，以及紧张、惊悸、悲愤的情绪造成了中年人行为上的浮躁、焦虑、烦躁和健忘。

另外，中年人的繁忙劳碌使其很少有放松身心的机会，生活起居没有规律，体力和脑力的工作量超过生理和心理能承受的范围，久而久之导致躯体疲劳、失眠、不同部位的疼痛等身体不适和各种各样心理症状的出现，因此，中年人的躯体亚健康和心理亚健康均表现较突出。

（三）青少年

青年正面临着升学、就业等一系列问题，处于角色转换时期，心理上正面临着各种应激的刺激，承受着各方面的压力，且在意志、品格、思想及观念方面尚处于发展阶段，对于学业、工作，乃至爱情方面的变故还没有良好的心理承受能力，相对来说处于比较浮躁的阶段。故在应激事件的突然或长期刺激后，会出现焦虑、抑郁、恐惧等心理症状表现，加之青年人自恃精力充沛，不在乎自己的身体及心理健康，喜欢追求自由自在的生活，容易形成一些不好的生活习惯，久而久之，对身体健康造成很大的影响。再者，很少与人交流，且好幻想，往往喜欢一些虚拟的不真实的生活（如沉迷网络），加之自我意识较强，故对社会的适应性相对较弱。所以，容易出现生理、心理、社会适应等方面的亚健康表现。

而一些未步入社会的中学生，身心正处于发展时期，世界观、人生观、价值观正处于形成阶段，对事物是非功过的判断正处于朦胧期，极易受外界因素的影响，同时还承受着来自学校和家庭的压力，时常担心自己的功课和考试成绩能否满足家长和老师的要求，面临升学的压力，此外，来自家庭负面的影响（父母离异，经常性的争吵等），教育中的重知识学业轻体育锻炼和人文培育的弊端，都造成了中学生亚健康状态的出现，如有精神不振、情绪不稳定、烦躁、注意力不集中及压抑感等心理亚健康表现。此外，中学生正处于长身体的阶段，如果没有良好的营养和睡眠，会对其身体造成不良的影响。另外，家庭和社会不良因素的影响及缺乏正确的引导，还会导致中学生在道德意识上的偏差，从而出现异常行为，如对事物认识上的偏差，对他人无信任感，对事物或情感过度敏感，在世界观、人生观、价值取向上存在着不利于自己和社会发展的偏差等道德亚健康表现，如有的人在大众场合大声喧哗，旁若无人，有的人在公共场所衣冠不整，行为随便等。

二、不同职业的亚健康发生率及相关因素分析

近些年，我国的一些研究者开展了某一职业人群的亚健康调查，这些研究调查结果可为针对职业特征预防和干预亚健康提供依据。现将一些研究调查的结果汇总如下。

（一）教师

研究表明，教师的亚健康发生率较高。如陈国元等报道武汉市中学教师亚健康状况的发生率为63.62%。

彭业仁等通过问卷方式，对西部五省区50所高校的480名体育教师（从事公共体育教育）进行调查。结果显示，西部五省区体育教师群体中符合一项以上亚健康症状的人为76.67%，符合五项以上亚健康症状的人为50.42%。其中，对体育教学工作的喜爱程度、压力、人际关系、工作环境、生活方式等因素，影响着亚健康状态的发生（$P<0.01$，差异有显著意义），而周工作量大小（指常规教学，运动队训练不包含其中）对诱发亚健康无明显意义（$P>0.05$，差异无显著意义），因此，工作量不是诱发体育教师亚健康状态的主要因素。

范存欣等对广东省19所高校8417名教职工的健康状况进行了调查，结果显示，调查人群中健康占10.40%、亚健康占69.18%、疾病状态占20.42%。而高校教师的亚健康以心理因素和工作压力方面问题的相对危险性较高。如工作不愉快、工作开展不顺利、工作能力不被认可、感到生活没意思、遇到不愉快的事情会长时间不开心、对生活现状不满意等（$P<0.01$，差异有统计学意义）。

李学英调查了泰安市城区各2所高中、初中、小学共657名中小学教师，结果显示，健康者104人，占15.8%；被医疗机构明确诊断为有器质性疾病的121人，占18.4%；具有亚健康状态表现的432人，占65.8%，其中高中教师为73.5%，初中教师为66.2%，小学教师为45.2%。

国家中小学心理健康教育课题组以辽宁省14个城市的168所城乡中小学的2292名教师为调查对象，结果显示，有51.23%的教师存在心理亚健康。研究者认为，教师所承担的多重角色所带来的心理冲突是造成教师心理亚健康状态的重要原因。教师的工作性质决定了其要扮演多重角色，而教师作为社会生活中的普通一员，又要承担多种社会角色，多方位的角色转换如果处理失调，就会造成教师的心理矛盾和冲突。在家庭生活中，在处理夫妻关系和母子关系中如果以教师的角色自居，也会引发家庭矛盾或不快。其次，工作繁重、工作压力过大是造成初中教师心理亚健康状态的主要原因。在调查中有58.90%的教师认为“影响教师心理健康最主要的因素是工作长期超负荷、任务重、压力大”。有的教师戏称自己是“全天候”型的人才，其原因在于，在下班以后也不能彻底“下课”，在家

休息期间也会经常接到学生或家长的电话，有时是答疑解惑，有时是商讨教育的措施和方法，一旦接到学生的求助电话或家长的咨询电话，立刻就从休息状态转入工作状态。另外，由于人事制度改革的不断推进，对于教师的从教要求相应提高，职称评定、教师聘任、绩效挂钩等措施都使教师感到了前所未有的压力。各种检查、评比、培训、考核、考试等，使教师疲于应对。再次，教师内心存在的消极的自我认知也是不可忽视的原因。调查结果显示，有28.70%的教师认为“社会对教师要求和期望过高，教师思想负担重是影响教师心理健康的最主要因素”。受传统文化认知的影响，教师中普遍存在着对自己所从事职业的消极认知，扮演着“春蚕”、“红烛”的角色，照亮他人，牺牲自己，没有索取，无私奉献，在社会生活中扮演一种高尚的社会角色，长此以往，必然会严重损害其自身的心理健康。

陈亚华等根据南京地区高校分布及规模的特点，按照分层、随机抽样的原则，用自行设计的亚健康状况问卷调查表，抽取4所高校的教工作为调查对象进行调查。该问卷包括了18条亚健康症状。每个条目下都设有“没有”、“较少”、“较多”和“经常出现”四个等级的选项。设立的亚健康诊断标准为：在亚健康标准的18种症状中，以选择“较多”和“经常出现”作为阳性，在1年时间内持续1个月以上出现所列18种症状中1项以上为阳性，排除医生明确诊断患有疾病者，即诊断为亚健康。在调查的1948名教工中，健康人数360名（18.48%），亚健康人数1363名（69.97%），疾病人数225名（11.55%）。而高校教工亚健康的主要危险因素有：遇不愉快的事长时间不开心、对生活现状不满意、无朋友谈心、工作能力不被认可、觉得工作竞争激烈、经常接受超过能力的工作、每天睡眠<6小时等。高校教师面临社会、工作和心理三个层面的压力。信息社会的飞速发展，使高校教师已不再是大学生唯一的信息源，教师的权威性逐渐消失，教师的社会地位和社会作用受到严峻的挑战，几年前开始的高校扩招，使教师的教学任务过重，不得不加班加点，有的甚至晚上还要上课，学生自由选课和教学效果的评定、职称评聘、申报科研课题、工作量考核以及学历水平、住房工资待遇等，使高校教师面临的竞争压力越来越大。部分教师体力和脑力双透支，健康状况下降。与其他劳动者相比，教师尤其是高校教师，他（她）们属于高知群体，往往比较孤立、封闭，遇到不愉快的事不善于与人沟通，会长时间不开心，这些心理问题也导致了高校教师亚健康呈现高发状态。

总之，应试教育模式下的繁重课程及面临的升学率压力、社会发展所要求不断的知识更新、伴随深化改革而来的岗位竞争和人际关系的复杂性，高校教师身负的教学和科研两方面的重担，使教师职业具有挑战性，许多教师感到压力大、精神紧张。教师要经常备课、批改作业，导致不少教师生活不规律，生活方式不科学，缺乏运动，睡眠不足。这些因素是造成教师亚健康状态发生的因素。从处于亚健康状态教师的分布情况看，高、初中教师处于亚健康状态的比例要高于小学教师，这可能与高、初中教师所面对的压力和工作的繁重程度要比小学教师大有关。

（二）医务工作者

黄丽群等按照自行设计的亚健康问卷对广西百色市人民医院186名无慢性疾病的在职护士进行调查，该问卷包括10个方面15个项目：心身疲惫（2个项目）、情绪变化（2个项目）、记忆力下降、工作效率下降、反应能力下降、睡眠质量差（2个项目）、免疫力下降（2 个项目）、体重明显下降、精神压力大（3 个项目）。每项按 2～10 分打分，总分 100 分。自测总分超过 30 分者被认为存在亚健康状态。调查结果显示，51.6% 的人群存在亚健康状态。

吕兆彩等采用问卷调查法调查了武警部队 2 所三级甲等医院、3 所三级乙等医院中不同职称、不同年龄的护士共 480 名。结果显示，健康者 112 人，占 23.33%，1 项以上亚健康状态者 368 人，占 76.67%，5 项以上亚健康状态者 242 人，占 50.42%。随着年龄的增长，亚健康的发生率越高。认为护理工作繁琐、劳累，年轻人身体状态好，自身调节能力强，而年龄越大，各种压力会随之而来，如果调整不好，就会产生亚健康状态。

医务工作是充满高度压力的职业，尤其是医院的医生、护士。因为，在医学科学高速发展的今天，各种各样新的检查和治疗方法被广泛应用于临床，给医生和护士带来了更多的治疗和护理工作量，同时也提出了新的挑战。要求医务工作者在完成工作之余，必须不断充实自己。而且随着患者或家庭自我保护意识及法律意识的提高，对医务工作者提出更高水准的工作要求，要求能随时应对病情的突然变化，面对患者的生命，医务工作者感到肩上的担子非常沉重，在执行医疗过程中精神高度紧张，担心出现差错事故或医疗纠纷，担心工作不被患者及家庭承认或遭遇患者及家庭的不礼貌行为，加上医务工作者需要经常值夜班，常常睡眠不足，生活不规律等，这些都是导致亚健康发生的因素。

鉴于上述原因，医务工作者的亚健康表现特征多为精神紧张，身心疲劳，肌肉关节酸痛，免疫能力下降，反应能力减退，机体活力降低，工作效率降低等。

（三）军人

随着军营生活和工作节奏的加快，军人“亚健康”问题已引起社会的关注，一些研究者对军人的亚健康发生率及相关因素作了调查。如王青等对 816 名基层军官进行了调查，其中有 196 人属亚健康，占 24.32%。

张素炎等对其单位所属部分医疗体系部队的 4586 名军人进行了亚健康状态的调查（其中男 4284 人，女 302 人），结果显示，男性亚健康者 880 人（20.5%）、女性亚健康者 97 人（32.1%），亚健康总发生率为 21.3%，该研究显示，性格、工作性质与亚健康状态的发生有一定的关系：性格内向者亚健康状态的发生率明显高于性格外向者（$P<0.01$），从事教育、医务工作、编辑、技术工作等脑力劳动较多的人员亚健康发生率高于其他人员（$P<0.01$）。

李燕华等以问卷形式调查了 440 名新兵，结果显示，处于亚健康状态者 63 人，占 14.32%，其症状多表现为心理、行为异常等方面。该研究还显示，被调查者父母的文化程度、父亲的职业和偏爱与亚健康的发生存在一定的关系。新兵自身人格气质、对生活的态度、行为特征、能否良好地适应军营生活、处理好人际关系则是构成亚健康更重要的因素。

沈澄等随机抽查了 135 名空勤疗养员，并抽查 120 名陆勤疗养员为对照组。结果显示，空勤疗养员亚健康的发生率为 65.19%，陆勤疗养员亚健康的发生率为 53.01%（有统计学差异，$P<0.01$）。被调查的空勤疗养员来自海军飞行部队，他们担负着作战训练、战备值勤等重大任务，责任重、压力大。这种特种职业特点，加之不良外部因素作用和社会心理因素的影响，是导致他们出现亚健康状态的原因，其表现以精神状态不佳，应激能

力下降，工作效率降低等症状为主。

吴洪林等调查了136名飞行人员，年龄最大51岁，最小22岁。按照研究者规定的亚健康判断标准（即制订的调查表中题目≥6项为亚健康），结果显示，处于亚健康者共91例，占66.91%。而亚健康的发生与年龄、飞行时间有一定的关系。从年龄上看，以25～30岁年龄段发生率最高；从飞行时间看，飞行1000～1500小时的飞行员亚健康发生者较集中。

杜丕海等对434名飞行员的调查显示，272（62.67%）人存在亚健康状态。

从上述研究报道可以看出，在军人这个群体中，飞行人员处于亚健康状态的比例较大，高于新兵及其他人群。这与他们所处的特殊环境有很大的关系，如飞行人员长期高空作业、活动受限、精神紧张、饮食难以规律，体力、脑力、心理负荷大幅度增大，影响了人的心理、生活协调并导致植物神经功能失调。另外，长时间的飞行训练，与社会家庭隔离，单调的航空训练亦可导致相应的心理、生理改变。随着飞行年限的增加，各种致病因素的累积增加，这可能就是导致亚健康状态随着年龄增加而增多的原因之一。

总结军人的“亚健康”发生原因，可大致分为以下几种：

1. 职业与环境特殊性的影响

如对于第一次走出家门的新兵来说，来到一个完全陌生的环境，要接受艰苦的训练，难免会有各种各样的压力及焦虑情绪。而一些从事科研、航天、远洋、空气动力、兵器试验等工作的军人和长期在戈壁、深山、远航部队等特殊环境下生活工作的军人，他们承受着超常的生理负荷和心理压力，很容易表现出生理、心理方面的亚健康。再如话务兵必须24小时坚守在机房，随叫随到。他（她）们工作时间较长，而且以坐姿为主，闲暇时间非常有限，没有固定的体育锻炼时间，体力劳动强度相对较小，工作时间不固定，倒班制度使身体原有的生物节律遭到破坏，容易导致躯体的亚健康状态。

2. 社会心理因素的影响

当今社会竞争日趋激烈，生活节奏加快。军人并非生活在真空里，一些军人面临提干、上学、复员、转业、婚姻、家庭种种压力，导致心理和生理上的烦躁、易怒、妒忌、睡眠不好、记忆力下降、反应迟钝等现象，表现出“亚健康”状态。

3. 不良生活方式和行为习惯的影响

一些机关和科研干部有时候任务繁重，要经常加班加点，睡眠不足，生活无规律，还有的军人有不良的饮食习惯，缺乏运动等，也可导致“亚健康”状态的出现。

（四）学生

学生的亚健康问题不容忽视，研究表明，大、中学生的亚健康发生率较高，如贾文英等随机抽取武汉市3所大学一年级新生220人进行调查显示，亚健康状态发生率为70.45%，女生亚健康发生率高于男生。其亚健康状态主要表现为精神方面和社会交际。

徐秋波采取随机抽样调查的方法，对昆明理工大学莲华校区在校1～4年级大学生共1000人（男生500人，女生500人）进行调查，结果显示被调查学生中有89.6%的学生具有一种以上的亚健康症状表现。

王玉荣等采取调查问卷随机抽查了广东省某市1所高中2003年9月入学的3个班的高中生132名（体检正常无器质性病变者，平均年龄17.76岁，其中男生46名，女生86

名)，结果显示，132 名高中生中存在亚健康身体健康症状的有 93 例（占 70.5%），存在不同程度的疲惫不堪、体力不足、精力不支、胸闷气短、心律不齐、心慌心悸、出汗过多、腰酸腿疼、便秘、时有头痛、时有头昏和食欲不振等，其中主要的是精力不支高达 32.8%，体力不足、疲惫不堪、头痛也均达到了 25%，还有 13.3% 的高中生存在食欲不振的症状；存在心理亚健康症状的有 116 例（占 87.9%），有不同程度的健忘、精神不振、情绪低沉、反应迟钝、失眠多梦、白天困倦、易惊、烦躁、易激动、记忆力减退和注意力不集中，其中注意力不集中相当普遍占 61.5%，健忘、记忆力减退分别为 30.8% 和 26.9%；还有 26.2% 的高中生夜间失眠多梦，25.4% 的高中生白天困倦；而且高中生的情绪也不稳定，有 28.5% 的高中生烦躁不安，26.9% 的高中生情绪低沉，精神不振的也多达 20.0%。

王英等采用问卷形式对广州市某医科大学 1～4 年级医学生共 665 名进行亚健康横断面流行病学调查，结果显示，亚健康发生率为 62.13%，亚健康表现以精神症状为主。

导致青少年亚健康状态的主要因素包括学习压力加大、缺乏身体锻炼、学习兴趣不高、就业态度不乐观、在校表现不满意、父母身体欠佳等。概括来说，学生出现亚健康状态主要有社会因素、家庭因素、营养因素及一些其他因素。

1. 社会因素

由于社会的进步、科学技术的迅猛发展、对物质方面更高的追求，使得整个社会对个人能力的要求越来越高。社会、家庭都对孩子成长赋予过高的期望，很多家长由于经历坎坷，失去了很多原本属于他们的机遇，希望在孩子身上完成他们的梦想。肩负两、三代人希望的少年儿童，自然心身疲惫，不堪重负。

2. 家庭因素

现在的中国青少年大都生长在独生子女家庭，家庭的过分溺爱与放纵，使青少年从小有一种优越心理，做事容易以自我为中心，很少考虑别人，在各种能力表现上缺少独立性。因此，如何使青少年群体的家庭教育适应 21 世纪的发展，确实是一个值得深入研究的重要课题。

3. 营养因素

营养过剩与营养失衡同时存在是我国青少年营养现状，这直接关系到 21 世纪我国的国民身体素质。

营养是青少年生长发育的物质基础，也是增强体质、提高健康水平的必要条件。体质不佳的一个明显现象是体重不足，血红蛋白下降，出现贫血。其中以缺铁性贫血为普遍。体重不足将会限定热能释放。血红蛋白降低将影响机体内氧的运输能力，其中尤以大脑供氧供血降低为明显，使人易产生疲劳，导致学习和工作效率降低，体力下降。

4. 其他因素

现代医学研究结果表明，青少年的亚健康状态形成还与很多因素有关，比如遗传基因的影响、免疫功能缺陷、宿舍卫生较差、体育锻炼不足、水源污染、空气污染、噪音污染和电磁波辐射等。

（五）其他人群

亚健康相关研究文献中还有一些对机关干部和外来打工人员的亚健康发生率及相关因

素的研究报道。如林广平对广东省人民医院健康体检的机关干部1491人进行的调查显示，249人（16.7%）为疾病患者，484人（32.46%）为健康者，758人（50.84%）为亚健康者。该研究还显示，吸烟、饮酒、工作压力大、不参加体良锻炼与亚健康的发生相关。而年龄相对大、学历相对低的被调查者，亚健康的发生率相对较高。温海辉等采用统一表格对1268名深圳市龙岗区坪地外来工进行调查（被调查者平均年龄为24.96±6.10岁），结果显示，被调查者的亚健康总发生率为65.30%，其中男性亚健康发生率为63.21%，女性为67.91%，男性和女性之间差异无统计学意义。该研究报道，被调查人群亚健康的发生与结婚与否、睡眠时间、工作时间、加班时间以及工作是否有压力和居住环境差等因素有关，但与吸烟、饮酒、文化程度等因素无相关。

从上述有关某一人群亚健康发生率及相关因素的研究文献来看，亚健康状态已经在很多职业人群中出现，而其发生也与生理状况、心理状况、社会、环境等诸多因素有关。在很多情况下，是诸多因素综合作用的结果，这种情况给亚健康的有效干预带来了一定的困难，也提示我们，身体与心理的综合调理是干预亚健康状态的有效方法。

（曾强　薛晓琳）

第三章　未病学与亚健康

未病的概念由来已久，“治未病”是几千年来中医学重要的防治思想。亚健康是近年来随着社会的发展，人们对健康水平要求的提高而提出的概念。现代人们对亚健康研究的重视以及在全民健康促进的主题之下，强调亚健康预防及慢性非传染性疾病危险因素的管理和控制，与我国传统的“治未病”思想不谋而合。因此，本章在系统介绍未病学的基础上，就未病学与亚健康的关系做一重点介绍。

第一节　未病学的概念及范畴

一、古代中医治“未病”的思想

（一）“未病”概念的提出

“未病”一词最早记载见于春秋战国时期的《黄帝内经》。《素问·四气调神大论》指出：“是故圣人不治已病治未病，不治已乱治未乱，此之谓也。夫病已成而后药之，乱已成而后治之，譬犹渴而穿井，斗而铸锥，不亦晚乎！”“圣人者”指对养生之道、防病之道有高度修养的人。圣人不主张有了病再去治疗，而是要在未发生疾病之前加以预防，并比喻像治理国家一样，不要等出了乱子，再研究治乱的方法。倘若疾病已经发生了才去治疗，战乱已经形成了才去平定，这就等于口渴了才想到挖井，战争来了才想到造武器，那就太晚了！从而指出治未病的预防思想的重要性。这里的未病，可以理解为没有疾病的一种状态。

《黄帝内经》还有两处对未病的论述。《素问·刺热》指出：“肝热病者，左颊先赤，心热病者，颜先赤……病虽未发，见赤色者刺之，名曰治未病。”这里的未病是指病发之初，病情轻浅，症状轻微，易于被忽视。以面色改变为例言简意赅地提示，病情初发，就要给予“治未病”，以免延误病情，失去最佳治疗时机。《灵枢·逆顺》中有这样的论述：“方其盛也，勿敢毁伤，刺其已衰，事必大昌。故曰：上工治未病不治已病，此之谓也。”这里主要用意是强调疾病发生之时，应及时祛除邪气，而不要等到邪盛正虚、病情危重时再予治疗，最后点明这个用意：“上工治未病不治已病，此之谓也。”可以看出，以上两处所说的“未病”指疾病已经出现萌芽或刚刚发生时或某种疾病目前处于稳定期或缓解期，应积极给予治疗，用药力攻伐邪气，扶助正气，使正盛邪衰，也能收到较好的效果。

《素问·序》中有“消患于未兆”、“济羸劣以获安”等论述。其中“未兆”即是未有显著疾病征兆；“羸劣”则是略显虚损或不太健康。《灵枢·贼风》曰：“此亦有故邪留而未发，因而志有所恶，及有所慕，血气内乱，两气相搏。”其中“故邪留而未发”与《素问·刺热》所述“病虽未发”意思相同，都可以按未病理解。

《黄帝内经》作为中医学的早期经典著作，在最早提出未病概念的同时，对其含义已经认识颇深。从没有疾病时的养生保健，到疾病萌芽阶段的早期诊断与治疗，再到发生疾病时的治疗原则，以及对疾病瘥后的调摄，预防复发的方法，均做了系统的论述和讲解。书中用“圣人”、“上工”来比喻具有高度修养的医学理论家和临床家，反复论证“治未病”的重要性，如“上工救其萌芽……”“上工刺其未生者也，其次，刺其未盛者也”等，体现善治未病的医生是高明的医生。这种医学思想，一直指导着中医的临床实践，并逐渐被世人认可。

（二）“未病”的含义

继《黄帝内经》之后历代医家在临床实践过程中，进一步认识到“治未病”的重要意义，丰富了对“未病”的认识。认为“未病”是对人体处于无疾病状态、有疾病的先兆或小病（疾）状态、已病的早期状态和疾病初愈未复发状态的高度概括。这些方面均可从古代文献找到。

1. 无疾病状态

无疾病是对“未病”最直观的理解，从《黄帝内经》开始人们就开始注意到无疾病时“治未病”的重要意义。现阶段没有疾病并不意味着以后也没有疾病，只有通过养生保健，如顺应四时、调畅情志、起居有常、饮食有节等才能保持这种状态，此谓“治未病”。中医历代文献均有记载。如《素问·上古天真论》中黄帝听说上古时代的人，能够健康活到一百岁，请教岐伯其原因何在。岐伯对曰：“上古之人，其知道者，法于阴阳，和于术数，食饮有节，起居有常，不妄作劳，故能形与神俱，而尽终其天年，度百岁乃去。”懂得养生之道才能够形体与精神都很健旺，不仅可以预防疾病，而且可以延年益寿，活到天赋的自然年龄。并进一步指出：“今时之人不然也，以酒为浆，以妄为常，醉以入房，以欲竭其精，以耗散其真，不知持满，不时御神，务快其心，逆于生乐，起居无节，故半百而衰也。”指出没有疾病的人如果不遵守养生之道，也会很快出现疾病或衰老，不能享尽天年。同时，人们已经认识到无疾病，除了躯体无疾病外，还包括精神方面也要健康。如《灵枢·百病始生》说：“喜怒不节则伤脏。”《素问·上古天真论》让人们“美其食，任其服，乐其俗”。调畅情志，淡泊名利，保持心情愉快。

对于“未病”是无疾病状态，继《黄帝内经》之后的医家也多有论述。西汉《淮南子·卷十六》说：“良医者，常治无病之病，故无病；圣人常治无患之患，故无患。”晋代葛洪在《抱朴子·地真》中指出：“是以圣人消未起之患，治未病之疾，医之于无事之前，不追于既逝之后。”唐代孙思邈《千金要方》中云：“治未病之病，内外百病皆悉不生，祸害灾害亦无由作。”这里的“无病”、“无患”均属于“未病”之没有疾病状态。

2. 有疾病的先兆或小病（疾）状态

《黄帝内经》云“肝热病者，左颊先赤。”由于中医认为人体的脏腑是互相关联的整体，五脏与六腑之间，体表五官九窍与脏腑之间，经络与脏腑之间均有相关或络属关系，故脏腑病变可以从体表、经络等表现出来，在出现类似面赤等先兆之时，就应给予治疗。《素问·阴阳应象大论》曰："故邪风之至，疾如风雨。善治者治皮毛，其次治肌肤，其次治筋脉，其次治六腑，其次治五脏，治五脏者，半死半生也。疾病的传变有其轻重变化过程，因此，对于病情轻浅阶段，应当仔细检查，及早治疗，如此才能使之尽快恢复健康。《素问》中"消患于未兆"，"济羸劣以获安"，"未兆"和"羸劣"均可理解为有疾病的先兆或小病（疾）状态。

陆懋修在《不谢方·小引》中也提出："古时疾、病有别，初之疾，甚为病。治未病乃已疾之后，未病之先，即当早为之药也。"指出未病指小疾。中国古代"疾"与"病"含义不同，《说文》中谈到："疾，析言之，则病为疾加，浑言之，疾亦病也。"指出"疾"是指不易觉察的小病，"病"则是有明显表现的、程度较重的病变。这种患疾的状态，在中医学中称"疾"、"未病"、"小病"。

明·袁班辑著作《证治心传·证治总纲》中也谈到："欲求最上之道，莫妙于治其未病。大凡疾病虽发于一朝，已实酿于多日，若于未发之先必呈于形色，遇明眼人预为治疗，可期消息于未萌也。"指出疾病的发生非一朝一夕所成，在酝酿阶段必先有形色的改变，此时高明的医生可以及时给予治疗，消灭疾病于萌芽状态，并认为此乃未病。

3. 未发生传变或已病的早期状态

古代医家认识到，疾病有一个由轻到重的演变过程，及时、及早治疗，防止疾病加重、传变或复发，对于已病的早期阶段，未发生传变的脏腑或未受邪之地均属于未病。

《难经》首先提出了未发生传变的脏腑属于未病。《难经·七十七难》曰："所谓治未病者，见肝之病，则知肝当传之与脾，故先实其脾气，无令得受肝之邪，故曰治未病焉。"肝已经患病临床易导致脾病，中医谓之"肝木乘脾土"。在肝病存在，脾脏处于无病状态之时，用健脾之法，即培土抑木，健脾疏肝，以防止发生脾病致肝脾同病而加重病情。现代医学也证实，疾病发生后，若不给予及时治疗，必然会引起机体其他脏腑功能发生病理性改变而造成更大的危害。故在未传变阶段，若能辨明病因，把握疾病发展的大势，采取相应的治疗措施，顺应并诱导机体正气的功能，防止疾病由一个部位向另一个部位传变，侵犯未病的部位，以求稳中取胜，对于尚未发生的病变预先采取措施，防止邪气传变。

继《难经》之后的医家发展了这种理论，张仲景在《伤寒论·伤寒例》第三中指出："凡人有疾，不时即治，隐忍冀差，以成痼疾……若或差迟，病即传变，虽欲除治，必难为力。"强调治未病就是要在疾病的早期及时治疗，一旦拖延时日，就会使病情加重，或成痼疾，或发生传变，再治疗就十分困难；书中还提出"安内攘外，截断病传"。即先安未受邪之地，以截断病传。疾病的过程是邪正斗争的过程，治疗的目的就是祛邪扶正，控制疾病的发展，使之向愈。依据病势和脉证预测其发展趋势，预先采取有效措施，增强抗病能力，使体内未受邪之处不受病邪侵袭，截断疾病的传变。"未病"指体内未受邪之处，若病在浅表，深部为未受邪之处；病在太阳经，则阳明、少阳、太阴、少阴、厥阴为未受邪之处。清代名医叶天士对于既病防变，先安未受邪之地研究颇深。温病属热证，病程发展具有明显的阶段性，邪可由卫分，到气分、到营分、到血分传变，涉及上焦心肺、中焦脾胃、下焦肝肾的病机变化。故邪在卫分，则气营血分为"未病"；邪在上焦，中下焦为"未病"等。

4. 疾病愈后未复发状态

疾病初愈，正气尚虚，邪气留恋，机体处于不稳定状态，机体功能还没有完全恢复。此时，若不注意调摄，不但可使病情复发，甚者加重危及生命。故疾病初愈未复发状态属于中医“未病”阶段，应给予适当的善后调治，避免有害机体健康的诱因。

《素问·至真要大论》云：“有者求之，无者求之，盛者责之，虚者责之。必先五胜，疏其血气，令其调达，而致和平。”推求邪气是否存留，仔细研究实证还是虚证，一定要先分析五气中何气所胜，然后疏通其血气，使之调达舒畅，就可以巩固这种平衡，避免疾病的复发。可见当时人们对防止疾病复发已经有了较深刻的认识。

《黄帝内经》之后，对这种状态的认识更加深入，张仲景认为病复有食复、劳复、复感之分。《伤寒论》398 条云：“以病新差，人强与谷，脾胃气尚弱，不能消谷……”393 条“大病差后，劳复者……”指出饮食不当，劳累过度会引起疾病复发。《伤寒论》于六经病篇之后，设有“辨阴阳易差后劳复病脉证并治”，指出伤寒热病新愈，正气未复，脏腑余邪未了，气血阴阳未平，若起居作劳，或饮食不节，就会发生劳复、食复之变，从而告诫人们应该忌房事、慎起居、节饮食、勿作劳，做好疾病后期的善后治疗与调理，方能巩固疗效，防止疾病复作，以收全功。

二、现代未病学的形成

（一）“未病”思想的现代观

现代社会，物质、精神生活的丰富使人们对健康的要求更高。并意识到等出现临床症状才想到就医已经不是疾病早期，对疾病的治疗更是一个痛苦而漫长的过程，到目前为止许多疾病只能维持或临床痊愈，很难真正治愈，遇到触发因素就会加重或反复，如高血压、糖尿病、心脑血管疾病等。所以如何早期发现，彻底消灭是全人类的共同心愿。中医学历来倡导“防患于未然”、“防微杜渐”的“治未病”思想越来越受到关注。不少医家学者纷纷发表论文及著作，介绍未病理论，1985 年雷正荣在《健康报》呼吁“未病学”应成为独立分支学科。1988 年杨力编著《中医疾病预测学》，1992 年宋为民、罗金才著《未病论》等。现代医家总结了历代治未病思想的经验，对“未病”概念进行阐述，将其分为四种状态。

1. 健康未病态

健康未病态是指机体尚未产生病理信息，亦即人体没有任何疾病时的健康状态。

在未病的范畴中，有相当一部分属于无病的健康人，这些人尚未产生病理信息，但机体时刻处于不断变化的自然和社会环境条件下，始终处于各种致病因素的威胁之下，将会有病理信息产生，只是尚未出现，或目前宏观的四诊及微观医学，尚不能检测出的病理信息，或在人体正气（即抗病能力）的作用下，消除了未知的病理信息，这种状态称为健康未病态。

健康未病态除要求躯体的完整和健全外，还包括心理社会适应等。正如 1948 年的《世界卫生组织宪章》中关于健康所明确的，健康包括躯体健康、心理健康、道德健康和社会适应健康四个方面。中医经典著作中称为“阴阳平和之人”，即相当于此态，但阴阳平衡是动态的平衡，故这种状态也不可能是一成不变的，而是动态的，是需要通过养生保健来维持的状态，以达到使机体不受病理信息的折磨和损伤，延年益寿而善终天年。在健康未病态下，不断有致病因素积累，若正气不能清除这些致病因素，就会留于体内，机体进入另外一种未病态——潜病未病态。如长期的劳累，长期慢性酒精中毒等。

2. 潜病未病态

潜病未病态是指机体内病理信息隐匿存在的阶段，尚无任何临床表现，未达到临床“显化”程度。

潜病未病态是“未病”概念中一个非常关键的时期，它是一种微量病理信息隐匿存在的阶段，尽管无明显症状，但内在却并非无病。长期以来人们对此时的病理信息不易或未能识别，而被误认为健康无病。

随着现代科学技术的发展，检测水平的提高，人们能越来越早的发现这种状态的存在，也有一些办法能够对潜病未病态加以识别、诊断及治疗，从而消除病理信息，恢复健康未病态。任何事物的发展变化，都具有由量变到质变的过程。而量的变化往往是缓慢积累、渐进性发展的。从健康到患病，也具有这样的规律。人体内的病理信息很微弱时，机体往往无外在的显著症状，病变仅停留在分子、细胞水平，是一种潜在的病理改变，若没有极其灵敏的检测仪器，几乎不可能被人们发现。随着病理信息的不断积累，在量上有了较大的变化，病变开始向组织、器官等处演变、浸润，但由于病变较轻，不借助现代实验室检测手段，也很难被认识。只有当某种疾病的病理信息积累到一定的阈值，或实验手段的提高，才能被人发现。

目前这种发现越来越多。如恶性肿瘤早期功能影像和体液蛋白生化表达检测，心脑血管危险因子预测，识别本状态下的小量病理信息，而诊断出恶性肿瘤或心脑血管病的潜病未病态。再如出现变态反应性疾病者，很可能在其儿童时代就已发展出对某一特定物质产生某种变态反应的内因，若此人一生不与这类物质接触，就可以永久处于“健康状态”，假若若干年后恰与此变应原相接触，则必然发生相应的反应。未发病前，此人貌似健康，实属于潜病未病态。由基因组学、蛋白组学研究发现，许多人类疾病的最早变异都起自基因突变，甚至可追溯到蛋白质的异常变化，也属于潜病未病态。潜病未病态尚有一种较为特殊的类型，即发作性疾病在发作之前的缓解期或静息期也可无任何临床表现，如疟疾发作的静止期、癫痫的缓解期、支气管哮喘的静息期等。

3. 欲病未病态

欲病未病态是潜病未病态的继续发展，指存在于机体中的病理信息越来越多，已有所表露，已经达到疾病发病的临界状态或呈现少数先兆症状或体征的小疾小恙状态，在临床上尚无定性的依据可以明确诊断其病证类型的未病态。

唐代医家孙思邈云：“消未起之患，治未病之疾，医之于无事之前。”所谓“未起之患”、“欲病”，和《黄帝内经》中的“萌芽”，均指其处于疾病的早期阶段。这个阶段各种因素造成人体内部出现了轻度的阴阳气血失调而“阴气未动，阳气未散，气血未乱”。在调理上还进一步说：“五脏未虚，六腑未竭，精神未散，服药必活。”意思是说：当五脏六腑、气血阴阳以及心理状态还没有发展到已病之前，用药调理完全可以康复。突出了“欲病之病”可以逆转的看法。不同疾病的欲病表现千差万别，即使是同一种疾病，由于体质阴阳虚实的差异，正气强弱的不同、中邪程度的深浅等因素的影响，表现也有区别。例如同为热病可有不同的欲病表现。《黄帝内经》说，面部某些部位可出现红色，或有情绪方面变化，或有小便发黄，或有畏寒、腰痛等症状。《温疫论》说，其轻者“凛凛恶寒”，重者“四肢厥逆”。单纯热病的欲病表现尚如此之多，内伤杂病的欲病表现则更为复杂。例如，脾病早期多见面色黄，如土不能胜木则可能会出现死青之色；火克金早期颊部可有青羸、气息短促。中风病的欲病表现因人而异，多种多样，或眩晕，或肢麻，或指麻，或肌肤不仁等。

处于欲病未病态的患者基本上尚未影响正常生活及工作，有的可能工作效率较低，但不久就可能出现明显症状而发展为疾病（已病）。例如，在众多老年性疾病中，糖尿病因其并发症多而难治，预后较严重。且起病隐匿，发展较慢，从起病到发病可经过5～10年，不易被人察觉，而被冠以“甜蜜的杀手”之称。潘孝仁等教授在对530例出现糖耐量低减（IGT）人群6年前瞻性观察发现，随访期间263例转变为糖尿病，占49.6%。故糖耐量低减（IGT）阶段可以看作是糖尿病的欲病未病态。

4. 传变未病态

传变是中医学的经典术语，用它来描述这一状态也是中医学中“未病”的经典含义之一。在疾病的发展过程中，若欲病阶段未及时干预，进一步发展到气血阴阳失衡、脏腑功能紊乱（阴气已动、阳气已散、气血已乱）的程度，就是“已病”阶段了。身体某一脏器已经出现了明显病变，根据疾病的传变规律及脏腑之间的生理病理关系，病邪可以进一步传入其他脏腑而使之发生病变，在病邪处于某一脏腑未发生传变时，对于可能出现病变的脏腑的未病状态，称为传变未病态。

要了解传变未病态，首先要了解中医疾病传变的方式：

（1）六经传变：六经传变是指病邪按太阳、少阳、阳明、太阴、少阴、厥阴之序进行传变。其基本规律是：“传”主要是按阳经进行，少数按阴经的规律演变，而“变”则是合病、并病、直中等变病。六经病证标志着伤寒病过程中六个不同而相对联系的阶段，同时说明辨证统一的动态演变。有人认为，六经辨证表现出的证候，相当于现代医学中的原发病、继发病、并发症、重叠感染等，此说可供临床参考。在早治疗，防传变的理论指导下，《伤寒论》中阳明三急下证、少阴三急下证，即是以大承气汤釜底抽薪，急下存阴，阻断疾病向六经病之危重阶段——厥阴病发展的例证。

（2）卫气营血传变：卫气营血传变是温热病特有的传变方式，反映了在疾病过程中病邪由表入里、病位由浅入深、病情由轻到重、病性由实致虚的病理变化。一般来说，卫分证病位最浅，病情最轻；气分证则病位深入一层，病情较卫分证要重；营分证、血分证则病位和病情更加深重，其中又以血分证为甚。在多数情况下，温病的传变按卫、气、营、血的顺序渐次内传，倘若素体体质偏弱，或感受温邪过重，则可导致病邪出现“逆传”，即病邪不按常规传变，病情出现爆发性的突变，如卫气同病、卫营同病、气营两燔、气血两燔等。所以通过卫气营血的传变规律，可以预测患者的病势轻重及预后良恶，并为及时治疗提供保障。

（3）三焦传变：上、中、下三焦的传变与卫气营血传变一样，亦多见于温病的病变过程之中。温病学家吴鞠通曰：“温病自口鼻而入，自上而下，鼻通于肺，始于手太阴……上焦病不治，则转入中焦，脾与胃也；中焦病不治，则传下焦，肝与肾也。”言简意赅地道出了三焦传变的基本规律。

（4）经络脏腑传变：经络脏腑传变包括经络之间、经络与脏腑、脏腑之间等多种传变的形式。例如，脾运不健，导致湿邪阻滞，影响肝气的疏泄；或由于湿聚成痰，影响肺气的宣降；或由于脾阳不振，导致肾阳亦亏；或肝的疏泄失职，可影响及脾，使脾运不健等。总之，经络广泛分布于人体各部分，具有沟通表里、贯穿上下的作用，当外邪入侵时，可以通过经络内传脏腑。另一方面，脏腑疾病也可通过经络影响躯体及各组织器官。如肝经分布于两胁、少腹、巅顶及外生殖器，若肝经病变，这些部位就会发生疼痛。再如胃经和大肠经分别达于上、下齿龈，若胃肠有热，则可见牙龈肿痛。这些现象均表明了经络脏腑之间的多种传变。

中医学中的脏腑相关学说，五行生化制克，经络、六经传变理论等提供了系统传变规律及机体相关影响法则，身体某一组织、器官有病变，按照传变规律会影响到其他组织、器官，并使之生病。例如肝病极易传脾，在脾尚未出现病变时，脾处于传变未病态。这是中医关于此类未病态的典型例子。而现代医学中的并发症，也是系统、器官之间相互影响而致病的例子。传变未病态与前三类未病态的显著不同点在于：前三种状态皆为发病之前的状态，而传变未病态是指在疾病已经发作的情况下，病情有可能进一步发生传变的情况。前三种状态是就个体的整体性而言，而传变未病态则是针对个体的脏腑器官、系统的不同层次而言。

研究未病四种状态的目的是为了治疗未病，故对“治未病”进行解释和分析，归纳起来其内涵包括四个方面内容：①未病养生，防病于先：指未患病之前先要预防，避免疾病的发生才是根本。可以理解为针对健康未病态的治疗原则。②欲病救萌，防微杜渐：指在疾病无明显症状之前，就要采取措施，治病于初始，避免症状越来越多。可以理解为针对潜病未病态的治疗原则。③已病早治，防其传变：指疾病已经存在，要及早治疗，防其由浅入深，或发生脏腑之间的传变。是发病后“治未病”临床治疗重要的指导思想。可以理解为针对欲病未病态、传变未病态的治疗原则。④ 瘥后调摄，防其复发：指疾病初愈，正气尚虚，邪气留恋，机体处于不稳定状态，机体功能还没有完全恢复之时，此时机体可以处于健康未病态或潜病未病态，故要加强调摄，防止疾病复发。

（二）未病学概念的提出

1992 年宋为民、罗金才在总结前人对治未病的理论和医疗实践的基础上著《未病论》，前言中即述：著作暂称为“未病论”，希望它将来发展成“未病学”，以适应即将到来的健康大趋势的需要。1999 年祝恒琛主编的《未病学》面世，将未病理论又推进了一大步，标志着未病学的形成。未病学成为以传统中医理论和中医治未病理论为基础，多学科交叉的现代医学的独立分支，未病学的建立是医学自身发展的需要。2005 年，龚婕宁、宋为民主编的《新编未病学》出版，本书在总结以往研究成果的基础上，从新的视角出发，以中医基本理论立论，用现代科学知识剖析，深入阐述了未病学的科学依据、研究方法，并通过未病学的临床实践，揭示了未病的多种形态，探讨了治未病的具体方法，使中医未病学理论具有更高的科学性、系统性和实用性。

未病学的概念自 1992 年提出之后，经过近年来人们的研究和探讨，较为公认的含义是建立在古代对未病认识的基础上，结合现代预防医学、临床医学、基础医学等学科的相关理论与知识而逐步形成的一门新兴学科，其研究内容主要涉及未病学的基本概念、基本理论和基本知识，与现代医学相关学科的关系以及对健康与亚健康的促进作用等。

三、未病学的研究目标和发展方向

（一）未病学的研究目标

未病学研究的范畴应该包括运用各种手段发现各种未病态的表现，并及时采取“治未病”的手段使其恢复到健康未病态。

1. 健康未病态是未病学研究的出发点和最终目标

未病学的研究首先应该从健康未病态开始，只有了解人体正常功能状态，才能在人体出现其他三种未病态时使其恢复到健康未病态，故研究健康未病态是未病学研究的出发点和最终目标。

中医对于人体正常功能状态的研究由来已久，望、闻、问、切四诊方法可以上溯到殷墟甲骨文。四诊十分强调对人体正常功能状态的判断，例如望诊，是运用医生的视觉观察病人的神、色、形、态，身体局部及分泌物、排泄物的外观变化，医生首先应该明确正常的神、色、形、态，身体局部及分泌物、排泄物的外观，才能对病变状态进行判断。

中医不仅对人体正常功能状态进行研究，同时，对如何保持这种状态也进行了多方面的研究，包括丰富的摄生防病理论，以及诸如气功、导引、按摩、药膳、药茶、药浴、房室养生、饮食起居、精神摄生等许多行之有效的健身方法。对以上诸多养生方法的深入研究，结合人的个体差异，找出最恰当的个体化的摄生方法，是本阶段未病学研究的内容。西医预防医学在对传染性疾病如天花、鼠疫、黑死病等的控制方面起到了重大作用。并认识到随着现代工业的迅速发展，生活条件的改善，传染病的逐渐控制，老年人口的增加，心血管病、肿瘤、遗传性疾病、免疫性疾病、代谢性疾病等对人类健康的威胁渐趋严重，被动防御不能解决此类疾病，卫生防御的重点应该转为主动出击。这与未病学的研究相一致。

2. 潜病未病态是未病学研究的核心内容

潜病未病态是机体由健康到疾病的必经之路，及早发现潜病未病态可以及时给予干预，使机体不脱离健康轨道，也无正气损害，则人体强壮，长寿。故潜病未病态是未病学研究的主要方向之一。

对潜病未病态的研究首先由识别潜在的病理信息入手，但识别潜在的病理信息并非易事。这也是中医对能够及早发现这种早期信息的医生尊称为“神医”、“上工”的原因。中医传统的脏腑、经络、气血、营卫等理论能识别人的体质及易患哪种类型疾病，如素体阳亢之人易患热性病，素体阳虚之人易患寒性病等，并可以通过调整阴阳偏胜来避免疾病发生。同时随着科学的进步可使其隐匿性逐渐暴露，借助目前现代化技术手段，如体液微观筛查、功能影像、机体免疫信息检测、基本体质状况测评技术、基本生理功能测试等来发现潜在病理信息。同时，还要根据已经发现的病理信息，找到最佳消除方法。越来越多的专家学者正在从不同角度寻找消除方法，其中包括中医传统的养生、治疗、干预手段，也包括结合现代科学手段所做的探索。

3. 欲病未病态是未病学研究的重点

对于已经有先兆或小疾的欲病未病态，由于预防思想在群众中有一定基础，更容易被多数人认可和配合，所以欲病未病态是未病学目前研究的重点部分。

欲病未病态的研究目前在国际上已经成为一个非常诱人的研究领域。对其进行系统、深入的研究，将使预防医学产生更系统的学科理论，设置新的专业，甚至可能改变未来医学的方向。治未病的难点和重点是欲病未病态，中医在《黄帝内经》、《难经》、《金匮要略》等权威经典著作均多次强调欲病的重要性，深得历代临床医家的推崇。但对于它的治疗，虽然有些论述及强调，由于条件所限，突破性的研究几乎没有。其原因是经济的落后使人们对健康的要求未达到这一高度，且处于欲病未病状态的患者无明显不适感而不易察觉或不重视；医生对症状不典型的"病前状态"多难以识别与治疗。第三状态、病前状态、亚健康状态、临床前期等概念的提出标志着对欲病未病态重视程度的提高，但这只是最近几年的事情，许多工作还需要去做。

4. 传变未病态是未病学研究的关键

传变未病态是指疾病已经存在，若发生传变会使基础病"雪上加霜"，是病情是否恶化、是否遗留残疾、是否有后遗症的关键，故开展相关研究是研究未病学的当务之急。

对于传变未病态的研究历来是个热点，许多疾病通过努力得到了控制，例如一些传染性疾病如肺结核、天花、麻疹、小儿脊髓灰质炎等。但也有许多疾病处于上涨趋势。例如，我国现有高血压病患者已超过1亿人，每年新增300万人。现有脑卒中患者500余万人，每年新发病150万人，死亡20万人，其中76%的人有高血压病史；冠心病患者约1000万人，65%有高血压病史。尤其值得警惕的是高血压的发病年龄下降，不少30多岁的年轻人就已经成了该病的患者。任何疾病的发生都是渐进的，对于高血压这类危害很大的疾病，除了必须提高人们对其的认识、加强自我保健之外，还要充分做好对将要发生传变的未病脏器的防治。人类很早就发现了疾病传变的危害，并总结了许多有价值的传变规律，有很高的临床研究价值。对于一部分传变未病态，中西医均将其列入临床疾病防治范围之内，如西医所称的并发症、继发病，中医所称的并病、合病。如何才能在疾病传变之前正确地做出正确判断，是传变未病态研究中的一个重要内容。

（二）未病学的发展方向

未病学的研究是时代发展的需要，是人们对健康追求的需要。尤其当现代医学观已经由以疾病治疗为中心转变为以疾病预防和风险控制为中心的模式后，未病学将朝着促进健康、预防疾病、实现无医世界的方向发展。

1. 促进预防医学的发展

世界卫生组织（WHO）1981年通过一项全球性健康策略——"2000年人人享有卫生保健"。这不是指疾病和残疾届时将不复存在，而是指"人们将用更好的方式来预防疾病，减少可预防性疾患，人们将认识到疾病是可以预防的"。1988年，WHO成立40周年时又指出：在发展中国家，疾病大多由于贫穷，缺乏足够的食物，饮水、卫生和居住条件差，教育及卫生服务不好所致；而在发达国家，影响健康的主要因素则是过量饮食、吸烟、吸毒、环境污染、情绪紧张以及市民居住高楼大厦后人际间感情淡薄。克服了上述病因，便控制了大多数疾病。由此也体现了预防的重要性。20世纪末，诺贝尔奖得主曾聚首巴黎，共商21世纪的健康保健大事，在发表的宣言中一致认为：人类要在21世纪过上和平安宁、幸福健康的生活，就必须向东方学习，回到2500年前的孔子时代，在那里寻找智慧。而在东方保健理论中，"治未病"即是其源泉。2000年初在亚特兰大召开的心脏病学术会议上，美国科学家提出，“好的医生是不让人得病的医生”，此语一时被视为创新之论，但有人提出这一思维在2000年前的中医学中就有。美国心脏病之父怀特近年提出：“No hurry, No worry, No hypertension”（没有着急，没有烦恼，就没有高血压），在西方被视为心理防病的圭臬之言，但《黄帝内经》中的“恬淡虚无，真气从之，精神内守，病安从来”之说更全面、更深刻。因此，防病重于治病是显而易见的，而受到现代科学激活的未病学正担当着这一重任。

从预防医学原有的研究分支来看，主要侧重于导致已形成疾病的病因研究及其预防方面，对疾病和健康之间的所谓“中间状态”未予重视，这一不足恰恰给未病学留下了充分的展示空间，将未病学的研究成果融入其中，可以使预防医学更趋完整。

2. 实现“无医世界”

疾病不应与人类共处，健康才应与人类共存。当机体离开健康轨道，处于未病阶段时，及时进行纠正，这是医学的真正任务。世界卫生组织将“未来人类如何获取健康”作为一项很重要的课题进行研究，“未病先防”，把疾病消灭于萌芽状态，对未病及时施治，则可保持长久的健康。

在现实生活中，一生健康，无疾而终的个体并不罕见。事实上，健康是生态条件的函数，《素问·上古天真论篇》指出，在人类发展的初始阶段，有一个健康长寿的“黄金时期”，由于人类与大自然和谐相处，所以人们能活到百岁左右，而后来文明的发展，渐渐使人变得多病早夭。“上古之人，春秋皆度百岁，而动作不衰；今时之人，年半百而动作皆衰……”在现代，大洋洲等处不少原始部落中居民，原来生活简朴而顺应自然，身体都很健康，接触文明后，改变了生活方式，健康则每况愈下。东非的梅班黑人、巴西的查万代印第安人基本无龋齿、高血压、癌症及变态反应性疾病，说明他们的生活环境中的致病因素较少。但是，并不能简单地把文明与疾病划等号。文明是一把双刃剑，一方面它会破坏人类与环境的和谐，尤其人为破坏造成的生态失衡，引发了多种疾病；另一方面，它又可增强人类适应环境的能力，并赋予人们摆脱疾病的各种方法，在科技以惊人的速度进步、社会稳步发展的今天，只要有意识、有目的地积极努力，找出摆脱疾病的具体理论和方法，健康并不是可望而不可及的。

未病学的内容十分丰富，它涉及社会的方方面面，堪称是一项系统工程。如果发展顺利，可使医学从长期以来只“治已病”的消极局面中解放出来，就好比一场战争，战争的上策是“不战而屈人之兵”、“不战而胜”。医学仅局限在治疗疾病的活动中，便不是真正的医学，医学的最终目的是为了消灭医学，“医学莫如无医”，所以医学的根本任务在于治疗未发生的疾病，即“治未病”，最终实现“不医而治”，即“无医世界”。设想一下，把疾病消灭在未病阶段，从而使人类社会无疾病出现，这是一个多么令人神往的境界！假若说，这一境界过去一直是我们祖先美好的愿望的话，那么，在科技迅速发展，社会日趋进步的今天，它已不是遥远的未来，而是已看见桅杆的航船。努力发掘中医药宝库，拂去历史的尘埃，让未病学插上现代科学的翅膀，达到人类的理想——无医世界。未病学研究的目的及方向应该是人人享有健康，无病而终，善其天年。

四、未病学研究的意义和前景

时代的发展要求医学有新的发展与突破。随着人们对“防病重于治病”思想的逐渐认可，迫切需要预防保健，防病于先。“治未病”是最好的健康防病道理，故展望未来，未病学研究将越来越受到世界重视，具有更加广阔的天地。

（一）未病学研究有助于人类健康水平的提高

数千年来，人类在征服自然的进程中一直为了健康、长寿的目的不懈地努力着，而未病学理论可极大地推动这个进程。未病学理论是中医学的精华之一，是中华民族数千年与疾病斗争经验的总结，充满了东方的智慧，对防治疾病具有前瞻性的理论指导作用。在以传统理论为基础，融入了现代科学研究的方法后，可为完成保障健康、长寿的医学任务奠定良好的基础。

现代社会新的医学模式即生物－心理－社会的医学模式的确立，以及人们对健康的认识，不但是生理的，还包括心理的以及社会适应等多方面的完美状态，经济技术的发展等，使人类对健康的需求日益增长，对“治未病不治已病”越来越重视。

（二）未病学研究可丰富预防医学的内涵

预防医学的核心内容是运用各种措施达到预防疾病的目的。预防疾病已经在传染性、地方性疾病防治方面发挥了良好作用。例如对天花、鼠疫、白喉、小儿麻痹、破伤风、地方病、甲状腺肿、丝虫病、疟疾等的控制与消灭，使人的平均寿命得以延长。疾病一旦形成，治疗便很困难，故早发现、早诊断、早治疗的“三早”原则十分重要。早到什么程度算早，未病学的概念解决了这个问题，健康未病态、潜病未病态和欲病未病态为“三早”提供了广阔的施展空间，发现未病重点防治对象，丰富了防治措施。中医药蕴藏着许多防治未病的方药，在消除乙肝病毒，艾滋病防治，大骨节病、类风湿性关节炎、皮肤病、肠寄生虫病防治，抗突变防治肿瘤，抗衰老以及调节体质等方面，已经发挥了很大的作用。在未来的疾病预防实践中也必将发挥更大的作用。

（三）未病学研究是对中医学精髓的继承和创新

未病学的研究过程，是对中医基础理论进行整理和发掘的过程，同时，又在医疗实践中得以创新。例如，中医传统的治疗方法如针灸、火罐、推拿、气功、捏脊等，这些技术手段既有预防功能，又有治疗效果，并可用于疾病的康复。现代这些方法通过现代科学理论阐明了作用机制，得到了更广泛的普及和推广，有的经过现代仪器仿效而得以进一步发展和创新。

今后，未病学结合现代各学科领域研究的精华，将在内容上更新颖，在手段上更先进，在理论上更系统，在实践上更易于掌握和运用，它将代表医学发展的方向。

（四）未病学研究可进一步推动健康教育与健康促进

未病观历来强调自我保健，《黄帝内经》即提出“食饮有节，起居有常，不妄作劳”，“法于阴阳，和于术数”等，指出饮食规律、作息规律、遵循自然规律才能保证健康。为促进现代人类健康，1986 年在首届国际健康促进大会上通过的《渥太华宣言》指出：健康促进是一个综合的社会政治过程，它不仅包含了加强个人素质和能力的行动，还包括改变社会、自然环境以及经济条件，从而削弱它们对大众及个人健康的不良影响。该《宣言》将五个方面的活动列为优先领域：①建立促进健康的公共政策；②创造健康支持环境；③加强社区行动；④发展个人技能；⑤调整卫生服务方向。健康教育在其中起到了十分重要的作用，对未病学的深入研究又丰富了健康教育的内容。故未病学研究可进一步推动健康教育与健康促进。

第二节 未病学与亚健康

一、亚健康状态属于未病学研究的范畴

未病思想已经存在2000多年，未病学来源于传统中医理论，最近作为一门学科提出并得到广泛认可。亚健康则是现代社会的产物，是在新的健康概念和医学模式基础上提出的新理念，不论是中医提出的未病学还是西医提出的亚健康，均是人们对疾病的被动防御向主动出击的转变，是人们对健康追求的方法和手段。体现了更加积极的预防医学观。因此，二者之间存在密切关系。

亚健康概念的提出体现了古代“上工治未病”的防病思想，属于未病学的研究范畴。亚健康状态与现代未病学中的潜病未病态和欲病未病态的内涵接近，而未病学内涵更加丰富，外延更加广泛。

二、未病学对于亚健康的研究与干预具有指导作用

（一）理论指导作用

未病学以中医理论为指导，理论丰富，“上工治未病”思想已经被广泛接受，“天人相应”、“形神合一”等均是中医学从整体观出发而建立的独特理论。亚健康的理论基础也是从整体出发，注重生理、心理、社会、环境在亚健康形成中的作用。对于临床常见的亚健康状态，用现代手段无法解释，用中医辨证思维可以发现其病因病机，并以中医“治未病”的原则进行辨证论治。应用“阴阳五行”学说解释人、社会、环境之间的关系，符合现代生物－心理－社会医学模式观点。在中医辨证施治中重视情志、环境、生活习惯等因素在疾病发生、发展、预后方面所起的作用，这种从整体上调理为主，强调人是一个整体，注重精神调养的整体思维治疗模式对亚健康的研究和干预起到了很好的理论指导作用。

例如，亚健康状态常见精神不振、周身不适、工作和学习效率低下、烦躁不安、抑郁易怒等情感变化，微观检测可以无异常。未病学则可借助望、闻、问、切，以司外揣内、取类比象等传统方法对偏离健康的信息进行搜集与分析，判断出是肝气郁结或气机郁滞等病机变化，再以中药、针灸、推拿、导引等作出治疗，以恢复常态，即达到阴平阳秘。

（二）实践指导作用

未病四态的辨识是以中医诊法与辨证理论为基础的，对亚健康状态的判断要借助未病学的一些思想和中医辨证的方法，做出不同亚健康中医证候类型诊断，指导临床干预。

在干预方法上，未病学的“治未病”与西医学的治病有本质的差异，中医不是针对病因的治疗，而是擅长对机体整体功能状态的调理而独具特色，故除了治疗器质性病变，对功能性和心因性病变的治疗干预也有其独到之处，而亚健康多处于有或即将有功能性和心因性改变，故用“治未病”的方法可以起到很好的作用。中医有“寒者热之，热者寒之”；“虚则补之，实则泻之”及“因时因人因地制宜”等的治疗干预法则；方药上有理气活血、滋阴温阳等，并针对不同反应状态，建立起相应的方药理论，以调整阴阳、扶正祛邪等思想，运用综合调理的方法，消除异常、失调的病理状态，使之恢复正常的协调的生理状态，通过调整以提高机体的抗病力和康复力。对亚健康状态的干预也不例外，干预亚健康状态包括两层含义：第一是从健康到亚健康的预防，第二是从亚健康到疾病的预防，此即所谓“未病先防，欲病救萌，防微杜渐”的治未病思想。纠正亚健康状态，使机体重新恢复常态（以平为期）。例如，素体虚弱易于感冒，慢性咽部不适，情绪低落等，难以明确其临床病理意义，可在中医辨证施治理论的指导下加以调理和保养，临床可起到很好的干预作用。

三、亚健康的研究可丰富和发展未病学

特定的历史时期势必催生出特定的新生事物，亚健康就是当代医学萌发的新生事物中的一朵奇葩。亚健康概念的提出，虽然刚短短十几年，但已被人们广泛重视与接受。学术界对亚健康的研究越来越活跃，从 CNKI 上可以查到的相关学术论文已达 400 多篇，其中 2005 年一年就有 160 余篇，2006 年有 190 余篇；对亚健康的关注也和政府的重视密不可分，国家“十一五”期间多项医药卫生科技项目都将未病和亚健康的主题列入专项研究内容，这就预示着健康研究的新趋势，将进一步触发未病学发展以及预防医学、临床医学的重大变革。

（一）通过对亚健康状态相关理论的研究可促进对未病学认识的深化

“上工治未病”已经提出几千年，一直到目前仍然是一种很新的理念，怎样将这种朴素而先进的理念和当代先进的研究方法和技术有机结合，使其在疾病预防和保健中发挥应有的作用，一直是广大医学工作者考虑的热点和难点问题，亚健康和未病学的提出，正是顺应了上述需求。

亚健康状态的研究融入了中西医研究的精华，故对促进未病四种状态的深入理解和认识起到极大的推动作用，亚健康是建立在四位一体（生理、心理、社会适应能力和道德）现代健康概念和新的医学模式（生理 - 心理 - 社会医学模式）基础之上的新的科学探索与实践，通过对亚健康状态的研究可为中医宏观辨证提供可靠的微观依据，提高辨证和治疗的客观化，使中医未病学成为能够看得到的、更容易被世人接受的学科体系。

（二）亚健康状态综合干预策略和实践模式的建立将促进未病学从理论到实践的转变

亚健康状态综合干预策略和未病学实践模式是两个急需研究解决的热点问题。亚健康不但是理论问题，更重要的是一个有待进一步研究和深化的实践科学，之所以亚健康一经提出就受到各方面关注，就是因为随着经济发展、社会进步，人们的健康需求也越来越

高，求医看病不再是人们获取健康的唯一途径，而预防保健、提高生活质量、延长健康寿命是当代人追求的目标。如何使大众获取健康知识和健康技能，如何使医务工作者从以往以查体看病为主向预防保健与治疗相结合的新的医疗行为转变，则成为当务之急。深化对亚健康综合干预措施的研究和相关产品的研发和利用，一方面可以满足广大亚健康人群的健康需求，另一方面，也为最终建立起具有中国特色亚健康和未病实践模式提供依据。已经公布的《亚健康中医临床指南》正是在这方面进行的有益探索。

医务工作者在实践中逐步认识到，在尚未搞清楚亚健康确切原因而又无特效西药的情况下，寻求中医干预是目前最可行的方案之一。中医学的认识论、方法论注重研究人体的功能反应状态，认为机体是一个自调节、自平衡、自恢复、自建设的动态巨系统，正常情况下维持人体阴阳气血、升降出入的相对平衡状态。这种平衡遭到破坏，中医根据症状、脉象、舌象，四诊合参辨证论治进行干预，包括情志、饮食、气功、针灸、推拿、食疗、药浴等综合性个体化整体调节，是对亚健康状态干预的有效尝试。同时，也认识到，尽管未病思想古老而先进，未病学作为一门学科已经被提出十多年，但是仍然停留在理论层面，缺乏实际的可操作的技术、方法、标准和手段，特别是成功的实践模式还没有建立。通过对亚健康综合干预措施的研究和应用，将有利于促进未病学从理论到实践的转变。

第三节　未病学思想指导下的亚健康干预

未病学思想是在长期临床医疗实践基础上，迎合时代发展的需要而产生的。它有丰富的“治未病”理论与实践经验，它植根于中医学，其理论包括天人相应理论、阴阳平衡理论、形神合一理论、藏象五志理论、七情理论、三因理论、体质类型理论等，并创用了数以万计的方药，是干预亚健康状态的理论和实践宝库，故在亚健康干预实践过程中会起到很好的指导作用。

一、未病学针对亚健康状态的干预原则

1. 三早原则

三早原则即早发现、早诊断、早治疗。运用现代科技一切先进、可靠的检测分析技术，结合临床实践经验，早期发现和诊断，再运用中医传统宏观辨证思维与临床实践经验，进行辨证论治，尽早消灭疾病的萌芽。

2. 综合思维分析原则

传统中医多以直观、宏观整体、合理推测、横向对比的方法，并强调形象思维，对机体进行早期诊治；近代西医的各种现代技术检查和实验观察，多能比较清晰、准确、具体地确认机体微观变化，重视局部解剖，运用病理生理、病原微生物、生化微观方法，并以纵向分析为主，强调逻辑思维。只有中医与西医思维并重，综合思维分析，达到整体与局部、宏观与微观、横向与纵向、形象与逻辑思维分析相联合才能在亚健康状态干预中显示更大的优越性。

3. 辨证论治分析原则

辨证论治作为中医的特色和精髓，一直指导着临床实践。传统中医有八纲、藏象、三

焦、营卫气血、经络等辨证方法，亚健康状态不能确诊为疾病，但可以给出中医的证候诊断，根据气血阴阳的变化进行整体调整，使机体恢复健康状态。随着对生命时辰节律的认识，择时论治有所发展。现代生物医学和现代物理、化学、数学、实验医学、统计医学和医技检测技术的发展，微观辨证的介入，弥补了宏观辨证的不足，促进未病学在亚健康状态干预中的应用。

4. 天人相应与内环境稳定原则

中西医均强调健康需要人体内外环境的稳定。外环境即天体、天气、水源、食物等自然界的一切物质，内环境包括人体内的脏腑、四肢百骸及生理功能活动状态等。中医天人相应的原则可以追溯到《易经》，在《易·乾卦文言》中云："夫'大人'者，与天地合其德，与日月合其明，与四时合其序，与鬼神合其吉凶。先天而天弗违，后天而奉天时。"提出了长寿之人必是适应天地日月四时变化的人。在后世得到进一步的发挥，如《中藏经·生成论第三》曰："天地有阴阳五行，人有血脉五脏……从之则吉，逆之则凶。"认为自然界四时气候变化必然影响人体，使之发生相应的生理和病理反映。这种观点逐渐被全世界所公认，"保护环境，爱护自然，和平共处"，已经超越国界。故只有人体内外环境保持平衡与协调，才能保障健康。

二、未病学思想指导下的亚健康干预

随着防重于治这种理念越来越受到重视，医学理论和临床工作的重心逐渐由重病人向轻病人和初发病人转移，重大疑难疾病已经转向预防，这在无形之中贴近了中医一条重要原则"不治已病治未病"，"防患于未然"。重视在发病源头上下工夫，控制危险因素，已成为研究热点。从疾病的演变过程来看，"治未病"其内容包括防治病前身体和心理方面的未病，也包括防治病中、病后的身心变化。研究表明，现在临床疾病中占前几位的，如心脑血管疾病，呼吸、消化系统疾病，代谢性疾病以及某些肿瘤等都有一较为缓慢而渐进的发展，这一阶段可以理解为亚健康状态，即潜病未病态和欲病未病态。这一时期为人们采取针对性的防范措施预留了一定的操作时空。借助现代诊查手段，有充分的可能在临床出现明显症状（已病态）之前，便做出针对性的防范。

由于影响健康和导致疾病的因素是多种多样的，按照治未病的基本原则，干预也必须从多方面展开，它不仅包括环境、食品、药品、工业卫生等的监督，同时还要注重心理、情绪、精神面貌、品德的调整、改善和培养。俗话说：千里长堤毁于蝼蚁之穴。任何不利于健康的因素，在放任自流若干时间之后，都可能成为致命的诱因引发疾病。因此，最好的办法就是控制其发病，其中最关键的是诊断亚健康，干预亚健康。在干预亚健康的文献中，几乎无不提到"未病"和"治未病"，对亚健康状态的"治未病"原则有未病先防和欲病救萌。

（一）未病先防

未病先防即未病养生，防病于先。其内容包括祛除影响健康的因素和主动养生锻炼。

1. 适应环境，改善环境

中医认为，环境包括自然环境和社会环境。中医创立的天人相应理论，认为人生活在天地之间，六合之中，自然环境之内，是整个物质世界的一部分，所以当自然环境发生变化时，人体也会发生与之相应的变化。故《灵枢·邪客》说："人与天地相应也。"同时，人又是社会整体中的一部分，社会的变化必然对人体产生影响，当然，人又会反过来影响社会。故人要顺应自然规律，养成良好的生活习惯。《素问·四气调神大论》曰："日出而作，日入而息。""春夏养阳，秋冬养阴。"另外，还有致病邪气的入侵，有的病邪暴戾性强，侵入人体后对机体气血津液的耗伤极重，故在短时间内易发生危重传变，有的病邪致病力不强，对人体正常生理功能影响较弱，因而不易发生传变。现代医学也认为，人体在生活环境中，无时不在经受各种病原微生物的侵袭，同时机体内部也在发生免疫力或强或弱，组织器官功能或亢进或低下的变化。所以，这是机体经常处于亚健康状态的原因。

自然环境与人的健康息息相关，早在春秋时期的《左传》就云"土厚水深，居之不疾"，注意到良好的自然环境可以防病；《易经·卦四十八井初六》曰"井泥不食"。百姓用汲水之井，若淤泥混浊，易致肠胃疾病，影响人体健康，故不能饮用。近年来，对这一重要理论从理论上、实验研究及临床验证等方面入手，阐释了其在生理、病理、诊断、治疗及养生保健方面的机制。杨哲如等从某些生理指标探讨人体昼夜的阴阳变化，测出体温、呼吸、脉搏、血压、能量代谢、甲皱血流速度、甲皱皮肤温度、心电图均有昼夜变化的节律。人与天地相应，不是消极的，被动的，而是积极的，主动的。人类不仅能主动地适应自然环境，而且能改造自然环境，以有利于人体的生存和健康。例如宋代陈直的《寿亲养老新书》说："栖息之室，必常洁雅，夏则虚敞，冬则温密。"宋代周字忠《养生类纂》说："积水沉之可生病，沟渠通浚，屋宇清洁无秽气，不生瘟疫病。"都是中医强调主动适应环境，改造环境，避免疾病发生的论述。

人是社会的组成部分，人能影响社会，社会的变动对人也发生影响。社会环境对人体健康的影响主要有四：①社会进步带来的不利影响。社会的进步无疑对人类的健康带来不少好处，同时也带来一些不利因素，例如，机动车辆带来噪音；工业发展带来水、土壤和大气污染；过度紧张的生活节奏带来精神焦虑、头痛、头晕等。经过研究，若用中医补肾、气功、太极拳等方法，可以增强抗噪音能力，精神和肌肉得到放松。②社会的治和乱。社会安定，人的生活规律，抵抗力强，得病较少，寿命较长。社会混乱，生活不规律，抵抗力下降，各种疾病易发生，死亡率高。③个人社会地位的改变。个人的社会地位改变，势必带来物质和精神生活的变化，也会影响健康。中医历来重视这方面，如《素问·疏五过论》说："凡未诊病者，必问尝贵后贱，虽不中邪，病从内生，名曰脱营。尝富后贫，名曰失精，五气留连，病有所并。"所以古人主张不要把贫富、贵贱看得太重而影响健康。④社会形态的改变。社会形态是由历史上一定的生产力、生产关系、上层建筑等全部社会要素组成的统一完整的社会体系，是按照本身特有的规律运动、变化、发展着的活的社会机体。社会形态的改变产生不同的社会制度，社会制度又影响着社会医疗保健体系。不同的社会医疗保健体系对健康带来不同的影响。1949年以前，中国旧的社会制度及社会形态下人的平均寿命仅35岁，经过50年的努力，建立了崭新的社会制度、社会形态和基本医疗保健体系，使目前国民的平均寿命达到了71.4岁。进入新世纪，中国共产党和政府把提高国民的健康素质和实现人人享有健康作为重要的社会发展目标，对中国人民的健康起到了极大的促进作用。

2. 增强意识，积极行动

(1) 优生优育，增强先天禀赋：我们的祖先很早就认识到，要健康必须从优生优育做起。《黄帝内经》中关于优生优育的论述极为丰富，认为生和育分别是两个复杂的生理、心理过程，各自又包含着许多环节，任何环节不注意保健，都不利于生育健壮的儿童。

关于优生，《黄帝内经》认为父母合精是形成人体的先决条件，因此优生的首要基础环节是婚姻。《周礼》载有“礼不娶同姓”，《礼记》有“五不娶”之说。大大减少了人类遗传病的发生率，提高了民族素质。历代古医书中不少关于同家族婚育不利于儿童、病妇（夫）婚育（主要指患有烈性传染病者婚育）给后代造成痛苦的记述。我们民族几千年来提倡无血缘关系的婚姻，是有科学依据的；我国政府规定婚前做必要的体检和禁止某些烈性传染病患者生育是符合科学和人道的。目前，关于优生的研究和报道更加深入，包括孕前检查，产前诊断，孕期饮食、运动、环境等都有专门论述。如基因诊断及基因治疗的蓬勃发展，使对于遗传病的一级预测由“不治之症”变为可治之症，由“可望而不可及”变为现实。关于优育的论述也颇多，总之，抚育一个智体双优的儿童，是一个漫长的道路。小儿是稚阴稚阳之体，各种生理功能都处在刚刚开始阶段，需要精心护养，才能有利于儿童身心的生长发育。

（2）改善不良生活方式，加强后天调摄：中医认为，人的抗病能力即正气与先天禀赋和后天调摄有关。先天禀赋强壮者若不注意后天调摄会使抗病能力下降，先天禀赋不强者通过后天积极的调摄会使抗病能力增强。故防病首先是以提高人体正气为主，只要体内正气旺盛，虽有病邪侵犯也能抵抗，使机体免于生病。反之，如因多种因素削弱正气，以致不足，不能抗御或及时消除邪气的侵袭和影响时，人就会处于亚健康状态甚至发病，人们越来越认识到，引起亚健康状态甚至发生疾病的因素主要包括不良生活方式。

不良生活方式包括食物的摄取与消耗失衡、洋快餐、动物脂肪摄入过度、生活不规律（工作、学习、劳动、运动、休息、睡眠等不科学）、吸烟、饮酒等。据一项权威调查显示：在全部致病因素中，与不良生活方式相关的因素占50%～55%，与环境相关者占20%～25%（而许多环境污染也是与不良生活方式相关联），遗传因素占15%～20%，医疗因素占10%～15%。由此可见，不良生活方式已成为致病、致残和致死的主要原因。

急性传染性疾病和不良生活方式有关，例如，结核病，尤其是肺结核与随地吐痰等不良习惯有关；急性消化道传染病（如急性甲型肝炎、急性痢疾、肠伤寒等）与不良饮食习惯有关，特别是当前在中国流行的乙型肝炎和艾滋病主要与使用血制品器具和不洁性行为有关。2003年在广州和北京暴发的“非典”，也是与食用野生动物（如果子狸）有关。不良生活方式与急性传染病流行有十分密切的关系，表现为地域性和家庭及人群积聚发生等特点，易于识别和警惕。

慢性非传染性疾病与不良生活方式的关系密切，且早期识别较困难，这是由慢性非传染性疾病自身的特点决定的。慢性非传染性疾病（世界卫生组织叫做非传染性疾病，我国卫生部称它为慢性非传染性疾病，简称慢病，NCD），成为威胁人类健康的主要杀手，NCD主要包括：恶性肿瘤、心脑血管病、心脏病、高血压、糖尿病、精神病等一系列不能传染且长期不能自愈疾病。多种慢病的发生与不良生活方式有关。1991年3月世界卫生组织负责人在日内瓦指出：要重视疾病的发生发展与生活和行为方式的联系，否则，与这些因素有关的疾病将成为21世纪的一个大问题。

目前，相关研究很多，张学明等对社区15384人进行调查，了解不良生活方式对高血压发病的影响，结果，食盐量≥12g/d高血压患病率为31.6%，＜12g/d的为4.4%；体重指数（BMI）>24 者高血压患病率 23.2%，<24 者 6.4%；油腻饮食高血压患病率 14.8%，非油腻饮食 8.7%；吸烟高血压患病率 12.5%，非吸烟 9.2%；饮酒患病率 12.7%，非饮酒 9.4%。且均有统计学意义。从而得出结论，高血压可能为不良生活方式中致病因子长期作用的结果。吸烟是血管疾病、多种癌症、慢性肺组织疾病、帕金森病、不孕症等多种疾病的独立危险因素。烟草中除含苯并芘等致癌物质外，还有烟碱和一氧化碳等物质，引起小动脉痉挛高血压，并促使胆固醇等脂质沉积在动脉内膜，还可增加血黏度，促使血栓的形成。长期吸烟可使高血压和冠心病的发生率增加 2~3 倍，并易发生中风或心肌梗死等心脑血管并发症，死亡率可增加 5~6 倍。烟草烟雾和癌症发生的关系已为许多流行病学研究证实。吸烟行为是可预防因素之一，据估计，戒烟能控制引起癌症因素的 30%，使心脑血管疾病并发症的死亡率下降 25%~40%。少量饮酒对健康无害甚至有益，但酗酒则可引起高血压、心脏病、中风、肝脏损害或神经系统损害等。研究显示，出血性卒中的发生率与酒精摄入量有直接的剂量相关性。长期大量饮酒和急性酒精中毒是导致青年人脑梗死的危险因素，老年人大量饮酒也是缺血性卒中的危险因素。国外有研究认为，饮酒和缺血性卒中之间呈“J”形曲线关系，即男性每天喝白酒不超过 50ml（1 两，酒精含量<30g），啤酒不超过 640ml，葡萄酒不超过 200ml（女性饮酒量需减半）可能会减少心脑血管病的发生，而每天饮酒大于 5 个“drink”（1 个“drink”相当于 11~14g 酒精含量）者发生脑梗死的危险性明显增加。其未病先防策略为，对不饮酒者不提倡用少量饮酒来预防心脑血管病，孕妇更应忌酒；饮酒者一定要适度，不要酗酒，男性每日饮酒酒精的量不应超过 20~30g，女性不应超过 15~20g。

体重过轻或超重均对健康不利，它们本身就属于亚健康状态。体重过轻者，中医认为与先天禀赋不足和后天脾胃功能不足有关，先天之本源于父母，有赖后天滋养，脾胃为后天之本，气血生化之源，脾胃功能不足则可见纳谷不香或虽可纳谷但运化失常，故体重过轻。西医学认为，如果没有慢性消耗性疾病，体重过低与遗传和消化、吸收功能的强弱有关，体重过低者免疫力多低下，容易患病。体重超重者，则会出现血压、血脂、血糖的偏高，高胰岛素血症，肝脏的脂肪变等，早期达不到代谢综合征、肥胖症、脂肪肝、糖尿病等疾病的诊断标准，但发展下去就是疾病。《素问·奇病论》曰：“数食甘美而多肥也。肥者令人内热，甘者令人中满，故其气上溢，转为消渴。”告诫人们要避免暴饮暴食，否则易生消渴病，现代医学研究证实了肥胖是糖尿病的独立危险因素。保持正常体重，对于体重过轻者要以调理脾胃为主，体重超重者调整饮食结构配合运动锻炼是控制体重的两大法宝。《素问·藏气法时论》曰：“五谷为养，五果为助，五畜为益，五菜为充。气味合而服之，以补精益气。”提出了合理膳食的方法。伴随着全球性的营养变迁，人们对营养问题的关注逐步从营养不良转向营养失衡而引起的与营养相关的慢性病以及总体膳食的质量。为提高全民健康体质，中国营养学会于 1997 年 4 月制定并公布了“中国居民膳食指南”以及“中国居民平衡膳食宝塔”。

未病先防对于慢病意义重大，采取以健康促进为主要手段的不良生活方式改善可以有效地、大幅度地降低慢病的发病率和死亡率。以美国为例，1996 年美国疾病控制中心报告，采用健康生活方式可使美国人预期寿命延长 10 年，而如果采用医疗手段，要使美国人预期寿命延长 1 年则需要数百亿至上千亿美元。世界卫生组织公报指出：健康生活方式可使高血压发病率减少 55%，脑卒中发病率减少 75%，糖尿病发病率减少 50%，恶性肿瘤发病率减少33%以上。

3. 调畅情绪

调畅情志，淡泊名利，保持心情愉快。《素问·上古天真论》云："夫上古圣人之教下也，皆谓之虚邪贼风，避之有时，恬淡虚无，真气从之，精神内守，病安从来？是以志闲而少欲，心安而不惧，形劳而不倦，气从以顺，各从其欲，皆得所愿。"《素问·上古天真论》云："美其食，任其服，乐其俗。"阐述了上古之人质朴无邪的天性，采取多种养生措施，从而得到长寿的道理。现代研究表明，当情绪激动时通过中枢激发的交感应激反应，以许多相同的方式表现在心脑血管系统中，使得心跳加快，血压升高，耗氧增加等。心理因素及情绪刺激可诱发冠状动脉痉挛（CAS）及血液流变学变化，引起或加重心肌缺血。CAS不仅可诱发变异型心绞痛，也是典型心绞痛、急性心肌梗死、严重心律失常和猝死的重要原因。精神因素对癌的影响至关重要，国内外医学界均取得一致认识。七情太过或不及都可导致气血紊乱，使抗病能力降低，癌症发生机会增大，因此，保持心情愉快，气血通畅，机体内环境平衡稳定，中枢神经系统功能健旺，脏腑协调，免疫功能上升，适应外环境变化之能力随之增加，从而达到未病先防的目的，尤其适合于心理性亚健康。

4. 药物干预

古代就有用药物干预预防疾病的例子，如《素问遗篇·刺法论》中就有用药物预防疫病的记载，我国民间端午节燃烧艾叶、苍术、白芷等熏居室以辟秽防病等。现代社会，随着医学的发展，药物预防疾病发展迅速。例如，各种防疫手段在传染病预防中的应用，运用雌激素、二磷酸盐类、降钙素（CT）、维生素D及其衍生物等预防骨质疏松症，对提高老年人生活质量，起到了很好的作用。

（二）欲病救萌

欲病救萌是未病学中欲病未病态的"治未病"原则，欲病未病态也属于亚健康的范畴，故在亚健康的干预实践中也起到很好的理论指导作用。欲病救萌就是防微杜渐，治病于初始。处于欲病未病态的亚健康状态更接近于疾病，其影响因素更多，更复杂。其干预也更接近临床。《素问·八正神明论》说："上工救其萌芽，必先三部九候之气尽调不败而救之，故曰上工。下工救其已成，救其已败。"技术高明的医生，在疾病初起，三部九候之脉气调和而未败之时，就给以早期救治，所以称为"上工"。"下工"临证，他们不懂得三部九候的相得相失，要等疾病已经形成，甚至于恶化阶段，才进行治疗。并指出将疾病消灭在萌芽状态的关键是懂得病脉游行出入之所。对于病情轻浅阶段，应当仔细检查，及早治疗，如此才能使之尽快恢复健康。

1. 继续遵循未病先防的相应方法达到欲病救萌

未病先防的诸多措施，在欲病未病态时也可得到很好的应用，各种手段不但可以防病，而且可以治疗疾病。

2. 有针对性的干预措施

（1）各种慢病高危人群的干预：目前，随着环境改善，健康意识提高，传染性疾病的发生得到了较好的控制，而非传染性疾病，尤其是慢病成为威胁人类健康的主要原因。2002年世界卫生组织报告显示：2001年NCD导致45.9%全球疾病负担。NCD的发病和死亡已成为影响社会经济发展的严重公共卫生问题。主要的行为危险因素为：吸烟、饮酒、不合理饮食、肥胖、高脂血症、高血压、高血糖、冠心病等。在机体出现体重超标、血压升高、血糖升高、血脂升高等但不够疾病诊断标准的人群，属于亚健康状态人群。对这部分人群，除了未病先防的举措之外，有针对性的防范更有利于机体恢复健康，避免疾病发生。这方面，现代医学技术的发展诠释了古老的未病学思想，使对疾病防治重点逐步前移到亚健康状态。现以2型糖尿病、高血压、肥胖症等常见慢病的亚健康状态（未病学的欲病未病态）为例，对其欲病救萌原则加以说明。

2型糖尿病的发生可分为许多阶段，随着胰岛β细胞功能的逐渐下降，当下降50%左右时即发生糖尿病。从发生胰岛β细胞功能下降到发病之前均为2型糖尿病的亚健康阶段，这个阶段要经历几年甚至几十年，当发展到血糖升高未达到2型糖尿病诊断标准时称为糖耐量减低（IGT），已经达到未病学的欲病未病态，IGT者糖尿病发病率明显高于正常糖耐量（NGT）者，其5～10年发病率为25%～48%。中国大庆一项6年前瞻性研究表明，生活方式干预可减少IGT患者糖尿病发病率30%～50%，故生活干预可以起到很好的干预血糖升高的亚健康状态。同时，发现以减轻胰岛素抵抗或减轻β细胞负荷为目标的干预措施（包括饮食、增加体力活动及应用二甲双胍、格列酮类和α糖苷酶抑制剂等）都在不同程度上显示了预防糖尿病的作用。药物干预的效果在很大程度上受到年龄和肥胖程度的影响，二甲双胍对年轻肥胖者更有效，大庆研究中年龄25～44岁、45～59岁和≥60岁组糖尿病的发病率分别下降44%，31%，11%；BMI为22～30kg/m^2、30～35kg/m^{2}和≥35kg/m^{2}组糖尿病的发病率分别下降3%，16%，53%。生活方式干预在严重肥胖者中的效果略逊于二甲双胍，但在BMI＜35kg/m^{2}或在年龄大于44岁组远好于二甲双胍。

国内研究确定高血压发病有3个危险因素，一是体重超重，二是膳食高盐，三是中度以上饮酒。还有其他危险因素如年龄、性别、吸烟、血脂异常、超重与肥胖、易激动、缺少体力活动、糖尿病和胰岛素抵抗、微量白蛋白尿（或肾小球滤过率＜60mL/min）、早发心血管疾病家族史等。出现以上某些危险因素，即使没有高血压或出现轻微血压升高，也应该采取措施，消除危险因素，防止高血压发生。近年来，医学工作者发现，高血压在形成临床高血压之前，存在着很长时间的无症状期，表现为静息状态下血压正常，在一定的运动负荷量下，血压值超出正常人反应性增高的生理范围，即运动性高血压。运动性高血压可以看作高血压的亚健康状态，Wilson MF等对3820人进行了为期32个月的随访性研究，排除各种干扰因素后的统计显示，单纯运动性高血压组高血压发病率为21%，是正常组（4%）的2～3倍。故运动性高血压与传统的高血压危险因素一样，也是一种独立的危险因素。

体重超重也是一种亚健康状态，虽然未达到肥胖症的诊断，但超重增加了多种疾病的危险性。国际公认以体重指数（BMI）来衡量，认为24kg/m^2≤BMI≤28 kg/m^{2}为超重，另外超重与否还要考虑腰围（WC），腰臀比（WHR）。王文绢等研究认为，BMI、WC、WHR是高血压、高血糖的重要预测因子，三者的相对重要性以BMI＞WC＞WHR。但近期的进一步研究又证实，腰围增加是独立的心血管疾病死亡危险因子，其预测价值甚至大于体重指数。霍琳对367例中青年在体重指数达24～27.9时进行体检，相关生化指标血尿酸、总胆固醇、甘油三酯、低密度脂蛋白、血糖等水平均发生变化，以血尿酸、甘油三酯增高显著，上述指标高于对照组，提示心脑肾等多种疾病危险因素在超重期明显上升。

（2）体质调节：人的体质特点具有多种类型，我们将在下面章节详细阐述。例如，偏于阴虚、偏于阳虚、偏于瘀血、偏于痰湿、偏于湿热、偏于气郁等。这种体质的不同特性，往往是发生疾病的诱发因素。如阳虚体质者，感受外邪易从寒化，尤其在寒邪侵袭时，阳气受损愈加明显，正气不能抵御病邪而导致其深入传变；而痰湿体质者，感受外邪后易发生邪气与痰湿交接，缠绵难愈的变化。

根据人体体质的差异，适当应用合适药物，调整机体的阴阳偏颇，防止疾病的发生，中医药在这方面已有许多方法。如《素问遗篇·刺法论》有“小金丹方……服十粒，无疫干也”的记载。开创了药物预防之先例。后世张仲景以诃黎勒散方调治中气薄弱之人：“诃黎勒气温性涩，温以提陷，涩以固精，得厚朴之气温而开拓心胸，陈皮性暖而沉降冲气”，也是根据体质差异适当用药避免疾病的方法，由于中气薄弱之人易患腹泻之疾，故提前给予诃黎勒散方调治，以之常服，则无腹泻之虞。

总之，未病学思想给亚健康状态的干预提供了一个崭新的思路，使人们越来越认识到临床治疗中多年来被动防御的局面是影响人类健康长寿的根源，只有主动出击，深化预防研究的内涵，深刻理解健康、疾病，以及疾病演变规律，才能够把握健康，拥有生命。

（王天芳　李力）

第四章 亚健康的中医辨证

亚健康状态是处于健康和疾病之间的状态。中医学虽然没有明确提出亚健康的概念，但是自古以来对与亚健康状态密切相关的潜病未病态和欲病未病态有着深入的观察与认识。由于中医独特的理论体系和整体观、辩证观思想，在全面论述亚健康状态的发生、发展及辨证调摄方面，有着独特的优势。

第一节 中医对亚健康形成机制的认识

一、中医的健康观与疾病观

任何一种医学模式都是人们观察、分析和处理有关人类健康与疾病问题的观点和方法，是哲学思想在医学中的反映，是人类对生命、健康、疾病、死亡等重要医学观念的总体概况。中医学的医学模式是怎样的呢？它是天地人三才一体的整体医学模式。具体来讲，它包括天人合一、形神合一的健康观；邪正交争、阴阳失调的疾病观和治病求本、防重于治的防治观。

中医学认识到健康是人与自然环境及社会之间的一种动态平衡，它包括机体内部的阴阳平衡，也包括机体与外界环境的阴阳平衡。健康意味着形体、精神心理与环境适应的完好状态。阴与阳平衡是人体健康的根本，阴阳的变化是万物变化的内在动力。阴阳双方交感相错，对立制约，互根互用，相互转化，消长平衡处在永恒的运动之中。因此，健康是一个动态的概念。疾病的发生，是在某种治病因素的影响下，机体的“阴平阳秘”正常生理平衡被破坏，从而发生“阴阳失调”所致。疾病是机体在致病因素（六淫、七情、遗传、饮食营养等）作用下，气血紊乱，阴阳失调，脏腑经络功能发生异常，对外界环境适应能力降低，劳动能力明显降低或丧失，并出现一系列的临床症状与体征的异常生命过程。

人体内在环境的平衡协调，以及人体与外界环境的整体统一，是人赖以生存的基础。但机体时刻受着内外因素的影响，干扰着这种动态平衡状态。在一般情况下，人体的自身调节功能尚能维持这种平衡状态，如果内外因素的影响超过了人体的适应能力，破坏了人体的阴阳动态平衡，而人体的调节机能又不能立即消除这种干扰，以恢复生理上的平衡时，人体就会出现阴阳失调，从而发生疾病。疾病正是这种平衡协调遭到破坏的结果，若经过适当的治疗等使人体重新建立这种平衡，即可恢复到健康状态。所以，发病过程，即是机体处于被邪气侵害与正气反侵害的斗争过程。

由上可知，相对西医理论而言，中医理论最突出的特点就在其整体观和恒动观，在于辨证论治。人体是一个有机整体，人生活在天地之间，时空之内，人的生命活动又必然受到自然环境和社会环境的影响，因此，中医学强调人体内部的统一性，又重视机体与外界环境的统一性，通过整体作用于局部达到消除病邪，治愈疾病的目的。辨证论治，实质上就是整体治疗观的集中体现。同时，疾病过程是一个不断运动变化的过程，治病必求其本的根本目的，就在于扶正祛邪，调整阴阳的动态平衡，体现了用对立统一的运动观点指导临床治疗的特点。

基于中医理论对健康和疾病观的基本认识，可知健康是人与自然环境及社会之间的一种动态平衡，"阴平阳秘，精神乃治"，而亚健康和疾病则都属于人体的阴阳失衡。当人体内的阴阳出现轻度失衡，出现了相应的症状，产生了人体自身或人体与社会、环境相处的不协调而尚未达到西医疾病诊断的标准，就出现了现在所谓的"亚健康"状态。此时若不及时调整，阴阳偏差加剧，症状日益明显而持续，可用仪器或指标来诊断的现代西医学意义上的疾病就出现了。在中医的认识里，只要出现了相应的症状，就有中医病名的诊断，这个病，包含了现代"亚健康"概念涉及的一部分症状和证候，也包含了西医定义的疾病。

二、中医对亚健康形成的认识

（一）亚健康发生的常见原因

疾病的产生与多种因素有关，既有先天的因素，也有后天的因素，两者共同导致人体阴阳失衡而使人得病。亚健康状态虽然还未到疾病状态，但是人体的阴阳平衡已经被打破了。在阴阳失衡的初期，各种不适症状刚出现，此时及时干预往往可以建立新的平衡，不适症状随之消失；如若不然，症状就会加重或增多，发生疾病。

1. 先天因素

先天因素，又称禀赋，是指小儿出生以前在母体内所禀受的一切特征。中医学所说的先天因素，包括父母双方赋予孩子的遗传性，也包括子代在母体内发育过程中的营养状态，以及母体在此期间所给予的种种影响。同时，父方的元气盛衰、营养状况、生活方式、精神因素等都直接影响着"父精"的质量，从而也会影响到子代禀赋的强弱。

先天因素是人体身心发展的前提条件，它对于人的智力和体力的发展，对于人体体质的强弱，具有重大影响。先天不足，禀赋羸弱就会对某种疾病具有易感性，就比常人容易患病，更容易处于亚健康状态。

提到先天因素，不容忽略体质问题。从体质学方面去认识亚健康状态，是中医学辨证思维的集中体现。人的体质是由先天遗传和后天获得所形成的，在形态结构、功能活动和心理状态方面，有固有的相对稳定的个体特征。除了健康的体质之外尚有不健康的体质，如气虚体质、血虚体质、痰湿体质等。生理上，个体体质形成后具有相对的稳定性，但在生命进程中必将受到各种因素的影响，包括多种病理因素的作用。兼夹体质尽管包含病理变化的特点，但体质的兼夹现象毕竟不是病理过程，至多只能看作健康与疾病之间的亚健康状态。由此可见，亚健康与体质之间关系甚密。我们认为：疾病的发展过程首先是从生理体质向病理体质过渡，再向中医“证”的演变过程。

2. 后天因素

后天是指人从出生到死亡之前的生命历程。后天因素是人出生之后赖以生存的各种因素的总和，可分为机体内在因素和外界因素两方面。内在因素主要指性别、年龄、心理因素，外界因素实际上就是环境因素，包括自然环境和社会环境。人从胚胎到生命终结之前，始终生活在一定的自然环境和社会环境之中，环境与健康的问题是生命科学中的重大课题，已经受到全球的关注。

（1）感受外邪：天人相应，人与自然对立统一。春、夏、秋、冬四时依次交替变化，或者人所处的地理位置不同，都可以引起人体内阴阳的变化。当这种变化在人体的适应范围内，人体可调节自身的阴阳以适应外界的变化，达到阴阳的新平衡，保持健康的状态。而当四时变化剧烈或不合常规，以及所处地理位置大幅度变化时，都可以引起人体内的阴阳变化失衡。此时六气即六种正常的自然界气候“风、寒、暑、湿、燥、火”已经变成“六淫”，可导致病前状态的产生。

现今社会，文明高度发展的同时也伴随着环境污染、资源破坏等严重的社会环境问题，废气废水的排放、全球气候变暖等问题时刻威胁着人们的健康。为顺应环境的变化和气候的变迁，我们需要顺应自然，顺应四时气候和昼夜晨昏的变化，能动地调节衣食起居，避免邪气侵害，防止进入亚健康状态。

（2）情志失调：情志是人体对外界刺激的正常心理反应，情绪的变化每天都陪伴着我们。一般情况下，外界刺激不会引起亚健康状态的发生，但如果刺激过度或过久，超过了正常的适应能力，就会引起亚健康状态的出现乃至造成疾病。

中医学认为，喜、怒、忧、思、悲、恐、惊七情过极或持久作用，致使脏腑气血功能失常，产生了七情内伤。《灵枢·百病始生》曰：“喜怒不节则伤脏。”伤及所应之脏具体又有：“怒伤肝、喜伤心、思伤脾、悲伤肺、恐伤肾。”说明情志因素直接作用于机体脏腑引起人体的生理变化，导致机体活动的改变。临床尤以心、肝、脾三脏失调多见。不良情绪长时间刺激机体，导致机体稳态破坏，处于亚健康状态。

随着社会的发展，科学技术的进步，信息时代的来临，人们面对的压力、兴奋、愤怒及悲伤越来越多，越来越强烈，很多时候超出了人的适应范围。就业的压力、家庭的变故、瞬息万变的社会、人情冷暖使人难以适应，很难迅速调节。所以七情使人失去健康，更应该引起人们的重视。胸怀开朗乐观、心情舒畅、精神愉快，可以使人体气机调畅、气血和平，保持健康心态、知足常乐是防止亚健康状态的有力武器。

（3）饮食不节：饮食过饥过饱、暴饮暴食等饥饱失常和偏嗜（肥甘厚腻、辛辣、生冷）等，均属于饮食不节的范畴。这些因素均可造成脏腑功能的损伤或偏胜偏衰，进入病前状态。

每种食物有自己的偏性，食物也有阴阳之分。过分偏嗜某种食物容易导致机体的阴阳失衡。如《素问·生气通天论》云：“味过于酸，肝气以津，脾气乃绝；味过于咸，大骨气劳，短肌，心气抑；味过于甘，心气喘满，色黑，肾气不衡；过于苦，脾气不濡，胃气乃厚；味过于辛，筋脉沮弛，精神乃央。”

现代人为了减肥或所谓的高质量生活，身不由己的应酬，过少、过量或过于频繁的吃一类食物，摒弃别的食物，很容易造成人体的阴阳失衡。

(4) 劳逸失度：动静适当，劳逸有度，对保持人体阴阳平衡至关重要。过劳如体劳、神劳、房劳均可致伤，《素问·宣明五气》之“久视伤血，久卧伤气，久坐伤肉，久立伤骨，久行伤筋”，均指出了过劳对人体的损害。同时过逸也会导致人体气血运行不畅，致气滞血瘀，脾胃运化功能减退，而使气血不足；或脾失健运，湿痰内生，导致人体气血阴阳失调，产生亚健康状态，同样应引起人们的足够重视。

现代社会，人们的生活节奏快，生活没有规律，熬夜、日夜不分已是司空见惯。过劳或过逸都有可能造成人体阴阳失衡，所以健康的生活规律极其重要。

(5) 年老体衰：衰老是一种自然规律，具体表现为脏腑功能的衰减，因而年老是亚健康状态形成的重要因素。

总之，亚健康状态的发生是先天不足、后天失调共同作用的结果；是机体内在因素和外界环境社会因素共同作用的结果，原因多样，需要根据不同情况具体分析。要改变亚健康状态，就要改变不良生活习性，形成健康的生活习惯，保持机体的阴阳平衡。

（二）中医对亚健康形成机制的认识

中医认为，作为内伤杂病中之证候，亚健康状态的主要病因病机是：饮食不节、起居无常、情志不遂、劳逸无度、年老体衰等因素导致脏腑气血阴阳失调，或内生五邪，或耗伤正气。其中情志不节，七情内伤是亚健康状态的主要病理环节。

亚健康状态的临床表现多种多样，但归纳其症状主要有以下三个方面：

1. 躯体性亚健康

以疲劳，或睡眠紊乱或疼痛等躯体症状表现为主。此类患者虽然从各项指标上够不上疾病的诊断标准，但是病人有与之相关的各种不适状态。如有些病人在感冒后很长一段时间内仍遗留轻度头痛、乏力、食欲不振等全身不适；有些患慢性幽门螺杆菌（Hp）相关胃炎的病人在经有效的抗 Hp 治疗后仍有一段时间纳呆、腹胀甚至偶有腹痛，这些都应当属于亚健康的范畴。此时无论正气虚与不虚，均应考虑有邪气客于机体的情况。邪气留于机体，影响到脏腑功能，损伤气血津液，即令未显现完全的疾病状态，至少是疾病相关状态。故此时虽然不易给出现代医学病名的诊断，但从中医角度用四诊八纲来认识人体此时的状态，察色按脉，区分阴阳，却可以给出证候的定位定性诊断，断定其邪气的种类、性质和作用的部位，从而用于指导中医药干预。具体来说，如舌红苔黄者多属气分有热，舌质红绛者多属血分有热，舌苔白腻、脉滑者为痰湿，舌质紫黯、脉弦涩者为血瘀。

2. 精神心理性亚健康

以抑郁寡欢，或焦躁不安，急躁易怒，或恐惧胆怯，或短期记忆力下降，注意力不能集中等精神心理症状表现为主。

中医学认为，亚健康多为心因疾病，即多为情志所伤，而情志与肝之功能密切，持续的情绪焦虑、压抑必先影响肝之功能，导致肝气郁滞，疏泄失职，五脏气机失常，变证纷出而出现焦躁不安、急躁易怒或恐惧胆怯等症状。如果劳神过度，精血暗耗，心神失养，则会出现失眠、多梦、健忘、心神不宁、精神不振等症状。若思虑过度，损伤脾胃，脾失健运，则会出现不思饮食、倦怠、营养不良等症状。所以，情志失调，心理压力过大，超过机体的调节能力，就会导致气机逆乱、阴阳失衡、气血不和，引起脏腑功能失调，产生各种各样的临床亚健康症状。

3. 社会适应性亚健康

以人际交往频率减低，或人际关系紧张等社会适应能力下降表现为主。

从中医学的认识来说，虽然亚健康状态表现多种多样，但总不外乎虚证、实证和虚实夹杂证。实证患者常从痰或痰火论治。同时痰火的产生多由肝胆脾胃气机不畅引起，故痰火是标，而肝胆脾胃气机郁滞为本。虚证多为气虚所致，在体质分型中，最基本的是气虚型，因为人身体有病首先是气受损伤致气虚。气虚失于气化，则气不化津而产生痰湿；气虚失于推动，则血行不畅而成瘀；气虚失于温养，则寒从中生而见阳虚之象。

综上可知，对于亚健康这种无实质性脏器病变的“病态”来说，中医学的认识论相对西医来说更具优势。中医学从整体观念和辨证论治理论出发，对亚健康的病理机制的认识内容丰富、完整、系统。具体如肝郁气滞，气滞血瘀；脾失健运，痰饮中生；思虑过度，劳伤心脾；肝肾阴虚，阴虚火旺；脾肾阳虚，下焦虚寒等。

亚健康发生的关键在于阴阳失衡，所以通过调和阴阳，扶正祛邪，进行全方位的辨证施治，不仅扩大了诊察疾病的视野，克服了许多有症状而无疾病的困惑，使中医得以充分发挥治疗作用，又使中医对许多病与未病的症状有了更加深入具体的认识，导致组方用药更有针对性，大大提高了治疗效果。这充分体现了中医学侧重于对功能的考察，相对西医学对疾病的认识侧重于强调形态结构上的改变而言，认识并干预亚健康中医更具优势。

第二节　亚健康与中医体质学说

一、中医体质学说的基本内容

体质是指人类个体在生命过程中，由遗传性和获得性因素所决定的表现在形态结构、生理机能和心理活动上综合的相对稳定的固有特性，它是人群在生理共性的基础上，不同个体所具有的生理特殊性。体质现象是人类生命活动的重要表现形式，其在生理上表现为机能、代谢以及对外界刺激反应等方面的个体差异，在病理上表现为对某些病因和疾病的易感性，以及产生病变类型与疾病传变转归中的某种倾向性。因而又有生理体质和病理体质之分。每个人都有自己的体质特点，中医学中将形神统一作为健康的标准，也将形神统一作为理想体质的标志。也就是说，理想体质是人体在充分发挥遗传潜质的基础上，经过后天的积极培育，使机体的形态结构、生理功能、心理状态，以及对内外环境的适应能力等各方面得到全面发展，处于相对良好的状态即形神统一的状态。

中医体质学就是以中医理论为指导，研究人类各种体质特征，体质类型的生理、病理特点，并以此分析疾病的反应状态、病变的性质及发展趋向，从而指导疾病预防、治疗以及养生康复的一门学科。随着生命科学世纪的到来，现代医学模式正从生物医学模式向社会－生物－心理医学模式转变，人类对个体的研究将进入一个新的时代。因而，中医体质学在中医学科体系中具有重要的地位。

（一）体质的概念

体质，有身体素质、形体质量、个体特质等多种含义。体，指身体、形体、个体；

质，指素质、质量、性质。在中医体质学中，体质的概念是指人体生命过程中，在先天禀赋和后天获得的基础上所形成的形态结构、生理功能和心理状态方面综合的、相对稳定的固有特质，是人类在生长、发育过程中所形成的与自然、社会环境相适应的人体个性特征。表现为结构、功能、代谢以及对外界刺激反应等方面的个体差异性，对某些病因和疾病的易感性，以及疾病传变转归中的某种倾向性。它具有个体差异性、群类趋同性、相对稳定性和动态可变性等特点。这种特点或隐或现地体现于健康和疾病过程之中。

不同的学科对体质有不同的界定，中医体质学中的体质概念，一方面强调人体体质的形成基于先天禀赋和后天调养两个基本因素；另一方面，也反映了机体内外环境相统一的整体观念，说明个体体质在后天生长、发育过程中是与外界环境相适应而形成的个体特征，即人与社会的统一，人与自然的统一。可以看出，中医学的体质概念与其他学科体质概念的不同点就在于，充分体现出中医学“形神合一”的生命观和“天人合一”的整体观。

（二）体质的分类

中医学对人体体质的分类经历了不同的阶段，各个历史时期有着不同的分类方法和认识。

1. 古代医家对体质的认识与分类

《黄帝内经》不仅对体质的形成及其表现特征有全面的认识，而且还对人类体质的差异现象进行了探讨，按照不同的认识角度，提出了四种体质的分类方法：①根据阴阳学说划分体质类型。《灵枢·通天》以人体中阴阳偏颇为依据，将体质划分为多阴缺阳的太阴人、多阴少阳的少阴人、多阳缺阴的太阳人、多阳少阴的少阳人、阴阳之气平和之人等。②根据五行学说划分体质类型。在《灵枢·阴阳二十五人》篇中，将体质划分为“木、火、土、金、水”五个主型，又分为5个亚型，共25种体质类型。③根据人体的形态和功能特征划分体质类型。《灵枢·逆顺肥瘦》将体质划分为：肥人、瘦人、壮人。《灵枢·卫气失常》又将肥人划分为：膏、脂、肉等3型。④根据人的心理和行为特征划分体质类型。例如，《灵枢·寿夭刚柔》将体质用“刚、柔”分类，《灵枢·论勇》用“勇、怯”分类，《素问·血气形志》用“形、志、苦、乐”分类。

后世历代医家在《黄帝内经》的基础上，结合临床实践，分别从不同的角度，应用不同的方法，对临床常见的体质病理状态及其表现进行分类。从《伤寒杂病论》一书的整个医学思想来看，“伤寒六病”的发生，即是不同的体质类型与病邪相互作用所产生的6种病理表现。张仲景从临床观察中认识到，体质有寒、热、燥、湿、虚、实之偏颇，常表现有“强人”、“羸人”、“盛人”、“虚弱家”、“素盛今瘦”、“旧有微溏”、“阳虚”、“其人本虚”等体质差异，从而导致疾病偏阴、偏阳的不同表现，以及病发太阳、阳明、少阳、太阴、少阴、厥阴的差异，乃至形成治疗用药上的复杂多样。

自秦汉以后，经过对体质的长期临床观察与应用，中医体质理论得到了丰富和发展，众多医家在体质分类、疾病的诊断、治疗以及养生保健方面，拥有各自的见解和理论，可谓百花争艳，但未形成学术体系。

2. 现代医家对体质分类的表述

20世纪70年代开始，先后提出“中医体质学说”这一概念的中医学者，将中医体质理论从中医基础理论中分化出来，形成了中医体质学理论体系。近年来对中医体质分类标准的研究取得了一定的成果，其中最有代表性的分类方法有：

王琦等首先根据气血津液、脏腑经络等构成人体生理功能的基本物质，作为体质类型的构成要素，并通过对历代医家的体质特征表述的分析，将体质分为9种基本类型：平和质、气虚质、阳虚质、阴虚质、瘀血质、痰湿质、湿热质、气郁质、特禀质。

匡调元等将人类体质分为六大类：正常质、晦涩质、腻滞质、燥红质、迟冷质、倦恍质，其中后五类均为病理性体质。

何裕民将人群体质分型为：失调质、协调质、紧张质、虚弱质。其中失调质又分为郁滞质和内热质，虚弱质又分为气虚质、阳虚质、精亏质、津亏质，且郁滞质又有肝郁质、痰湿质及瘀阻质之分，气虚质也有肺气虚、脾气虚及心气血虚之分。

（三）体质与发病

发病标志着人体从健康状态进入病理状态。致病因素作用于人体是否导致疾病的发生，取决于邪正双方的力量对比。中医发病学认为，正气不足是发病的内在依据，邪气是发病的重要条件，病因在疾病的发生发展过程中虽然有着重要影响，但一般只起诱发、激化、加重疾病等作用，机体正气对疾病的产生发展大多起着主导作用，影响着疾病的性质、转归和预后。体质就其表现特征而言，从一定程度上反映了正气的盛衰状况，是疾病发生与否和疾病过程中表现出种种差异的根本原因。体质的差异性决定着个体对某些病邪的易感性，以及感邪后发病与否和发病的倾向性，特禀质影响着先天性疾病和遗传性疾病的发生。

体质与正气密切相关，疾病的发生以正气为主导，正气的盛衰取决于体质的强弱。由于个体的体质差异，对各种病邪有不同的反应性和易感性，即病之后，其发病的倾向性也不同。所以，研究不同个体的体质对研究疾病的发生、转归有着特殊的意义。

二、体质与亚健康

中医体质学研究的是人类体质与健康和疾病关系的问题，对人类体质的认识和研究方法是综合性、整体性的，既考虑到人的形态结构方面的特征，又考虑到生理机能、代谢方式和心理活动方面的特征，综合地认识人类的体质特征、差异规律及健康与疾病的关系。亚健康状态是心理、生理、社会三方面因素导致的机体神经系统、内分泌系统、免疫系统整体协调失衡、功能紊乱。体质因素与亚健康具有明显相关性。《黄帝内经》云：“人之生也，有弱有强，有短有长，有阴有阳。”中医体质学认为，体质强弱及心理素质等机体反应性与亚健康的发生有明显关系。

（一）体质与亚健康的发生

正常体质表现为健康状态，病理体质表现为亚健康状态。这是因为病理性体质之人，体内阴阳气血已经失调，但尚未发展成疾病，处于病与未病之间的亚健康状态。而这种状态，是指人的身心处于健康的低质状态，是人体生理机能失调的综合表现。病理性体质具有发生相关疾病的倾向性，也在一定程度上决定了疾病的发展与转归。因为正常体质向病理体质再向疾病的转化是一个连续的过程，所以研究中医体质学，可以为病前状态的预防提供理论基础和指导，更可以通过体质的调整、优化，预防亚健康的发生，防止其向疾病的转化。

（二）体质类型与亚健康的表现类型

不同体质的人其外在表现是不一样的。例如气虚质的人有着肌肉松软的形体特征；性格内向、情绪不稳定、胆小不喜欢冒险；平素气短懒言，语音低怯，精神不振，肢体容易疲乏，易出汗，舌淡红、胖嫩、边有齿痕，脉象虚缓。而阴虚质的人则体形瘦长；性情急躁，外向好动，活泼；常有手足心热，平素易口燥咽干，鼻微干，口渴喜冷饮，大便干燥，舌红少津少苔，脉象细弦或数。

不同体质的人对病邪的反应性也是不一样的。比如，研究发现，中医的痰湿体质患高血压、高血脂、冠心病、中风的机会远大于非痰湿型体质。亚健康的外在表现可因体质不同而各有差异。如素体肝火偏盛者多烦躁易怒；素体气虚者易疲劳倦怠；阳虚体质者怕冷，阴虚体质者怕热；阳弱阴盛体质的患者以肝郁气滞证最为常见等。正常体质也可因持续的不良刺激导致机体阴阳平衡失调而发生亚健康。除正常体质外的不同体质类型，即是种种不同的亚健康类型的组合。体质的调整优化，可起到预防疾病的作用，以保持或促进健康状态。

综上所述，可从体质类型入手认识亚健康状态，为亚健康状态的调摄和改善提供依据。

（三）体质调节与亚健康的预防及调摄

体质是影响疾病和证候形成的重要因素，体质状态在疾病的发生、发展、转归的过程中起着重要作用。体质虽然是人体表现出来的相对稳定的固有特性，具有一定的稳定性，但在各种因素的影响下，也具有一定的可变性。所以，体质在治疗学上的意义，突出体现在“治病求本”的治疗原则上，调节体质，改善体质对疾病的治疗和亚健康的预防、调摄起着重要的作用。

中医治疗方法是针对一个人而不单纯是病，着眼点主要是不同的生理反应类型（体质）与病理状态（证型），这完全符合现代医学模式。因此，从辨质论治入手，也是调摄亚健康的一个有效途径。

1.“质”的含义

“质”包括气质与体质。人的气质、体质是由先天遗传和后天获得所形成的相对稳定的个体特征，包括功能活动、形态结构和心理特征。其中气质偏重于精神活动属性，而体质偏重于生物学属性。不同的气质和体质特征反映了人的不同的生理状态，也与疾病的易感性、疾病的发病倾向有一定的关系。中医学从整体观出发，认识到疾病的发生发展不仅与外界邪气有关，并且认为人的身体素质和心理状态起着决定性作用，人的脏腑气血禀赋以及功能状态因人而异，这是中医体质学说的基础，也是亚健康调治和预防的依据，即因人而异，辨质论治。

2. “质”为心身统一体

中医的“心身构成论”认为，体质是由特定的躯体素质和心理素质相结合的综合体；构成体质的躯体素质与心理素质之间是稳定性与变异性的统一。人为“万物之灵”，与其他血肉之物相比，除躯体器官发育、进化达到更高水平、更精致程度外，还在于他有着极其丰富的、错综复杂的知、情、意等精神心理活动，由此构成了复杂的形神一体的综合体。中医学理论中的心身医学模式、形神学说、“治神以形、治形以神”始终遵循这样的理念，把人的心身两方面统一起来看人体的健康和疾病状态，忽略其中任何一个方面都会导致认识的偏差以及决策的失误。

3. “质”的个性化理念

中医学强调因人制宜，实际上就是强调以人为本的精神，注重个体的独特性。即不仅仅关心病，也关心人。在亚健康研究中要注意其状态的个性化、诊断的个性化和调摄的个性化。“世界上没有两片完全相同的树叶”，人的差异形形色色，生理特点各有不同，因此有不同的气质、体质特征；诊断的个性化主要在于对气质、体质等个性差异的辨证分类；调摄的个性化主要指针对个体差异积极的调摄或预防。

4. 辨质调摄

首先要以预防为主，改善体质。人的体质是相对稳定的个体特征，具有可变性，因而体质也是可以通过干预手段加以改善的，体质的改善无疑会减少亚健康发生，并能促使亚健康状态向健康状态转化。其次要早期诊断、早期干预。我们应该早期认识亚健康状态，采取积极的方式以防止其转变为疾病状态；针对亚健康状态，除了心理治疗、社会支持外，还应大力开发适应于不同气质类型及体质特征的中药方剂，心身并治，达到以人为中心的个性化治疗的最佳效果。

第三节　亚健康的中医辨证

辨证论治是中医诊断和治疗疾病的主要手段之一，可分为辨证和论治两个阶段。所谓“辨证”，就是将四诊所收集的资料、症状和体征，通过分析、综合，辨清疾病的原因、性质、部位和邪正之间的关系，概括、判断为某种证。“论治”，则是根据辨证的结果，确定相应的治疗方法。“辨证”的核心为“证”，是“论治”的前提和依据。“证”是中医学特有的概念，是对疾病所处一定阶段的病因病性、病位等所作的概括。换个角度去看，中医的“证”是疾病发生及发展过程中某一特定阶段的状态性描述。这里所谓的“疾病”，是相对健康而言的病，并非指西医中具体疾病的名称。“证”是一种状态，对于亚健康而言，不管现代医学的诊断能否成立，总能作出一个中医的辨证，然后作出适当的调治而取得效果。所以，中医不管在诊察还是在调摄亚健康状态方面都有很大的优势。

一、辨证相关概念

（一）症

“症者，病之发现也。”（《医学源流论·脉症与病相及论》）　是指疾病的具体临床表现。任何疾病的发生、发展，总是通过一定的症状体征等疾病现象而表现出来的，人们也总是通过疾病的现象去揭示疾病的本质。疾病的临床表现包括症状、体征和社会行为异常。其中症状是指病人患病时主观感到的异常现象，或为异常感觉，或为某些病态改变。体征是医生通过望、闻、问、切四诊检查及其他检查方法，客观查得的患病机体异常变化所引起的现象。社会行为异常是指病人有目的的语言和行为异常，如烦躁不安、哭笑无常、失语甚至生活不能自理等。习惯上，我们将症状、体征和社会行为异常，通称为症状，即广义的症状。

（二）病

病是疾病的简称。疾病是与健康相对的概念，是机体在一定病因作用下，因正虚邪凑而导致机体内外环境失调，阴阳失和，气血紊乱，脏腑经络生理功能或形态结构发生改变，适应环境能力下降的异常生命过程。这一异常生命过程表现为症状和体征，由证候体现出来。

（三）证

证是证候的简称，是中医学的特有概念。它是机体在病因作用下，机体与环境之间以及机体内部各系统之间关系紊乱的综合表现，是一组特定的具有内在联系的反映疾病过程中一定阶段本质的症状和体征，揭示了病因、病性、病位、病机和机体的抗病反应能力等，为治疗提供依据，并指明方向。

（四）症、证、病之间的关系

病、证、症这三者既有联系又有区别，三者均统一在人体病理变化的基础之上。症状是患病机体表现出来的可以被感知的疾病现象，是构成疾病和证候的基本要素。证是一组具有内在联系的反映疾病阶段性本质的症状集合。疾病是由证体现出来的，反映了疾病发生、发展和转归的全部过程和基本规律。就症、证、病三者反映疾病本质的程度而言，症状反映疾病的个别或部分的本质，证候则反映疾病阶段性的本质，而疾病则反映疾病全部过程的本质。其中，证候将症状和疾病联系起来，从而揭示了症状与疾病之间的内在联系。

机体发生疾病后，表现为一组有内在联系的症状，可被概括为某种“病”或“证”，因此，症是表现，又是辨病、辨证的依据。中医认为，在同一种疾病当中，由于在疾病发展的不同阶段，病理变化不同，即证不相同，这就是所谓的“同病异证”；与此相反，有时在不同的疾病中，却会出现相同的或相近似的病理变化，即出现相同或相似的证，这就是“异病同证”。

二、常用中医辨证方法

既然辨证论治是中医理论的核心和优势，掌握辨证论治的方法势在必行。中医在发展过程中，形成了多种辨证方法，如八纲辨证、病因辨证、气血津液辨证、脏腑辨证、六经辨证、卫气营血辨证、三焦辨证、经络辨证等，这些辨证方法可兼容并用。下面主要介绍最基本的辨证方法。

（一）八纲辨证

八纲，就是表、里、寒、热、虚、实、阴、阳八个辨证的纲领。医生运用八纲，对四诊所获得的所有病情资料，进行分析综合，从而初步获得关于病位、病性、邪正斗争盛衰和病证类别的总印象的辨证方法，称为八纲辨证。

八纲辨证是最常用最基本的辨证方法。八纲是从各种具体证候的个性中抽象出来的带有普遍规律的共性。任何一种疾病和亚健康状态，从大体病位来说，总不外表证和里证；从基本病性来说，可区分为寒证和热证；从邪正斗争的关系来说，可概括为实证和虚证；从病证的总类别来说，都可归属于阴证和阳证两大类。所以，八纲是认识疾病共性的辨证方法，在临床诊断过程中，可起到执简驭繁、提纲挈领的作用。

（二）病因辨证

病因辨证，是在中医学基础理论，尤其是中医病因学的指导下，对病人的症状、体征、病史等进行辨别、分析、判断、综合，以确定病人具体病因的思维过程和辨证方法。

任何疾病的发生都有一定的病因。从病因的来源和发病的病位看，病因可分为外感、内伤和其他三大类。具体而言，外感又包括风、寒、暑、湿、燥、火六淫和疫疠邪气对人体的外袭；内伤则包括情志过激、劳逸失度、饮食不调、遗传等多种发自体内因素的伤害；其他类有中毒、外伤等。病因辨证是准确作出证名诊断的需要，也为干预调摄提示了正确的方向。

（三）气血津液辨证

气、血、津液是人体维持生命活动所必需的营养物质和动力，因此，它们的不足和运行、输布的失常，是人体患病的基本病机的重要组成部分。气血津液辨证就是运用气血津液理论去辨别、分析、判断、综合病人的病情资料，从而确定其气、血、津液的具体病机、证型的思维过程和方法。

气血津液辨证既是八纲辨证在气、血、津液不同层面的深化和具体化，也是对病因辨证的不可缺少的补充。病因辨证重在确定病因、病邪，而气血津液辨证重在诊察患者体内生命物质的盈亏及其功能状态。

（四）脏腑辨证

脏腑辨证，是在认识脏腑生理功能和病理变化的基础上，对四诊所获得的临床资料进行综合分析，以判断疾病和亚健康状态的病因病机，确定脏腑证型的一种辨证方法。简言之，即以脏腑为纲，对疾病和亚健康状态进行辨证。脏腑辨证可具体分为脏病辨证、腑病辨证、脏腑兼证辨证三方面，其中脏病辨证是脏腑辨证的主体。

脏腑辨证的内容较为系统、完整，纲目清楚，明确具体，便于中医辨证思维的应用与拓展，也有利于对其他辨证方法的阐明与发挥。因此，脏腑辨证是临床各科辨证的基础，是中医临床辨证论治的核心部分。

（五）其他辨证方法

其他辨证方法还有六经辨证、卫气营血辨证、三焦辨证和经络辨证。这些辨证方法是中医学在长期的临床实践中，随着中医学术的发展，在不同时代、不同条件下逐渐形成的，它们从不同角度对疾病和亚健康状态的本质进行了分析探讨和概括归类，是中医辨证学理论体系中的重要组成部分。

三、亚健康的常见中医证候类型

亚健康状态可以通过中医辨证的方法进行辨识。关于亚健康状态的常见中医证候，目前尚存在一定的争议，鉴于目前对亚健康状态的中医辨证分型有多种方式，医家各执己见，没有统一的规范，故在《亚健康中医临床指南》中，对目前亚健康状态辨证分型进行了整理归纳，总结为以下 8 种类型，用以指导中医临床辨证和调摄。

（一）肝气郁结

肝气郁结是由于肝的疏泄功能异常，气机郁滞所表现的证候。其主要临床表现为：胸胁满闷，喜太息，周身窜痛不适，时发时止，情绪低落和（或）急躁易怒，咽喉部异物感，月经不调，痛经，舌苔薄白，脉弦等。常用疏肝解郁法治疗。

（二）肝郁脾虚

肝郁脾虚是指肝郁乘脾，脾失健运所表现的证候。临床常见：胸胁满闷，喜太息，周身窜痛不适，时发时止，情绪低落和（或）急躁易怒，咽喉部异物感，周身倦怠，神疲乏力，食欲不振，脘腹胀满，便溏不爽，或大便秘结，舌淡红或黯，苔白或腻，脉弦细或弦缓等。治以疏肝健脾。

（三）心脾两虚

心脾两虚是指心血虚证与脾气虚证同时出现的证候。此型是亚健康状态最常见的类型。临床常见：心悸胸闷，气短乏力，自汗，头晕头昏，失眠多梦，食欲不振，脘腹胀满，便溏，舌淡苔白，脉细或弱等。治以补脾养心，补气养血。

（四）肝肾阴虚

肝肾阴虚是指肝肾两脏阴液亏虚，虚热内扰所表现的证候。临床表现为：腰膝酸软，疲乏无力，眩晕耳鸣，失眠多梦，烘热汗出，潮热盗汗，月经不调，遗精早泄，舌红少苔，或有裂纹，脉细数等。治以补血养阴。

（五）肺脾气虚

肺脾气虚是指由于脾肺两脏气虚，其基本功能减退所表现的证候。临床症状主要有：胸闷气短，疲乏无力，自汗畏风，易于感冒，食欲不振，腹胀便溏，舌淡，苔白，脉细或弱等。治以补气健脾。

（六）脾虚湿阻

脾虚湿阻是指脾气虚弱，脾失健运，湿浊内阻所表现的证候。临床常见：神疲乏力，四肢困重，困倦多寐，食欲不振，腹胀便溏，面色萎黄或晄白，舌淡苔白腻，脉沉细或缓等。治以健脾祛湿。

（七）肝郁化火

肝郁化火是指肝气郁滞，气郁化火而肝经火盛，气火上逆的证候。临床常见：头胀头痛，眩晕耳鸣，胸胁胀满，口苦咽干，失眠多梦，急躁易怒，舌红苔黄，脉弦数等。治以疏肝清热祛火。

（八）痰热内扰

痰热内扰是指痰火内盛，扰乱心神，以神志症状为主的证候。临床常见：心悸心烦，焦虑不安，失眠多梦，便秘，舌红苔黄腻，脉滑数等。治以化痰清热。

第四节　中医在预防与调摄亚健康中的优势

亚健康状态的表现多种多样，可归结为躯体、精神心理及社会适应性等三个方面。现代医学是一种以“探究结构、联系功能、结构和功能统一”为基础的医学科学理论体系，目前其发展的阶段性水平还主要是侧重于从病理解剖学结构变化的角度去研究和认识疾病过程，对人体疾病过程认识的基本单元是病。而亚健康状态的表现多以个人主观感受为主，缺乏阳性体征和实验室阳性指标，所以西医往往找不到治疗的客观依据和指标，因此也就很难达到满意的干预效果。

中医的证是建立在人体是一个具有自稳组织调节能力的主体这一认识基础之上，不只限于疾病的范畴，而是人这个主体开放系统的整体边界效应，是关于健康和疾病互相转化过程的信息。因此，中医的证实质上是机体的一种反应状态，而亚健康状态作为一种以不同症状组合出现的症状群，与中医证的内涵是不矛盾的。所以，在调治亚健康方面中医有着独特的优势。

一、在理论指导方面的优势

“治未病”、“天人相应”、“形神合一”等是中医学从整体观出发而建立的独特理论，中医学别具特色的“辨证论治”就是在这套注重整体、注重联系的理论基础上建立起来的。中医治疗学理论也以整体观为基础，从实践中建立起了整体辨证的治疗体系，应用“阴阳五行”解释人、社会、环境之间的关系，符合现代生物、心理、社会医学模式观点。亚健康概念的理论基础也是从整体出发，注重生理、心理、社会、环境在亚健康形成中的作用。由于中医在辨证施治中重视情志、环境、生活习惯等因素在疾病发生、发展、预后方面所起的作用，中医整体思维治疗医学模式具有先进性，在亚健康状态的预防与干预方面也起着独特的作用。

（一）“天人相应”和“形神合一”为调摄亚健康提供了理论依据

“天人相应”是指人体与自然是一个统一的整体，《黄帝内经》就把人与自然看作是一个不可分割的统一整体，人的生命现象是自然现象的一部分。人禀天地之气而生，人与自然息息相通。人与自然界在对立统一的运动中维持着正常的生命活动。所以人体要保持健康无病，必须维持人与自然规律的协调统一。人亦应根据这一规律，安排生活作息，调摄精神活动，以适应不同的改变。亚健康状态的发生与不良的生活方式和行为习惯关系密切。从中医角度理解，这是人与自然规律的协调出现紊乱，而导致自身阴阳、气血、脏腑的失衡状态。从这一认识出发，中医治疗亚健康状态总的指导原则就是调整这种失衡状态。

中医学家借助望、闻、问、切，以司外揣内、取类比象等传统方法对偏离健康的蛛丝马迹（即“阴阳偏颇”）进行搜集与分析，再以中药、针灸、推拿、导引等作出治疗，以恢复常态，即达到阴平阳秘。因此，中医注重的是状态，其优势在于调整不良状态，改善及优化体质，而不仅仅是治病，中医强调的是“形神合一”。

形神学说作为中医学理论的重要部分，在中医学的发展过程中，不断丰富、完善。所谓形，就是形体，是指人的身体和体质，包括脏腑、经络、气血、津液、骨、肉、血、脉、髓等及其生理活动。神是指人的理智、意识、思维、记忆等。中医从唯物论的观点出发，提出“形与神俱论”，阐述了形神与气血的密切关系，认为形神一体，互相依存，且中医又特别强调神对形的主宰与反作用，由此形成了形神学说。形神学说认为人的精神意识思维及情感活动，乃是以健康的机体作为物质基础。神是形的功能表现，脏腑功能正常，则神昌色明，七情调和；反之则神伤色败，七情失调。基于形与神在生理上的相互依存，中医学认为形与神在病理上也相互作用，即神伤及形、形损及神。这就强调了情志因素与机体生理病理功能的相关性。基于对心身关系的深刻理解，特别是心理活动对形体及功能活动的重大影响，中医学非常注重心理因素在疾病发生、发展、转归及养生、防病等过程中的作用，在调治亚健康状态方面发挥着自己的优势。

总之，亚健康状态的出现与外界环境和机体体质的禀赋、精神心理因素、个体的饮食生活习惯等多种因素有关，病人此时往往不仅在躯体上出现不适症状，并且在心理上和社会适应能力上均出现多种不适症状，对这种多原因，复杂的临床表现，单纯采取某种治疗方案，很难取得疗效。而中医非常强调整体观，除了强调人与自然界的整体统一性外，还非常强调机体自身的统一性、完整性和内在脏腑器官之间，心理、生理活动之间的相互联系，形成了独特的整体观念。这一整体观念对解释亚健康发生机理和亚健康的治疗都有非常重要的实际意义。

（二）“治未病”思想为亚健康的调摄指明了方向

中医学对亚健康的认识比现代医学早得多，古代医贤早就认定医学的目的首先是“消患于未兆”、“济羸劣以获安”（《素问·序》），其次才是治病。这里所谓的“未兆”，即没有显著疾病征兆之时；所谓“羸劣”，即虚损或不太健康，但不一定是有病，而这些，正是人们所说的亚健康状态。在《黄帝内经》中已明确地提出了“治未病”为先的原则，把“阴平阳秘”的“阴阳和平之人”作为心身和谐的健康标准。这是一种理想的状态，在现实中不易达到。中医对医学目的的认识、预防为主的指导思想、健康标准的内容等方面，都涉及亚健康不同层次的内容，只是没有用“亚健康”一词而已。

亚健康的临床表现，大多以自身的种种不适应为主，如在心理上的表现是，精神不振、情绪低沉、反应迟钝、失眠多梦、白天困倦、注意力不集中、记忆力减退等；在生理上的表现是，疲劳乏力、活动时气短、腰酸腿痛、心悸眩晕、免疫功能低下而易于感冒等，临床检查并没有阳性指征发现。因此，要预防亚健康状态的出现，人得学会顺应自然规律，养成良好的生活习惯。强调正气在发病中的重要作用，防微杜渐治未病，使处于亚健康状态的人们能防病于萌芽之中。

中医“治未病”的另一个概念，是既病防变，防病发展。《难经·七十七难》云：“所谓上工治未病者，见肝之病，则知肝当传之于脾，故当先实其脾气。”强调根据疾病的传变规律，及早采取措施，先安未受邪之地。严格来说，亚健康状态已属于中医学的疾病前期状态的范畴。对于亚健康者，中医强调要及早发现，及早治疗。具体应根据患者个人体质的差异与各种临床表现，及早采取一定措施进行治疗，适当应用药物，调整机体的阴阳偏颇，如此才能使之尽快恢复健康。临床也应根据疾病的发展传变规律，采取相应措施先治其未受邪之地，防止疾病的进一步发展。

（三）三因制宜的思想为亚健康的个体化诊疗提供了基本原则

人是自然界的产物，禀天地之气生，依四时之法成。自然界天地阴阳之气的运动变化与人体在生理和病理上息息相通，关系密切。故中医学认为，从某种程度上讲，疾病的发生、发展就是天、地、人等诸多因素共同作用的结果。因此，要做到治病求本，不仅在探求病本时要审察天地之阴阳，环境之变化，人的个体差异，而且在确定治法时也必须把这些因素考虑进去，根据具体的情况具体分析，因时制宜、因地制宜、因人制宜。这就是中医“三因制宜”的基本思想。其中“因时制宜”主要是指四时气候的变化对人体的生理功能、病理变化均产生一定的影响，应根据不同季节气候的特点，来制定适宜的治法和方药原则。“因地制宜”是指应根据不同地理环境特点来制定适宜的治法和方药原则。“因人制宜”是指应根据病患年龄、性别、体质、生活习惯等不同特点，来制定适宜的治法和方药原则。

中医体质学说认为不同的人在生理上以及精神和心理方面均存在个体差异，也就是说由于不同个体既有如脏腑、气血等相同的形质和机能活动，又存在着在生理、心理上的特殊性，从而使不同个体的生、长、壮、老、死等生命过程表现出较大的差异。因此中医在疾病的治疗过程中注重根据不同的个体体质差异，采取有针对性的治疗方法，这就是中医因人制宜的中医特色。这种个体化治法尤为适用于亚健康者。如形体肥胖、湿腻体质者，往往水湿滞留，平素痰湿较盛，对这种病人的治疗即使患者出现身倦乏力、气短等体虚症状，治疗也不可一味滋补，而应注意化湿通利为主，防止过用滋腻养阴之品助湿生邪；对妇女则应注意经带胎产的特殊性，尤应注重阴血的亏虚。总之影响体质的因素较多，先天因素、年龄因素、性别差异、地理气候因素、饮食结构和营养状况等都会对体质产生影响。中医在治疗方面就会考虑到这些因素的影响，采取因时、因地、因人制宜的治疗方法，充分体现出中医个体化治疗的优势。

二、在识别与诊断方面的优势

（一）四诊合参的诊察手段，有利于对亚健康状态的早期诊察

如前所说，所谓亚健康状态，实际上是指人体生理机能失调的综合表现，是人的躯体上、心理上的不适应感觉所反映的种种症状，而运用物理及生化手段往往难以确诊为何种疾病。人体状态正常与否的第一感受者是病人自身，因此病人患病时的自我感觉症状是诊断疾病状态的最重要依据，而病人表现出来的各种体征，亦是了解病理状态的客观指标。中医学对人体的认识论、方法论，区别于现代医学最显著的特点，就是注重研究人体的功能反应状态。中医在特定历史条件下形成的望、闻、问、切四诊合参，是了解症状、体征、诊断病理状态的最佳方法之一，它能够比较全面而又可靠地了解疾病状态，为进一步分析其病变机理提供客观依据。它通过望、闻、问、切等手段，在不干扰生命状态的前提下，动态把握各种病理信息，将四诊收集的各种现象和体征，加以分析、综合和概括，并判断为"阴虚"、"阳虚"、"气虚"、"湿热"等。这种以"整体观念"为指导，"辨证论治"为核心的中医诊疗方法学，充分体现了中医注重研究人体的功能反应状态。

（二）辨证理论的运用，有利于对亚健康状态的辨识

亚健康状态缺乏明确诊断为"某病"的理论依据，不能算疾病，它实际上是一种还达不到器质性改变的功能性变化，因此，以具体的"形态结构学"为基础，以单纯的"生物性疾病"为研究对象，以数字化的检验资料为诊疗依据的现代医学很难把握亚健康状态的诊治规律。中医学"辨证论治"的思想和理论就突显了其优势。

"辨证论治"的核心是"证"。"证"是对疾病所处一定阶段的病因病性、病位等所作的概括。换个角度去看，中医的"证"是疾病发生及发展过程中某一特定阶段的状态性描述。用中医学的"辨证论治"思维去研究及处理亚健康状态，有概念上性质相同吻合的优势，使无论诊断或干预都同样具备灵活性，可动态地紧贴亚健康状态不同阶段的病理发展，适当地作出相应的预防及干预手段，能"对症下药"，达到"谨察阴阳所在而调之，以平为期"的目的。（《素问·至真要大论》）

"证"是一种状态，对于亚健康而言，不管现代医学的诊断能否成立，总能作出一个中医的辨证，然后作出适当的调治而取得效果。中医诊疗方法学这一特点，曾为传统纯生物医学所诟病，但如今却成了一大优势。

（三）中医体质学说有助于从体质角度认识亚健康

体质禀受于先天，得养于后天。体质的生理特点是先后天因素共同作用的结果。先天禀赋决定着个体体制的特异性和相对稳定性。而后天的各种环境因素、营养因素、精神因素又使机体体质具有可调性。具备病理性体质之人，实际上已处于阴阳、气血或脏腑的失调状态，但尚未发展成疾病，处于病与未病之间的亚健康状态。因此，体质的判断与调理有助于亚健康的预防及调摄。

由于病理性体质是导致疾病发生的关键因素，是其相关疾病发生的主要物质基础，具有发生其相关疾病的倾向性。因此在未病之先，可以根据个体体质的不同进行辨证，早期

给予相应的中医药治疗，有助于阻断亚健康状态发展到疾病状态。体质的调整优化，可起到预防疾病的作用，以保持或促进健康状态。通过筛检，早期诊断出病理性体质，积极改善特殊体质，进行病因预防，将会是中医有效预防亚健康状态的重要手段。

三、在预防、调摄方面的优势

亚健康状态的临床表现形形色色，复杂多变，也因社会环境、文化差异、家庭背景、教育、年龄、性别等不同而有所不同。对于亚健康状态的调治，中医学针对不同情况有着极其丰富的调治方法，面对亚健康状态预防及治疗上的广谱需求可谓游刃有余。

（一）丰富多样的治疗方法与手段有利于亚健康的调摄

中医学在长期的临床实践中，总结了调摄情志、适度劳逸、合理饮食、谨慎起居等养生调摄之术，形成了食疗、针灸、推拿、气功、导引、内外药物治疗等多种调治方法，正所谓“杂合以治，各得其所宜”（《素问·异法方宜论》）。对于心理情感、生活交往异常者，则可以“告之以其败，语之以其善，导之以其所便，开之以其所苦，虽无道之人，恶有不听者乎”（《灵枢·师传》）。对于不同的躯体症状可以“补其不足，损其有余”（《灵枢·邪客》），采用食疗、针灸、推拿、药物干预等方法使其所“偏”归于“平”。总之，中医学治疗方法的多样化，在亚健康状态预防及治疗上拥有毋庸置疑的优势。

（二）科学的养生理念和丰富保健手段有利于亚健康的预防和改善

养生，又称为摄生、道生、保生等，即保养生命之义。人类具有相对固定的寿命期限，有着生长壮老已的生命规律，但是，通过各种调摄保养，可以增强人的体质，提高正气对外界环境的适应能力、抗病能力，从而减少或避免亚健康状态以及疾病的发生；能使机体的生命活动过程处于阴阳协调、体用和谐、身心健康的最佳状态，从而延缓人体衰老的进程。因而养生对于预防亚健康状态和疾病的发生及及早恢复健康，提高人类健康水平和生活质量、延年益寿有着十分重要的意义。

中医养生保健手段丰富多彩。科学的养生理念和丰富多彩的养生保健手段使调摄亚健康状态成为可能，取得了很大的实际效果。

（三）天然药物和自然疗法是亚健康调摄的基本物质和手段

当今在人们提倡回归大自然，倡导自然疗法、天然药物的时代，中医中药更加显示出其治疗的优势。我们知道，中药材多为纯天然的植物、动物和矿物，绝大多数无毒副作用，对亚健康的调治尤为适宜，不仅能用中药直接治疗，还可将一些药物加入到食物和饮料中，通过食用药膳和饮品达到调治亚健康的作用。中药的应用实践证明，中药不像西药那么剧烈，具有疗效稳定、作用较广、毒副作用小等优点，可将亚健康状态调节到正常状态。中药的这种“微调”作用，对预防和干预亚健康状态也有很好的帮助。

同时，中药资源丰富，为防治亚健康状态、疾病提供了可靠物资保证。我国是世界药用资源最丰富的国家之一。据全国中药资源普查统计，我国蕴藏的中药资源有12807种，其中药用植物11146种、药用动物1581种、药用矿物80种。仅对320种常用植物类药材的统计，总蕴藏量就达850万吨左右；全国种植药材有250种，种植面积约1200万亩，其中木本药材约600万亩、草本药材600万亩，中药材总收购量约70万吨；我国中成药品种多、剂型全，是世界任何一个国家所不具有的。现有中成药工业企业1231家，生产中成药35大类、43个剂型和8000多个品种规格；中药饮片生产也逐步改变了分散的手工加工方式，饮片工业正朝着生产机械化、工艺规范化、包装规格化、质量标准化方向发展，市场常用中药饮片1000种，销售量占中药的30%。随着中药保健食品的开发，中药中间体的生产，将形成新型的中药产业，更有利于提高中药资源的综合利用率。近些年来，国家为了提高中药质量，在中药材生产上推行《中药材生产质量管理规范（试行）》（GAP），在中药工业上推行《药品生产质量管理规范》和《中药饮片生产质量管理规范》（GMP）。由于中药资源丰富，质量稳定、可控，为中医治疗疾病，特别是预防与干预亚健康状态创造了物资条件。

另外，针灸按摩疗法均是通过针灸和手法，刺激身体的某些穴位和区域，达到舒筋活血，提高机体的免疫力，调节人体的新陈代谢作用，通过“泻其有余，补其不足”，促使机体气血流通，阴平阳秘。现代生理学研究也证明，神经－体质－内分泌系统可调节维持内环境的稳定，而针灸按摩即是刺激机体的感受器兴奋，通过神经反射影响神经－体质－内分泌系统，促使机体保持平衡状态，防止疾病的产生。因此，针灸和按摩是一种对亚健康的有效防治方法。

由上可知：中医药治疗亚健康通过调整机体脏腑气机，使阴阳平衡协调，促使人体各个组织器官功能趋向正常与平衡，且无任何不良反应，是目前干预亚健康状态较为理想的疗法。

四、亚健康的中医诊断与调摄理论有待进一步丰富和发展

中医学对亚健康状态的预防和治疗优势在临床实践中还没有充分显示出来，相关论述还远远没有达到规范和完善，目前中医对亚健康状态的研究还处于起步阶段，如何进一步完善和发展中医亚健康理论，如何规范中医诊治亚健康状态是目前面临的急需解决的问题。

医学工作者认为，首先应当建立起中医关于亚健康状态的诊断和疗效评价标准。由于亚健康状态是以功能异常、生活质量下降为特点，缺乏明确的理化指标改变，所以，很难从实验室角度建立具体的诊疗标准。生活质量是顺应医学模式的转变而出现的一类新的健康指标。所谓生活质量，是人们对自己生活状态的满意程度，属于自我满意度。中医药干预通过整体调节，可以消除或缓解这些不适，提高生活质量，改善生活满意度，故生活质量评估可以作为中医药干预亚健康状态的诊断和疗效评价的一个重要指标。生活质量量表的一般标准，主要包括身体机能、心理状态、独立生活活动能力、社会关系和环境五大方面。若能尽快制定出符合中医诊疗规律兼具中医特色的生活质量量表，从生活质量入手，建立中医的诊断和疗效评价标准，便能更有效地衡量、评价中医调治亚健康状态的疗效。

其次，要规范亚健康状态的中医辨证分型。目前文献所见中医调治亚健康状态的报道都是理论探讨性文章或小样本临床数据，由于亚健康状态的普遍性和表现多样性，小样本临床数据很难说具有代表性，其结论可信性差，不能反映亚健康状态的本质和全貌。

另外，还需进一步积极开展及构建中医心身医学作为一个临床专科。随着疾病谱和医学模式的转变，21世纪的疾病重点将不是传染病和营养不良，而是由心理、社会、环境、

生物行为等因素引起的心身疾病，以及在这些心身疾病发病之前所表现的亚健康状态。而现代医学也确认心理、社会、环境、生物行为等因素在造成亚健康状态中的主导作用。西方心身医学过去10年虽已取得颇大进展，但对于心身疾病的处理尚未发展出一套理论与临床实际相结合的治疗体系。中医作为世界医学的一个重要组成部分，应该在“形神合一”的中医心身思想指导下，积极扬其所长，发挥中医对心身疾病诊疗的特色与优势，尽快构建中医心身医学临床专科，为人类健康事业作出贡献。

此外，亚健康状态虽然达不到疾病的诊断标准，但它的产生和发展也有其一定的机理，因此不应该放松相关的基础研究，应进一步认识亚健康状态的本质以及发生发展规律，丰富和发展中医亚健康理论，明确中医干预手段的作用环节和机制，为进一步优化中医干预方案提供依据。

综上所述，中医学在对亚健康状态本质的认识以及诊断治疗方法等方面较现代医学具有全方位的优势，需充分发挥其优势，加强亚健康领域方面的研究，使中医学调治亚健康独特的优势和特点得以发挥，为人类的卫生保健事业谱写新的篇章。

（王天芳　徐雯洁　王超）

第五章　亚健康的检测与评估

有关亚健康检测的技术、方法与评估标准一直是亚健康研究领域的热点和难点问题。这是因为一方面亚健康概念的提出时间较短，系统研究工作刚刚起步；另一方面，长期以来有关疾病的临床及亚临床检查仪器、设备、技术方法和诊断标准方面的研究十分广泛和深入，而有关健康及亚健康方面的相关研究则非常有限和表浅。随着现代新的健康概念和新的医学模式的形成与发展，介于疾病与健康之间的“过渡期”或“中间状态”也越来越受到人们的普遍关注和研究兴趣，一时间有关亚健康状态的监测评估方法与干预措施频频出现在各种传媒和网络上，如“亚健康检测仪”、“亚健康治疗仪”、“亚健康测评软件”等纷纷登场亮相。但由于绝大多数被市场“炒”做起来的亚健康检测与评估“产品”均没有经过科学系统的应用研究和研究数据支持，往往在学术技术层面上找不到支撑点，因而许多亚健康产品只昙花一现便无影无踪。究其原因，一是由于许多人对亚健康的现代概念和组成要素不甚了解，便忙于搞市场化产品，结果造成有头无尾的局面；二是有关亚健康检测评估方面的规范性技术方法和标准还没有建立；三是有关亚健康的产业产品研究“火爆”，而对相关理论和学术技术层面的研究明显滞后。本章重点介绍亚健康检测评估的原则、常用技术方法和指标体系。

第一节　亚健康检测评估的基本原则和指标体系

一、亚健康检测评估的基本原则

（一）人体健康检测与评估是亚健康检测评估的前提

因为只有研究清楚了人体健康的检测与评估标准，并以此作为参照，才有可能对亚健康状态的检测、分析与评估做出科学的结论，因此健康检测、预测、预警技术与指标体系是研究人体亚健康状态、评价体系的前提条件。

（二）中医四诊和辨证的分类方法是亚健康辨识评估中的重要内容

望闻问切——四诊合参是辨识亚健康状态的重要方法，特别是建立在中医未病学有关潜病态和欲病态基础上的潜在病理信息挖掘提取技术与方法，将对最终建立起有中国特色的亚健康检测与评估体系发挥重要作用。

（三）量表和问卷测量是亚健康状态评估中必不可少的方法

由于亚健康状态者多表现为“有症无据”的“潜病”、“欲病”或疾病前状态，因此主观感受及相关的问卷或调查就成为亚健康检测、评估的基础内容和重要方面。有关这方面已有较多的国内外研究报告可供参考。

（四）现代医学检测技术和设备是亚健康检测评估的重要技术支撑

现代医学科学技术的发展与应用，不但为疾病临床和亚临床诊治提供了新的技术支撑和实践保障，而且也为亚健康状态的检测与动态监测提供了科学基础与信息支持。因此，所有用于疾病早期筛查和亚临床诊断的设备、仪器和技术，同样可以用于亚健康检测与评估。

（五）亚健康检测与评估必须体现方法和指标的综合性、系统性和统一性

亚健康状态的表现具有多样性、复杂性和非特异性的特点，因此检测方法和技术应该建立在多学科、多途径、多层次的基础上，特别是中西医结合综合优势的发挥是亚健康检测和评估的重要前提和特色所在。

二、亚健康检测评估的指标体系分类及意义

（一）按现代健康概念构成要素分类

按现代健康概念构成要素分类，可概括为生理指标评价体系、心理指标评价体系、社会适应性指标评价体系和综合指标评价体系。

生理健康指人体结构完整和生理功能正常，其测量指标——生理指标集中反映生理健康的内涵、水平、表现形式和发展变化，也是评价一个个体总体状态和健康水平的前提。心理健康是以生理健康为基础的，并高于生理健康，是生理健康的发展，因此，以主观问卷为主要形式和内容的心理调查测试方法所建立起的心理健康评价体系也是健康和亚健康监测评估的重要内容，特别是心身医学的创立和发展为从心理与生理结合上综合评估人体的健康状态提供了新的途径和指标体系。如果说生理健康是健康的基础和前提，心理健康是生理健康的进一步发展，那么，建立在生理健康和心理健康基础之上的社会适应性健康则是健康的最高层次，尽管有关社会适应性健康的评价方法和指标体系还不够完善，但是社会适应性健康作为健康构成要素的重要方面进行个体和群体健康水平和亚健康状态评价也必须予以关注。由于现代健康概念所构成的健康体系是一个不可分割的统一体，因此，在实际工作中，对个体或群体的健康综合状况进行评价时不能采用相对单一的生理或心理评价体系，而必须采用与之相适应的生理、心理和社会适应相结合的综合指标评价体系。

（二）按人体功能系统分类

按人体功能系统分类，可概括为心血管系统、呼吸系统、消化系统、神经系统、血液系统、内分泌系统及特殊感官等指标体系。

健康的综合表现涵盖了各主要系统的结构与功能状态，亚健康状态的表现也往往集中

表现在某个具体系统和器官的不适或功能减退。因此，在评价个体或群体的健康或亚健康状态时也必须结合不同组织器官的表现特点进行重点筛查和评价，以提高亚健康状态辨识的针对性、有效性。例如，在评价以心血管系统表现为主的亚健康状态时，则应选择以血压、心率、心电、心血管功能影像学检查及血糖、血脂等为主要内容的检测技术和评价指标体系。

（三）按指标作用意义及风险度分类

1. 指标体系分层分类

按指标作用意义及风险度分类，可概括为健康状态综合评价技术及指标体系、健康预测技术及指标体系、疾病风险预警技术及指标体系、疾病早期诊断技术及指标体系等。

健康状态综合评价技术及指标体系是指对人体各系统的结构功能结合心理测试和社会适应性评价以及不良生活方式与健康风险调查等内容进行全面、系统的评价技术和指标体系，用以判明当前健康综合状态和整体健康水平。

健康预测技术及指标体系是建立在健康检测与评估基础上，采用健康信息技术进行健康动态的科学预测与报告，从众多的健康测量指标中选出最有价值的指标作为预测跟踪指标，关键技术是采用健康信息技术跟踪和自动预报。故预测技术可以从“四位一体”健康层面上对病前状态和病后健康质量状况（如学习能力、工作能力、生活能力等）做出全面预测，对致病危险因子和疾病早期风险做出预报。

疾病风险预警技术及指标体系是建立在健康检测、预测技术基础上，更强调针对性和方向性，技术作用的重点是对疾病的早期诊断和临床事件发生或复发风险的预警或提示，是对猝死或生理、心理失能的一种警示。关键是对指标信息的分析、评估和综合判断，是对循证医学指导下的医学实践过程和结果提示的一种数理信息处理和信度、效度验证性应用。预警技术本身是对健康生命全过程中的一种监控，并应用于全部健康测量、分析、评估与维护过程中。

疾病早期诊断技术及指标体系是建立在健康、亚健康状态评价基础之上的，对具有临床诊断意义的指标进行提取、分析与评估，从而建立某一疾病或病理状态的指标评价体系。疾病早期诊断技术及指标体系较预测、预警指标体系更具针对性和临床早期诊断价值。

2. 常见的健康预测、预警指标及意义

（1）具有心血管病早期预测、预警意义的血液微观指标

1）心脏特异性肌钙蛋白（CTnT）定量或定性快速免疫层析分析和心脏心肌特异性脂肪酸结合蛋白（H－FARP）及肌红蛋白定量、定性快速免疫层析分析对于心肌梗死早期诊断和鉴别诊断具有价值。

2）高敏度C－反应蛋白（hs－CRP）是最强的预测动脉硬化性心血管病（ACVD）起因、发展、形成和并发症产生和出现临床事件标志物，在心脏血管病一、二、三级预防中均有全程预测和警示意义。

3）血脂因子，特别是氧化型－LDL也是最好的动脉硬化和冠心病发生风险和治疗转归的基本因子。

4）同型半胱氨酸（HCY）、叶酸及维生素B_{12}分析。HCY是另一种新的ACVD标志

物，被称为“90年代的胆固醇”。血浆HCY升高增加ACVD的发生率并增加已患ACVD的死亡率。研究已表明，血浆HCY浓度与摄入的叶酸与维生素B_{12}的量是相反关系，补充叶酸、维生素B_{12}可减少ACVD的发生风险。因此，HCY和血叶酸、维生素B_{12}也可作为重要的ACVD预警指标。

（2）具有对心脑血管病早期预测、预警意义的功能影像指标：近期的国内外研究表明，颈动脉内膜增厚或斑块形成及斑块的超声影像组织学分析对于心脑血管病发生风险（特别是缺血性脑卒中）和临床事件复发有重要预警意义。颈动脉硬化超声测量可作为最直接和简便的全身动脉硬化的观察“窗口”，特别是内中膜厚度（IMT）增厚和斑块形成不但预示着早期动脉硬化的出现，而且还与多种传统或新出现的心血管危险因子密切关联。IMT测量及斑块的定量定性分析，结合其他的心血管预警指标共同组成了CAVD危险预警的指标体系，在心脑血管病一、二、三级预防中有着重要的作用意义。IMT增厚和斑块的组织学分析与缺血性脑卒中及神经症状及事件发生密切相关。

（3）具有对高血压及动脉硬化早期预测、预警意义的血管功能指标：动脉硬度或顺应性测量指标如脉搏波速率（PWV）、脉搏波分析（PWA）、动脉弹性（C_1、C_2）、脉压等指标与高血压及动脉硬化发生发展及治疗转归有着密切的关系。当PWV增快，C_1、C_2减低往往提示动脉血管顺应性下降，硬度增加，高血压及动脉硬化的程度严重，预后不良。

（4）具有对恶性肿瘤早期预测、预警意义的标志物指标：体液蛋白及相关标志物对于恶性肿瘤发生危险、病程发展及治疗转归有很好的预测、预警价值。例如，癌胚抗原（CEA）检测可以辅助诊断结肠、直肠等消化道癌和肺癌及各种上皮细胞肿瘤；甲胎球蛋白（AFP）除在肝癌的早期诊断中具有重要意义外，对于睾丸癌、卵巢癌及胚胎性肿瘤等也有一定的早期诊断价值；前列腺特异抗原（T-PSA）适于50岁以上男性前列腺癌的筛查；神经元烯醇化酶（NSE）用于筛查小细胞肺癌、神经内分泌肿瘤、颅内神经母细胞瘤及其他来源于神经外胚层的肿瘤等；铁蛋白（Fer）过低提示缺铁性贫血，Fer过高可作为可疑肿瘤标志物，也是动脉硬化的预警指标；CA_{50}用于检测胰腺、肝胆、结直肠、膀胱、肾脏等系统肿瘤；CA_{242}用于检测胰腺、肝胆、结直肠、肺、乳腺、胃等癌症；CA_{199}作用同CA_{50}，特别是对胰腺癌的早期诊断和跟踪观察有重要意义；CA_{125}用于诊断卵巢癌和肺癌；CA_{153}用于检测乳腺癌、卵巢癌。

值得指出的是，肿瘤标志物受许多因素的影响，如吸烟、急慢性炎症等。在进行分析评价时，一方面要结合受检者的实际背景资料，另一方面，肿瘤标志物之间往往相互关联、相互影响。因此，在运用肿瘤标志物进行实际的检测、分析、应用时要注意以下几个方面：单项指标升高远没有多项指标同时升高的意义大；预测意义要比其诊断意义大，对肿瘤患者治疗转归和预后判断意义更大。

（5）具有对多种疾病早期预测、预警意义的尿液微观指标（尿微量白蛋白）：尿微量白蛋白对动脉硬化性肾病有极好的预警价值，早期检测还可作为反映心血管系统内膜损害的窗口。尿中微量白蛋白反映了肾小球滤过率（GFR）的过高和滤过孔障碍，在2型糖尿病肾病（DN）中特别明显，是反映肾功能衰竭，特别是2型糖尿病中肾小管间质纤维化病变的重要指标。

三、健康测评原则

（一）健康检测的原则

健康检测的目的是了解个人健康状况，是医务人员进行健康评价的基本方法，是健康评估的前提。故应该遵循以下原则：

1. 健康状态与健康素质能力的全面系统检测

健康检测不同于一般的查体看病，其更注重于健康状态及其变化的系统评价和整体分析与判断，特别是对个体的健康素质能力的检测与分析。

2. 周期性检测

根据不同的年龄、性别、职业特点以及前次健康检测发现的主要健康问题制定不同的检测周期。如对50岁以上的男性或55岁以上的女性，应每年做一次心血管风险因子和肿瘤标志物检查；对高血压合并亚临床颈动脉硬化者应每半年进行一次颈动脉超声检查；对于乳腺癌高危人群应每半年进行一次检测。

3. 重点检测

根据不同的年龄性别确定健康检测的重点。如中老年人健康检测的重点是心脑血管病、恶性肿瘤和认知功能状况，而青壮年健康检测的重点是体质体能的测试，紧张、压力和疲劳程度的评价等。

4. 自我检测与查体相结合

根据自己对自我身体状况的了解及对疾病的认识，进行自我身体状况检测和到专门的健康检测中心或医院进行系统的健康查体相结合。

5. 心理测试与生理测试相结合

（二）健康评估的原则

健康评估是在健康检查的基础上，收集有关资料，对人体健康影响因素、生命质量和健康状况及水平做出概括性的判断，为健康维护提供依据。健康评价要对个体当前的健康状态做出科学的判断，突出心脑血管病和恶性肿瘤的早期风险因子的分析与评价。评估时要以专家为主、自我为辅进行，整体把握，建立健康管理档案并进行随访。

1. 科学评价当前身心状态

健康状态是指符合世界卫生组织四维一体健康新概念的完美状态，即生理、心理、社会适应能力和道德都处在最佳和完美状态。健康状态的界定除了依据主观问卷调查及心理测评结果外，主要依据多种客观生理数据分析结果，进行计算机数据评估和专家打分。

亚健康状态是介于健康与疾病之间的一种过渡状态，评估亚健康状态首先要与上游的健康状态进行界定，还要同下游的疾病状态进行区分。亚健康的集中表现是不明原因的疲劳与虚弱，生理、心理、社会适应能力等处于欠完美状态，以及各种检测指标处在高、低限值状态，这与上游的健康状态和下游的疾病状态是不完全相同的。

疾病状态是身体健康状况的下游状态，这种状态不仅可能具有机体组织结构与功能的异常，也可能存在心理精神障碍，是主观感觉异常和客观检查证据的综合，并以客观检查证据作为主要诊断依据。疾病状态按照不同的系统和器官具有不同的诊断和分类。

2. 界定当前健康水平

健康水平的高低可以进行量化分级。优良的健康水平是指生理、心理和体质、体能均处在最佳状态，专项身体素质能力处在最好水平；相反一般或较差的健康水平，虽然没有疾病或虚弱，但是身体活力和各项生理、心理测试指标均处在正常下限，又不符合亚健康状态。

3. 预测未来健康走向

健康走向预测包括上游（健康变化预测）、中游（亚健康发展预测）、下游（疾病发生预测），其中最关键的是建立科学有效的健康预测技术和体系。

4. 对疾病风险进行分层预警

健康预警技术是建立在健康检测、预测技术基础上，更强调针对性和方向性，其技术作用的重点是疾病的早期诊断和临床事件发生或复发风险的预警或提示。

第二节　亚健康常用检测技术及应用

据不完全统计，目前用于亚健康状态检测的技术和方法不下几百种，涉及人体这样一个复杂的超巨系统的各个方面，包括了生理、心理、社会适应性、营养与运动、中医未病态及环境等内容，各种方法和技术的侧重点和侧重面不同，所获信息的涵盖面、反应层次、体现状态也不同，现将常用的亚健康检测技术及应用方法按照传统的检测技术和新建立的检测技术两个方面进行介绍。

一、传统的检测技术及应用

（一）常规体液微观筛查技术及其应用

体液微观筛查技术也称微医学法，包括对人体体液（血液、尿液、唾液、脑脊液等）中各类组成成分、活动情况、平衡状态等方面进行微观检查与分析。主要是通过研究人体体液的微型成分的构造、特性、功能及各种微观指标的出现与动态变化，分析其对健康的影响以及对疾病发生与转归的作用意义来研究评价健康、亚健康状态。目前用于人体健康状态、亚健康状态检测的体液微观筛查技术主要有血液代谢性指标检查、酶学及其他蛋白分析、肾功能检查、心肌酶谱及标志物检查、肿瘤标志物检查等。（详见附录 2）

（二）功能影像技术及其应用

功能影像技术是医学影像技术的进步和作用延伸。医学影像学作为现代医学科学的重要组成部分已从最初单纯的 X 线检查发展到今天包括 X 线透视和摄影，专属性乳腺 X 线摄影、全数字化彩色超声、X 线 CT 及 CT 血管成像（CTA）、数字减影血管造影（DSA）、磁共振成像（MRI）及磁共振血管成像（MRA）、正电子发射体层摄影（PET）、单光子发射体层摄影（SPECT）等。据不完全统计，约 70% 的临床诊断信息和 50% 的健康体检及亚健康测评信息来源于医学图形或功能影像。医学功能影像不但已成为现代临床医学最重要的诊断方法，而且由于功能影像能在活体显示组织器官的解剖、生理、病理等情况，故而也成为基础医学（包括动物和人体）预防医学及亚临床、亚健康研究的重要手段。

1. 功能影像技术分类

按照是否侵入性操作分为侵入性功能影像技术和非侵入性功能影像技术。前者包括各种侵入性血管、气管、胃肠、胆管、输尿管等机体空腔管道的镜检、超声及造影剂显像，这是最重要的功能影像学检查，因为这种侵入性影像技术不仅能直接观察到活体组织器官的结构和活动图像，而且还能观察到其功能状态变化，为疾病的早期诊断和亚健康状态的判断提供重要信息。非侵入性影像学检查包括体外超声影像、放射影像、核医学影像等。

按照不同的成像原则和技术特点，将功能影像又分为五大类：①超声影像技术；②放射影像检查、正电子发射体层摄影、单光子发射体层摄影；③电子内窥镜；④核医学影像；⑤负荷影像学检查。

2. 各类功能影像技术的特点及应用价值

（1）超声影像学技术：超声影像学技术是临床和健康体检及亚健康筛查最常用的功能影像学技术，其最大优点是方便、无损害、可多次重复检查，特别是对心脏、血管及实质性器官的结构、形态、功能有独特的价值。如通过观察静态或运动负荷下血管腔径变化、血流速率变化和心脏射血及舒张功能变化，结合心脏、血管的形态及结构变化，不但能为心血管病的早期诊断提供重要依据，而且还可为心血管亚健康状态的评估提供可定量的信息，结合心血管危险因子水平，还可对个体的心血管亚健康走向做出预测。据我们对3000多名都市自然人群的颈动脉超声检查发现，心血管亚健康状态者往往表现为血压、血糖、体质指数、有害血脂偏高的同时，双侧颈动脉内、中膜表现出与年龄、性别不相称的增厚。

（2）经内窥镜影像学检查：经内窥镜影像学检查包括胃肠镜、气管镜、胆胰管镜、膀胱输尿管镜等。经内窥镜影像学检查的最大优点有四：①直观、清晰；②可看到腔内的活动及分泌功能；③可活检；④可直接进行病变治疗或功能复位（如胃轻度扭转的复位）。缺点是具有侵入性，给受检者带来不同程度的痛苦。因此该项检查不作为亚健康状态的常规检测项目。但对一部分消化系统、泌尿系统、呼吸系统及生殖系统疾患的高危人群，进行内窥镜检查，可以发现恶性肿瘤的疾病前期。

（3）放射影像学检查：放射影像学检查是历史最悠久、门类最多、发展最迅速、应用最广泛、价值最大的一类功能影像技术。自上世纪70年代起，放射影像技术的发展迅速，近20年来，每3年左右就有一次大的飞跃。医学影像学已从开始的以组织器官大体形态学水平向显示生理、功能、代谢等分子水平转变；从静态、无负荷或低负荷向动态、高负荷转变；从简单疾病定性诊断向复杂疾病和人体功能状态的定性、定量诊断和评估方向发展。诊断和分析的敏感性、特异性不断提高，提供的诊断数据和健康信息越来越丰富。分析判断模式从原始的透视、阅读胶片影像向数字化采集、存储图像、远程传输和用显示器“软阅读”方式转变。伴随医学模式向社会、心理和生态环境的转变及四位一体现代健康观念的建立，以放射影像占主流的功能影像技术的应用，已经开始从疾病诊断和疗效观察向健康鉴定和亚健康测评方面发展。如采用最先进的64排螺旋CT，由于其扫描速度快，管球旋转1周的速度缩短至0.33秒，覆盖范围达4cm，5次心跳即可完成心脏扫描，10秒完成全身检查。所获图像的三维空间分辨率高达0.3～0.4mm^3。由于直接采用容积数据，可重建出任意角度、各向同性高分辨率图像，并为图像的后处理及健康、亚健康和疾病的信息跟踪管理奠定了坚实的基础。有人报告采用64排螺旋CT进行CT灌注检查，对中风的早期发现和亚健康状态的风险评估有重要价值。

（4）核医学影像学检查：核医学影像学检查技术是近20余年来发展最快的功能影像技术之一，主要包括PET和SPECT、DSA以及早期开展的甲状腺和肾功能（肾图）放射核素检查，都属于有不同程度射线辐射危害的技术。但由于这些技术（特别是PET和SPECT、DSA）能在分子、基因、受体、蛋白质及组织形态结构上显示机体的代谢、功能、血流分布及灌注等信息，具有极高的检测敏感性和功能评判价值，所以是目前公认的最具代表性的功能影像学检测技术。其主要用途及评价包括：①用于恶性肿瘤的早期筛查、临床诊断和鉴别诊断，特别是PET在这方面有独特价值。用于亚健康方面的研究报告虽然鲜见，但由于PET具有极高的检测敏感性，故用于恶性肿瘤病前状态的研究与实践具有潜在价值。②用于显示组织器官功能、血流、灌注方面综合评价。SPECT在这方面发挥着不可替代的作用。其不但在心血管病早期诊断和治疗干预效果评价方面有重要价值，而且在心血管功能与健康鉴定和心血管亚健康状态与评估方面发挥独特作用。③用于血管疾病的早期诊断及具有“金标准”作用。DSA虽属于有创性、有射线辐射危害技术，但在血管疾病的诊断方面具有“金标准”作用。它不但能清晰显示心、脑、肾血管的结构、病变与狭窄程度，而且还能观察到血管再灌注前后的血流分布与血管功能情况，故对血管健康和血管疾病的分级诊断和亚健康状态判断具有重要作用。近年来，虽然CTA和MRA等无创检查方法取得重要进步，有代替DSA作用的趋势，但DSA的“金标准”作用没有改变。

二、新建立的检测技术及应用

（一）血管健康与心血管病风险检测技术及应用

长期以来，人们对高血压、高胆固醇、高血糖引起的心、脑、肾等重要靶器官损害的研究比较深入和系统，而对血管健康以及由于血管健康受到损害而引发的临床事件知之甚少。直到上世纪80年代，美国斯坦福大学库克博士首先提出血管健康与心血管病防治新概念后，才逐渐引起医学界的关注。一个人只有一个心脏、一个大脑、两个肾脏，但却有十万公里长的血管网，而血管健康水平不但影响到心脑血管病变发生风险的高低，而且直接影响到健康寿命。随着医学科学技术的进步，血管健康、亚健康、亚临床及心血管病风险的预测、预警方面的研究也取得了长足的进步。

所谓血管健康是指血管走行与结构正常，血管壁具有良好的柔韧性和弹性，血液有形成分正常，功能好，且能保持血液在血管中顺利流动，血管内皮功能好，抗氧化能力强，血管内膜连续光滑，内、中膜厚度正常，无血小板黏附或血管壁上斑块形成。目前对静脉血管功能的检测与评价比较少，而对动脉血管健康检测与评价的研究较多，并取得了许多共识，现分述如下：

1. 颈动脉超声检测在血管健康、亚健康评估中的应用

自1986年Pignoli等采用高分辨率B型血管超声直接测量动脉壁内膜加中膜厚度取得成功，并首次证明该项技术具有非侵入性、简便易行和良好的效度/信度（Validity/Reliability）后，随着超声仪本身工程设计和测量技术的进步和完善，使得高分辨率血管超声被广泛用于普通人群动脉硬化大规模流行病学调查和作为心血管病及其相关疾病（如高血压、糖尿病、冠心病、脑卒中及终末肾损害等）早期诊断和预后风险分层。以美国ARIC（Atherosclerosis Risk in Communities）和欧洲ELSA（Eunropean Laeidipine Study on Atherosclerosis）等为代表的大规模前瞻性研究中，均将颈动脉硬度（Arterial Stiffness）、内中膜厚度（IMT）和斑块（Plaque）或颈动脉硬化损伤（Carotid atherosclerote Lesions）超声测量作为普通人群心血管危险因子流行病学调查和降脂结果评定的内容。超声测量技术的进步，推动了颈动脉超声诊断的价值，其主要内容涉及颈动脉内径测量及直接计算硬度指标，颈动脉内中膜厚度测量和颈动脉斑块及狭窄的测量等。

（1）颈动脉硬化发生的机制及过程：血管内皮受损是动脉硬化的始动因子，接下来产生内皮功能不良，这时通过血管超声便可测到血流介导的血管扩张性（FMD）。而当随着血管内皮功能的普遍性改变，在血管弹性下降的同时IMT值增加开始出现，继之血管壁局部硬化，凸起和斑块形成，最终破裂，造成一系列临床事件的发生。动脉硬化发生的经过顺序是内皮损伤→弹性下降→内中膜增厚→斑块形成和相关事件发生（即FMD与IMT及斑块形成之间呈相互依赖和相互影响的关系）。

（2）颈动脉硬化测量技术的发展过程：自1983年Reilly等首次应用超声技术对颈动脉进行组织结构评价，标志着颈动脉硬化超声研究的开始。但由于受当时超声技术本身的限制（如分辨率低、不能进行定量分析等）只能对颈动脉斑块做出初步的定性显示。此后1984～1990年，有关这方面的研究逐渐广泛和深入，对颈动脉斑块的超声技术由非定量（nonquantitative）发展到半定量（semiquantitative）。随着高分辨超声技术的应用和图像分析技术的改进，从1991年开始颈动脉斑块超声研究进入了高分辨率定量分析时代。目前高智能化的高分辨率彩色颈动脉超声技术不但可以对斑块的部位、结构性质（如出血、脂成分、胆固醇帽、钙化、纤维化、溃疡等）做出分析，而且还可以对其形状、大小（如面积、体积等）作出精确的量化分析。

颈动脉硬化超声研究的另一个重要方面就是对其内中膜厚度（IMT）的超声测量与分析。即采用高分辨率超声影像技术直接测量动脉壁内膜加中膜厚度（intimal plus medial thickness of the arterial wall）。尤其是定量化的颈动脉内中膜厚度（quantitative intima－medie thickness，QIMT）增加作为全身动脉硬化早期改变的一个明显病理标志和作为高血压、糖尿病、冠心病、脑卒中等心血管病发生发展的独立危险因子正受到国际心血管界的普遍重视。美国国家心脏、肺和血液研究所自1987年开始进行大规模普通人群动脉硬化危险的跟踪研究（即Atheroscherosis Risk In Communities，ARIC）。颈动脉超声检查测量作为ARIC中的重要手段和中心内容，这项研究已历时16年，发表研究论文上百篇，已取得了令世人瞩目的成果。除ARIC研究外，世界各国自20世纪90年代以来，也相继开展了这方面的研究，每年有数以千计的研究论文发表，使这一方面的研究更加深入和广泛。

除了对颈动脉壁IMT和斑块的超声检查和评价外，自1988年开始，还对颈动脉硬度或顺应性进行了超声系列研究以确定颈动脉硬化早期的功能改变和预后意义。研究内容包括：颈动脉内径的波动性变化，脉搏波传导时间测量，动脉压力波形分析或脉搏波分析及动脉腔内直接测量及硬度指标计算等。

（3）颈动脉超声检测方法在血管健康、亚健康评估中的应用价值

1）IMT测量的临床应用价值：作为早期动脉硬化观测的明显标志或替代物，IMT，

尤其是量化性 IMT（QIMT）当前被公认是一种安全的、标准化的和有效的经超声评价早期动脉硬化及病程转归的方法，不但对动脉硬化提前做出诊断，而且还可以对其整个病程进展和预后做出客观评价。

2）颈动脉斑块定性、定量分析的临床应用价值：如果说 IMT 是动脉硬化早期的一个明显标志和动脉粥样斑块形成的前提条件之一，那么动脉硬化斑块本身则是临床诊断动脉硬化的重要依据和预测以后发生冠心病（CAD）、脑卒中及其他心血管事件的独立危险因子。这方面研究最多的是颈动脉斑块与 CAD、卒中发生及颈动脉内膜剥脱术和降脂、降血压治疗等方面。

3）动脉硬度测量的临床价值：大量流行病学和临床研究均已表明，脉压和各种无创技术测得的硬度指标是预测一般人群独立的心血管危险因子。但由于脉压是由心脏因素——每搏量和动脉硬度决定，加之早期动脉硬度往往只表现为血管弹性和顺应性（即硬度）的变化，脉压虽然也可反映血管弹性，但脉压增大（如老年收缩期高血压）往往是动脉弹性明显减退的指征，而并非动脉硬化的早期表现。因此近十年来围绕早期动脉硬化无创测量技术，国内外均进行了一系列深入和广泛的研究。颈动脉硬度的改变，一方面引起颈动脉窦血液动力学变化，另一方面，由于颈动脉窦处血管壁硬度增加（弹性下降）和顺应性下降（膨胀性下降）使得局部压力反射器敏感性下降，随之导致自主神经平衡失调，易促发血管迷走性晕厥和恶性心律失常发生。

2. 血管弹性功能检测在血管健康、亚健康评估中的应用

许多流行病学和临床研究表明，脉压（pulse pressure，PP）和动脉硬度（arterial stiffness）是预测高血压患者治疗转归和预测一般人群发生心血管疾病的独立危险因子。脉压增大（>60mmHg）或单纯收缩压增高往往提示大动脉硬度增加和严重的靶器官损害（如脑卒中、冠心病和终末期肾脏损害）的风险成倍增加。特别是老年高血压患者和心肌梗死患者，脉压和血管硬度增加就预示着心血管事件发生风险增加，预后不良。但由于脉压是由心脏每搏量和动脉硬度决定，加之早期动脉硬化往往只表现为血管壁弹性和顺应性的变化，而并非脉压的明显增大，即脉压增大是代表动脉弹性明显减退，而并非动脉硬化的早期表现。因此早期动脉硬化无创测量技术及其应用价值的研究越来越引起人们的重视。近 10 年来，围绕早期动脉硬化无创测量技术，国内外均进行了一系列深入和广泛的研究。包括脉搏波传导时间测量法（PTT）、动脉压波形分析法或脉搏波分析法（PWA）和动脉内径测量与扩张性直接计算法。2000 年 6 月在法国巴黎举行了首届动脉硬度专题会议，就动脉硬化的无创性测量方法和原理及生理意义进行了专门讨论，下面就其方法学及生理意义加以介绍。

（1）脉搏波传导时间测量法（PTT）

1）脉搏速率图测量法（PWV 法）：是目前比较成熟的应用最广泛的大动脉弹性测量法。其基本原理是，心动周期中左室收缩将血液射入主动脉，扩张主动脉壁产生脉搏波，脉搏波以一定速度沿着血管壁传播至整个动脉系统。PWV 或 PTT 由动脉壁力学特性（黏度和弹性）、几何学特征（直径和管壁厚度）和血液的密度（黏度）决定。由于弹性管道（动脉）内血液是不可压缩的液体，能量传递主要通过血管壁传导，因此血管壁弹性或顺应性是影响 PWV 的主要因素。无创性测量 PWV 的方法有超声多普勒法和压力传感法两种，前者是目前测量 PWV 最准确的定量分析方法；后者则是新发展起来的并被广泛使用的一种方法。

2）肱动脉压袖套法（QKD）：本法为在动态血压记录的基础上附加一个测量上肢动脉硬度的一个软件。传导时间即心室电活动开始（心电 R 波起始）到通过肱动脉袖测量血压的舒张期。

3）生理意义：PWV 主要反映一段血管壁功能，可在不同的动脉段进行，如颈动脉－股动脉，肱动脉－桡动脉，股动脉－胫动脉等。影响 PWV 的主要因素有：年龄、管壁厚度、血管半径、血压、血液密度和血流速度等。另外测量部位也影响 PWV，距离心脏越远，PWV 越快。PWV 测量的不足之处有三：①它不能提供关于导致血管异常或改变的确切潜在机制；②受影响因子多；③体表测量的距离有误差和个体之间变异较大。而 QKD 系统虽然没有 PWV 测量的缺点，但它只是反映一次心搏的传导时间，并不能反映一段血管的硬度和顺应性。

（2）动脉压波形分析法或脉搏波分析法（PWA）

1）C_1 和 C_2 测定：1976 年根据改良的 Windkessel 模型进行舒张期血管压力波形分析。该模型设有四个要素，分别为 R（总外周阻力）、C_1、C_2、L（血管内血流惯性），并将舒张期波形分成大动脉缓冲释放血液所致的指数样衰减和外周波反射所致正弦样下降两部分。前者反映大动脉顺应性，后者反映外周小动脉顺应性，分别以容量顺应性和振荡顺应性表示。C_1 指在舒张期血管压力呈指数样衰减期间，血管内血流体积下降与动脉树中压力下降的比值；C_2 指在舒张期血管压力呈指数样衰减期间，血流体积振荡性变化和压力振荡性变化的比值。单位均是 $cm^3/mmHg$。采用最新的检测仪器（如 HDI－DO2020），通过对不同组别人体桡动脉波形图分析发现，原发性高血压早期 C_2 就比正常人低，且随着年龄增长和伴有糖尿病而进一步下降，故 C_2 是心血管危险的早期预测标记物，C_1 则是大动脉硬化早期明显标志。

2）增强指数测定（Augment index，AI）：这是近 10 余年发展起来的平面压力波测定技术，它可精确记录不同部位动脉压力波形。该项技术采用一种高保真压力传感的笔型探头，在很小的压力敏感区（0.5mm×1.0mm）内，从动脉体表部位即获得不失真的连续的主动脉压力波形。并为准确计算 AI 提供基础。如澳大利亚生产的 PWV Medical Sydney 就能通过脉搏波分析来得出中心 AI。AI 测定根据压力波传播和反射原理，通过对反射波在收缩期血压中的量化处理经过计算得出的。AI 值越大，提示压力反射波增压在收缩压中的作用越大。由于平面压力波测定方法不能直接从体表获得主动脉的压力波形，所以常用颈动脉压代替或使用桡动脉波形经过一定的数学公式转化为主动脉波。AI 测定的不足之处在于不同操作者之间误差大，可能与平面压力测定时探头放置和探头压力难以准确控制有关。

3）锁骨下动脉多普勒超声心动图脉搏波示踪分析法：采用一种三维电子模型通过动脉压和主动脉血流速率，统计计算推导出动脉顺应性。测量脉搏波压采用一种张力表传感器在锁骨下动脉水平测试，主动脉腔径和血流速率采用多普勒超声心动图方法进行连续测量并计算。

4）指脉搏光体积描计法或指脉搏体积图二次衍化法：采用指脉搏体积图获取外周血压力波，然后经过二次衍化得出压力振幅比值，用以评价年龄和血管活性剂对动脉系统的影响。

（3）动脉血管腔径和膨胀性直接测量法：采用高分辨率血管超声直接测量动脉腔径随心搏变化的大小来推算出硬度和顺应性指标，用以评价早期动脉硬化。

3. 血管内皮功能在血管健康、亚健康评估中的应用

许多研究证实，健康的血管只通过内皮组织释放一氧化氮（NO），NO 为强有力的血管松弛剂，可使血管松弛，防止细胞黏附在血管壁上，并防止血管壁增厚。直接或间接测量血管内皮组织的 NO 水平便可代表血管内皮功能。20 世纪 80 年代末至 90 年代初，塞勒梅杰和迪思菲尔德博士在伦敦对数百名健康和亚健康志愿者的血管内皮功能进行了深入研究，即通过血管超声测量血管舒张功能介导的血流速率变化，用以间接评估机体血管内皮组织释放 NO 的能力。而后这一方法和技术被全世界普遍接受，现被公认为是客观定量评价血管健康和预测心血管病发生风险的手段之一。具体操作是用血管超声测量阻断前臂动脉血管（肱动脉阻断 5 分钟）前后血管速率及血管舒张期内径的变化。从而对血管健康水平和血管亚健康状态做出客观定量分析，对心血管病发生风险作出预测和预警。

（二）机体免疫状态检测技术

人的免疫系统健全与否以及状态水平直接反映机体抵抗内外致病因子避免疾病的能力和维护健康的能力水平，并对研究和评价疾病发生前状态和预测健康走向有着十分重要的价值，也是目前检测、评价亚健康和潜病未病态、欲病未病态的基本方法和科学手段之一。

机体免疫状态检测技术是通过定性、定量检测机体的细胞免疫、体液免疫状态和功能及免疫复合物等，获取血液、组织和生物体内数百种与免疫有关的极其微量的物质（如抗原、抗体、补体、干扰素、糖蛋白、免疫复合物及各种免疫活性因子等）含量，为科学评价亚健康状态提供免疫学信息和依据。如用免疫标记技术可以检测甲状腺、肾上腺、胃壁细胞、胰岛细胞、心脏、卵巢等器官及组织抗体；用免疫电镜对机体免疫缺陷进行筛查，通过对补体 C1 ~ C9 检测，对肾炎、血清病、肿瘤、肝硬化早期或病前状态、某些先天性补体缺乏病进行识别；通过对 T 细胞、B 细胞、NK 细胞的活性分析，可以协助判断人体免疫系统亚健康状态和衰老过程等。

亚健康状态者，由于存在潜在的组织结构退化，机体代谢产物堆积，生物钟磨损和身心过度透支，内环境失平衡及对外适应、反应能力下降，会影响到机体体液与细胞免疫功能。因此通过适时检测机体的免疫功能，分析了解机体的免疫状态，不但能为中老年人的恶性肿瘤等慢病发生做出早期提示性诊断，而且可及时发现免疫系统早期异常改变，对改善和逆转亚健康状态至健康状态具有重要价值。

（三）全息分析法

生物全息论认为，人体是一个小宇宙，每一个局部（包括一个器官、一个组织、一个细胞）均可从不同侧面反映全局，均是整体的一个信息窗或显示屏。因为人体的所有组织、细胞均起源于同一受精卵，都有着相同的染色体数、相似的基因组及类似的遗传密码，每一个局部都带有整个机体的全部信息或缩影。中医学认为，机体体表与脏腑、经络、气血等是一张张由众多全息场组合而成的巨大全息片，每一个器官、组织、脏腑都是一个小系统，其局部均可以集中反映整体的局部功能。中医学通过舌诊、耳诊等方法判断健康、诊断疾病，就是最早用全信息思想诊察疾病的典范。同样，整体有病或处于未病、亚健康状态，其信息也可反映在某一局部，这是全信息评价预测健康、疾病的基本理论依据。运用全息分析法的技术有多功能超高倍显微技术（MDI）、虹膜全息检查技术和中医舌诊等。

（四）基本体质状况测评技术

基本体质体能测试又称身体素质测试，是指对机体基本活动能力、耐力、储备力和适应能力的测试。亚健康状态者由于其存在与年龄不相称的机体组织结构退化和功能减低、活力下降，多表现为不明原因的身体疲劳或虚弱等。因此通过测试个体或某一群体的基本体质体能，不但可以帮助我们评价身体健康水平和专项身体素质与能力，而且还可以及时发现亚健康状态和评价亚健康综合干预效果。

1. 国民体质检测与健康基本状况评价

基本体质的概念是指人类及其个体在遗传的基础上，在环境的影响下，生长、发育过程中形成的以形体结构和活动功能为主要表现的一种基础状况。根据国家体育总局国民体质监测中心报告，国民体质监测一般按幼儿、成年人和老年人三个不同年龄和男女两个不同性别分类进行和分析评价。监测评价内容包括身体形态与高矮胖瘦测量、基本生理功能测试、平静呼吸运动测量三个主要方面。

（1）身体形态与高矮胖瘦测量：即身高、体重及体重指数、围度（胸围、腰围、臀围及腰臀比值）测量。

1）身高：身高不但反映了人体骨骼发育和人体纵向高度主要形态指标，而且身高与体重和其他肢体长度、围度、宽度指标的比例关系，还可以反映人体匀称度和体形的特点，对评价体格特征和相对运动能力等方面也有重要的应用价值和实际意义，特别是青少年的平均身高已被作为重要的群体（不同种族、不同国家、不同地区）健康指数之一，受到各国政府的关注。

2）体重：体重主要反映人体横向生长和围度、宽度、厚度及重量的整体指标。体重、体质指数及体质成分分析不仅反映人体骨骼、肌肉、皮下脂肪及内脏器官的发育状况和人体充实度，而且可间接反映人体的营养状况，特别是营养的均衡性及运动与饮食的相互匹配性，这对人体健康水平和亚健康评估有重要价值。中国成人正常体重指数（BMI：kg/m^2）为19～24 kg/m^2，BMI≥24 kg/m^2 为超重，≥28 kg/m^2 为肥胖。我国24万成人数据汇总分析表明：BMI≥24 kg/m^2 患高血压的危险是体重正常者的3～4倍，患糖尿病的危险是体重正常者的2～3倍；基线体重指数每增加3，4年内发生高血压危险女性增加58%，男性增加50%。而体重过轻（BMI＜18.5 kg/m^2）则可能是营养不良或预示其他健康问题的存在。因此适宜的体重对于人的健康、亚健康状态的维护与改善具有实际意义。

3）人体围度：主要是测量胸围、腰围、四肢围度和臀围。胸围是人体宽度和厚度的代表性指标，在一定程度上反映了身体基本形态和呼吸器官的功能发育状态及健康状况；腰围可以反映腹部皮下脂肪厚度及营养状况，是反映人体脂肪含量及分布的主要简易指标；臀围的大小不仅反映人体的下部体形特点，也是间接反映人体健康状况的一项指标。特别是近年来的研究表明，腰围及腰围与臀围的比值（WHR）与心血管病发生密切相关。男性腰围≥85cm，女性≥80cm或男性WHR≥0.98，女性WHR≥0.88，则明显增加心血管病发生风险。而四肢围度不但反映了男女四肢的形态发育情况，而且还间接反映其肌力及运动能力，这对特殊专业人群（如运动员、飞行员等）的选拔和训练效果评判十分重要。

（2）基本生理功能测试：主要检测静态脉搏、呼吸、血压、体温等。呼吸、脉搏、血压、体温是人体四大生命体征，也是反映人体基本功能状态和体质水平的一组重要指标。而静态肺活量是测量评价人体呼吸功能和基本体质状况的常用功能指标。

1）静态脉搏测量：静态心率间接反映人体基础代谢和心脏自主神经功能活性水平，是检查评价整体健康、亚健康状态和分析评估心血管系统功能状态的最常用指标之一。做静态脉率检测时一定要让被检者先休息10~20分钟，并注意消除其紧张情绪，测前尽量避免饮用酒、茶、咖啡等。让受试者坐位或平卧位，用手的食指、中指触及受试者桡动脉波动处，数其60秒的脉搏。正常脉率与心率一致，在60~100次/分，飞行员、体育运动员和老年人脉率往往偏慢。脉率过速（脉率>100次/分）除有原因（如发热、甲状腺功能亢进和各种心动过速等）外，多与情绪波动、紧张、压力等亚健康状态有关，长期的静态脉率增快（平均在85~90次/分以上）往往是心血管病发生的重要危险因子。

2）静态血压测量：目前多采用间接测量法，即使用血压计测量法。测量血压的注意事项有：①选择符合标准的水银柱血压计和符合国际标准的（BHS和AAMI）电子血压计进行测量，不应使用腕式血压计测量；②袖带的大小适合被试者上臂臂围，至少覆盖上臂臂长的2/3；③被测前受试者应至少安静休息10分钟；④被测量者取坐位，裸露出右上臂，上臂与心脏同一水平；⑤将袖带紧贴皮肤缚在被测者右上臂，袖带下缘应在肘弯上2.5cm，听诊器胸件置于肘窝肱动脉处，在放气过程中仔细听取记录柯氏音第Ⅰ音和第Ⅴ音（消失音）时水银柱凸面的垂直高度，记录收缩压和舒张压；⑥应间隔1~2分钟重复测量，取2次读数的平均值记录。静态血压测量是基本体质和体能状态的重要指标之一。成年期至老年期，血压随年龄增长而稍有升高，老年男性血压较女性稍高，卧位血压较坐位稍低。血压受季节、昼夜、气温、环境、情绪、精神状态、紧张压力等多种因素影响而产生较大波动，因此不能根据一次血压测量结果判断其正常与否，不同场合下多次测量到的血压升高幅度、波动范围、变化趋势才最具实际意义。根据《中国高血压防治指南》标准，正常血压<120/80mmHg，而正常高值为120~139/80~89mmHg，即为亚健康状态。可见静态血压测量是研究人体基本功能状态和心血管亚健康的重要方面。

3）平静呼吸运动测量：通过观察和测量呼吸运动方式、深度、节律和频次来评价呼吸功能，协助肺及胸膜疾病的诊断和疗效观察，这也是人体基本体质和生理功能检测的一项重要内容和指标。检查方法为，在被检者安静和并未警觉的情况下，通过肉眼观察和记录呼吸频率、节律、类型、深度及两侧呼吸运动是否对称等。正常安静情况下，呼吸运动基本对称，节律均匀，每分钟16~20次。生理情况下运动可使呼吸增快。呼吸与脉搏之比约为1:4。男性及儿童呼吸时，膈肌运动起主要作用，下胸廓及上腹部的呼吸动度比较明显，称腹式呼吸；女性呼吸时，其肋间肌的运动较为重要，称胸式呼吸。观测呼吸运动的意义有：以躯体表现为主的亚健康状态者，呼吸的频率可增快或急促，呼吸的深度略变浅。特别是伴有生物钟紊乱及睡眠障碍者，呼吸的频次、节律及形式均可发生一定程度的变化。

4）体温测量：通过体表局部温度测量评估人体温度及体质功能状态。方法是在常温

（15℃~25℃）环境、平静状态下，通过体表温度计测量口腔、腋下或肛门温度。正常口表温度为36.2℃~37.2℃，腋表温度为36℃~37℃，肛表温度为36.5℃~37.7℃。亚健康状态者或慢性躯体性疲劳状态者，体表温度可略高于正常高限，而少数体质性低体温者，体温可略低于正常体温低值。

（3）基本体质机能与运动素质测试：检测肌肉力量、柔韧性、平衡素质、反应能力、敏感性及协调性等。其中肌肉力量是参加体力劳动或进行体育锻炼的基础，是机体身体素质和活动能力的基础。肌肉力量素质及耐力的好坏，对维持人体长时间工作的能力，保持骨结构的完整性，防止骨质疏松和预防骨折具有重要意义。柔韧性素质主要指人体各韧带与关节活动的幅度与韧性，柔韧性一般取决于有关肌肉、韧带弹性和关节的活动范围，以及神经系统的支配和神经肌肉之间的协调能力。平衡素质是指身体对来自前庭器官、肌肉、肌腱、关节内的本体感受器以及视觉等方面刺激的协调能力，包括坐位、立位和移动平衡三个方面，即静态的稳定性和运动的协调性，同时还包括在三种状态下的抗干扰能力。反应能力是显示机体神经系统反应速度的重要观测指标。灵敏性素质则指人体在日常活动中或体育运动中表现出来的随机应变能力，它既与神经的灵敏性反应有关，又与力量、速度、协调性等素质密切相关，其代表机体一种复杂的综合素质。协调性素质是综合人体各部分和各种运动器官去完成整体或局部活动的能力，该能力的好坏直接关系到一些精细劳动工作的实现和体育锻炼的效果。总之，基本体质机能与运动能力的测试不但能客观反映人体不同年龄、性别及不同劳动与运动条件下的基本素质和能力，而且对整体健康水平、专项身体健康素质和能力的评价及亚健康状态的综合测评均有十分重要的价值。

2. 基本体能测试与特殊身体能力评价

所谓体能，是指一个人活动、运动、体力劳动和完成某种特殊动作和任务所要求的基本能力和专项素质与耐力。如果说体质是反映人体健康状况的总体构架与基本功能，那么体能测量代表人体机能的特殊潜能和专项素质。用于测量人体基本体能的方法有心电图运动负荷试验与心脏功能评定、运动心肺功能试验和无创性左室功能、灌注和代谢试验三种。

（1）心电图运动负荷试验与心脏功能评定：心电图运动负荷试验是最早开展的心脏功能和特殊能力评定方法之一。1928年由Feil和Siege首先描述和报告了其经验性的心电图运动负荷试验。即在连续心电图监测下让受试者做仰卧起坐，并通过增加病人胸部阻力的方式来提高运动强度。发现运动诱发的心绞痛症状与心电图ST－T的改变之间有一定联系。因此他们初步假设认为，运动诱发的心电图ST－T改变有可能反映了随着心脏做功增加而血流供应减少的不匹配性，这种运动诱发的心电图ST－T改变可作为心脏缺血的指标。1929年Mastor和Oppenheimer首次发表了应用运动血流动力学（心率和血压反应）来评价心脏能力论文，引起了医学界的关注。1941年Mastor和Jaffe建议在Mastor二阶梯试验前后进行心电图检查，以查明运动激发心脏做功时的心电图变化。从此Mastor心电图运动负荷试验被全球医学界接受，至今仍作为心脏运动负荷试验与体能评定的基础方法。1952年，Yu和Soffer提出了至今仍被普遍采用的运动诱发心肌缺血的心电图诊断标准。1956年Bruce采用运动平板进行心电图负荷试验，以分级评定心脏功能及体能。此后，著名的Bruce方案成为心脏功能评定的经典方法。尽管后来相继出现了踏车心电图运动试验和结合心脏超声、心肌显像的超声心动图负荷试验和结合放射核素心肌显像的放射核素心脏做功负荷试验等，但 Bruce 方案和 Mastor 二阶梯心肌缺血诊断标准仍然是当今公认的方法和标准。用心电图运动负荷试验来评定机体心血管功能与体能，常用的指标如下。

1）最大氧摄入量（VO_2 max）：是指一个人动用全身大部分的外周肌群进行运动时，从空气中吸入的最大氧气量。习惯上，用基础静态状态下的需氧量倍数来测量氧气消耗量。基础氧耗量的代表单位为代谢当量（MET），约为 $3.5mlO_2 \cdot kg^{-1} \cdot min^{-1}$。这个数值代表一个人基础静息状态下维持生命所必需的氧气量。VO_2 max 与年龄、性别、素质的遗传因素、健康状况、亚健康状态及是否喜好运动等因素有关。VO_2 max 值在 15～20 岁时达高峰，此后呈线性下降。年轻男性在中等量活动中，VO_2 max 大约为 12MET，而进行有氧运动锻炼（如长跑），人的 VO_2 max 可达 18～25MET。在 60 岁时，男性平均 VO_2 max 大约是 20 岁时的 2/3。如果一个正常男性持续卧床 3 周，他的 VO_2 max 则可下降 25%。由于氧气摄入量与心率直接相关，VO_2 max 等于心输出量（CO）与最大动静脉氧差的乘积。CO = 每搏量（SV）×心率（HR）。

2）心肌耗氧量：心肌耗氧量（MVO_2）主要由室壁张力（左室舒张末期容积/左室壁厚度）、心肌收缩力和心率决定。测量方法分有创和无创两种，前者为精确的“金标准”方法，即进行心导管检查，后者采用 SPECT 或通过常规心率与收缩压的乘积来估算（称双乘积或心率血压乘积，RPP）。由于 MVO_2 与冠状动脉血流量呈线性关系，运动时冠状动脉血流可增至平静时的 5 倍。因此，结合运动负荷进行心肌做功评价对人体功能状态判断有特殊意义。

亚健康状态者虽然最大氧摄入量和心肌耗氧量呈轻度下降或增加并未引起明显的心肌缺血改变，但这种下降或增加可使人的储备能力和运动耐力下降，易产生和加重疲劳。另一方面有规律的有氧锻炼和运动可以增加 VO_2 max 和降低 MVO_2，改善心脏做功、增加体能，从而有效地预防和改善亚健康。

3）运动负荷试验下的外周反应指标：①心率反应。运动时心血管系统第一个可测到的反应信号是心率增加，而迷走神经对心脏发放的冲动减少。心率增加是心输出量增加的主要机制。在心脏每分钟增加 1 升血中，心率因素占 60%～70%，而前负荷（阻力负荷）和后负荷（每搏排血量）的改变则占大约 30%～40%。在运动时，心率随做功负荷和氧摄入量呈线性增加。在低水平的运动和恒定的做功负荷时，心率将在几分钟内达到一个平台或稳定状态。而更高的做功负荷时，则需要逐渐地延长时间才可达到一个稳定的心率。在判断运动心率时，必须要考虑到年龄、性别这两个固有因素以及肌肉活动类型和健康状况的影响。如随着年龄的增加，平均最大心率也将下降，这种与年龄相关的关系好像是由于固有心率改变所致，而不是由于神经因素。经常做运动或具有良好心血管适应能力的健康人，随着年龄增长最大心率下降的幅度和过程则是缓慢的。另外动态运动所增加的心率比等长收缩运动增加的要多。较长时间卧床休息后所见到的心率反应增强可能与缺乏重力对压力感受器的作用机制所致。还有一些影响心率的因素包括体位、身体状态、血容量和环境、心理因素等。特别是最大动态运动时的心率反应取决于基本体质和健康状况。②血压反应。收缩压随机体做功增加而升高，是心输出量增加的结果。在分级做功运动时，开始的几分钟，收缩压出现一致的增加，而后达到一个稳态。且收缩压上升幅度通常和所要达到的最大运动水平、最大运动当量、耐力和时程相关。而运动出现的低血压反应，则常常提示受试者有严重的心脏病。当进行极量运动后，收缩压会出现低于正常的现象，一般在6分钟内达到基础水平，然后则常常保持于比运动前较低的水平达数小时。而长期坚持体育锻炼的人，不但过量的体重可以下降，而且血压也会有所下降，特别是对运动前血压偏高者。另外由于运动时代谢突然增加，运动肌肉中的动脉立刻扩张，不参与运动的组织中的外周阻力增加，其净效应是总的全身血管阻力降低。而舒张压通常变化不大。

（2）运动心肺功能试验：是指通过测量运动负荷下或有氧运动过程中气体交换和心脏做功能力的试验技术和方法。这是目前国内外公认的评价人体综合生理健康水平与专项体能的标准方法。这种方法和技术除了已被广泛用于飞行员、航天员、竞技体育运动员等专项身体素质选拔与训练效果评定外，目前还被用于心肺功能早期损害的筛查、亚健康及亚临床状态评估、运动处方制定和心脏康复指导等。

1）运动心肺功能试验原理：人体做有氧运动时，因肌肉收缩使代谢与气体交换增加，而使得呼吸系统（细胞和肺）和心血管系统的支持作用也相应增加。通过测量运动过程中的气体交换功能、心脏储备功能与做功能力以及心肺功能的匹配性（心肺偶联）等，便可直接或间接反映出人体综合生理功能状态和专项体能素质。

2）试验设备及方法学：设备采用美国心脏协会（AHA）《指南》推荐的标准化运动心肺功能测试系统，包括运动平台（活动平板或功率自行车）、一次性呼吸速率及气体分析测定器、心电血压监测系统及数据管理分析系统等。试验方法包括：①实验室条件及设备准备。实验室内应有良好的通风和足够的空间及适宜的环境温湿度，理想的室温应在湿度50%时保持温度22℃。②选择适宜的运动平台和试验方案。活动平板试验是常用的心肺功能测功形式，这种运动测试平台的优点是最接近人体实际经历的运动形式及机体活动状态，对不适宜做活动平板试验的人则可推荐做功率踏车试验。在运动试验中应密切观察心电及血压异常变化。最新一代的运动心肺功能系统能在自动监测气体交换及代谢的同时还可同步观察到运动速度、坡度、负荷量、运动时程及血压心率等血液动力学指标变化。另外为了安全还应配备急救设备，包括专用药物和除颤器等。③操作人员要求。应由受过专门训练的医生和技术人员实施全程运动心肺功能试验，并严格执行AHA《心肺功能试验指南》和《运动试验工作指南》。④受试者准备。受试者应提供较详细的个人健康信息及家族史，特别是当前健康状态包括运动与基本体质情况、饮食及睡眠状况、医疗情况等。运动试验前1天，应禁用血管活性药物。运动试验当天应禁用烟酒及咖啡等。试验前3小时应禁食，衣服要宽松、舒适，鞋要安全。

3）观测指标及评价：①肺功能及气体分析指标。其中氧摄入量（VO_2）是心输出量和动静脉氧压差的乘积；最大氧摄入量（VO_2 max）和氧摄入量峰值（Peak VO_2）是指在运动试验中得到的最高VO_2，它与VO_2 max不完全一致；无氧阈（AT）是指在运动中无氧代谢取代有氧代谢时的VO_2；另外，还有二氧化碳产生量（VCO_2）、氧脉搏（O_2 Pulse）、呼吸商（RER）、每分钟通气量（VE）、二氧化碳通气当量（VE/ VCO_2）、通气储备等。②心电、血压指标。③运动负荷及耐力指数。

（3）无创性左室功能、灌注和代谢试验

1）静息左室功能的评估：常用的方法包括二维超声心动图和静态核素心室显像。前者的优点在于方便快捷、价格低、可重复性好；后者由于是通过静注标记放射性物质的红细胞后用门控方法进行的，所得到的左室射血分数不受几何图形的影响，而且所得到的左室功能与血管造影结果十分接近，故目前已被广泛用于心血管系统健康水平的评估与心脏康复的预后分层，只是费用较二维超声心动图贵。但两种方法在评价静息状态下左室功能时，其准确度基本接近。亚健康状态者，由于较长时间的体力疲劳和活力下降，必然影响到左室功能。在做二维超声心动图检查时可发现左室舒张功能减低时射血轻度减少。在排除器质性心血管病变后，这种左室功能轻度减低状态便可视为心血管系统的一种亚健康状态。

2）负荷试验下心室功能评定：通过各种负荷试验下的左室功能评定不但可以更加客观准确地测量和评价一个人的心血管功能状态和健康等级，而且还可以发现心血管系统存在潜在病理信息和早期功能异常，为亚健康及亚临床状态评定提供依据。具体方法包括负荷核素心室造影，负荷超声心动图心功能评价，运动心肌灌注显像，心肌代谢显像等。但由于上述技术和方法费用高、操作和分析复杂、要求高，故一般不作为亚健康常规检查。

（五）生物节律与睡眠质量评定

生物节律是指生物体随时间变化的内在活动规律，又称时间医学或时间生物学。在自然界中，从单细胞到高等动植物以及人类的所有活动均存在着按照一定规律运行的、周期性的生命活动现象，大量实验证明，这种生命活动现象呈现明显的时间节律性与昼夜变化。根据其变化周期的长短，生物节律分为亚日节律、近日节律与超日节律。这些生物节律既存在于整个机体中，亦存在于各系统组织器官乃至游离的单个细胞之中，贯穿于生命体从出生到死亡全过程。因此通过观测机体生物节律及其活动变化规律不但可以帮助我们了解和掌握机体生命活动的基本特征，而且便于我们深入研究和掌握人体的健康状况和疾病发生风险，为人体健康等级评定和亚健康状态评估提供依据。由于睡眠活动存在着明显的生物节律与时间生物学变化，故通过时间生物学方法来研究评价一个人的睡眠质量与亚健康状态就显得十分必要和适时。

1. 生物节律的特性及其分类

（1）生物节律的特性

1）生物节律的内源性或固有性：研究生物节律首先应了解生物节律的固有规律或内源性特征。经过国内外大量的观察和实验研究，目前普遍认为：尽管从生命起源和生物进化的早期来看，地球物理因素的周期变化是生物节律的根本起因，而且至今仍对生物节律有重要影响，但现在生物的绝大多数生理节律，已是由机体内部固有的特定机构——生物钟所发动和控制着，这种内源性固有节律调节控制着人体基本的活动规律并与之适应环境变化。这便是生物节律的第一个特性——内源性。例如，在与外界隔绝、环境因素恒定、没有任何时间信息的隔离实验室中，受试者的体温仍以接近 24 小时的周期作节律性波动，其睡眠 - 觉醒节律也依然存在。再如，某些离体培养的器官或组织的功能活动，仍表现出在整体条件下所见到的节律性。

2）生物节律的遗传性：是指人体固有的生物钟表现可以通过遗传方式保存或延续下来，成为生物机体由遗传物质决定的、与生俱有的一种属性。随着现代医学科学技术的发展与生命科学的进步，生物节律的遗传物质基础已探明由生物钟基因确定。如近日钟基因（circadian clock genes）发现等。

3）生物节律的温度补偿性：是指生物节律的周期、相位、振幅等在一定范围内可不受环境温度变化影响的特性，即在一定的温度范围内，生物节律及其内源性控制机制（生物钟）的温度系数（Q10）接近1。例如，被分别置于0℃和22℃条件下的北美冬眠动物金背黄鼠，其冬眠的周期为一年。在两种温度下，它们总是在每年的10月进入冬眠，体温降至1℃左右，到次年3月体温又逐渐回到37℃，同时，开始活动和正常进食。即使环境温度在35℃，但其食量和体重的增减也保持着一年左右的周期。

4）生物节律对环境变化的适应性：①生物节律与环境节律的同步性或适从性。如生物体与地球物理因子——光、温、地磁等运行变化规律相适应，呈现出明显的、周期性的昼夜变化、月变化和季节变化等。② 生物节律对环境节律相位改变的适应性。指在某些特殊情况下，相对稳定的环境节律位相发生变化时，生物体节律也随之发生适应性变化。例如，乘飞机沿东西方向跨时区飞行（时差飞行）后，目的地的近日节律位相就与出发地的近日节律位相不同。这时“倒时差”便是一种典型的人体适应环境相位变化的例证。③ 生物节律对外界刺激的反应性。指机体受到环境中某些理化因素刺激时，其固有节律（特别是近日节律）会发生一定的变化，表现为节律相位的移动（前移或滞后）。机体节律因外界刺激而发生的相位改变，称相位反应。相位反应的方向（超前或滞后）和大小（相位移动的时间长短）既与刺激的种类和强弱有关，还与刺激作用的时间有关。④机体近日节律周期的相对稳定性。与机体对环境节律相位变化的适应能力相比，机体对环境节律周期改变的适应能力要差得多。也就是说，与其相位可作较大改变相比，生物节律（特别是近日节律）的周期具有相对稳定性。

（2）生物节律分类

1）根据生物节律的周期长短分类：①近日节律。由于科学研究发现，与自然界昼夜变化节律相似的生物节律周期并不完全是24小时，而是近似于1日节律，其周期介于20~28小时之间，故将这种节律称为近日节律（circadian rhythm），这一节律是由近日钟基因（circadian clock gene）决定的。②亚日节律（infradian rhythm）。这类生物节律的周期大于28小时，其振荡频率低于1日。亚日节律又包括近3.5日节律、近7日节律、近月节律、近年节律等。③ 超日节律（ultradian rhythm）。这类生物节律的周期小于20小时，其振荡频率大于1日。超日节律又包括心率、呼吸频率、近半日节律（近潮汐节律）等。

2）根据生物节律的固有特性分类：①内源性生物节律。如近日节律、亚日节律和超日节律等。②外源性生物节律。即生物节律直接受外部环境因素的控制。如人体血浆色氨酸含量呈现的昼高夜低节律是由摄食活动的近日节律调控的。

2. 生物节律与睡眠周期

（1）睡眠周期与节律的形成：人的觉醒和睡眠节律及周期是出生后从经验中学习而获得的。新生儿没有24小时节律，而是以交替重复周期长约40分钟的休息和活动为主要节律现象。随着个体生长发育、生活方式的调节和昼夜变化等因素的影响而逐渐形成日出而作、日落而息的觉醒睡眠节律。这种后天形成的睡眠节律周期对于人体健康的维持和防御疾病侵袭十分重要。健康睡眠已被公认为是维护生命质量，延长健康寿命的五大基石之一。

（2）睡眠节律的分类及睡眠质量评价：任何动物（包括人）在一昼夜的行为活动都可分为明显不同的两个时相，即活动相和静止相，这两个时相都与环境昼夜变化相适应并作周期性的相互转换。人类随着这种行为节律的长期进化，就发展为睡眠状态和觉醒状态相互交替的节律与周期，即睡眠－觉醒节律。此节律与环境节律同步时，成为睡眠－觉醒昼夜节律，这是生物节律与睡眠节律中最明显、最重要的节律。其生物学意义在于，机体可将主要身心活动集中在对环境的长期适应中，并已证明是最有利于工作、学习、饮食、运动、作战等的时间内进行，即白天进行；而将不利于身心活动或不适应工作的时间段用来休息与睡眠，以这种方式来有效地减少了不必要的体力与能量消耗，并使大脑得到充分休息。

睡眠节律分为三种类型：①慢波睡眠节律（slow wave sleep）；②快波睡眠节律（rapid wave sleep）；③快动眼睡眠的近昼夜节律，即快波睡眠节律在一昼夜中的规律变化。实验发现，快波睡眠节律的出现频率在清晨最多，以后逐渐减少，至傍晚和前半夜最少，随后又增多。研究和评价睡眠节律的意义在于，睡眠节律影响睡眠质量，睡眠质量影响身心状态，而身心负荷状态是影响健康水平和亚健康走向的决定因素。

3. 生物节律法的实际应用评价

（1）由于其存在与年龄不相称的机体组织结构退化和功能减低、活力下降等生物节律与心血管健康，心血管功能存在着周期性变化，这种周期性变化既有超日节律，又有近日节律，还有亚日节律。如心脏固有节律周期便是一种超日节律。在这种周而复始的心动周期中，心脏完成它的一次次收缩舒张和射血，以保证全身组织器官的血供；动脉搏动和心脏电生理特性也存在明显的超日节律。心脏固有节律周期保证了动脉内血压从收缩压到舒张压周而复始的波动将血液运往全身；动脉搏动和心脏电生理特性则为心脏做功提供了电生理基础。心血管功能，如心输出量、心功能、心肌收缩力、心率、血压等变化还存在着近日节律、近七日节律、近月节律、近年节律。在不同的病理和生理条件下，或由于内外环境因素及不良生活方式影响到原有生物节律，甚至造成“生物钟磨损”，便可引发或导致一系列心血管功能失调或亚健康状态发生。因此我们认为，预防心脑血管病应从维护血管健康开始，维护血管健康应从保护和顺应心血管系统的生物节律着手。

（2）生物节律与神经系统健康。这方面的研究主要集中在如下三个方面。

1）通过研究生物节律与神经精神系统生理活动及其调节适应性之间的关系，特别是与睡眠节律周期之间的关系，为科学有效地制定作息制度，维护和促进健康睡眠，尽量减少生物钟磨损，防止严重心身疲劳和亚健康状态发生提供依据。许多研究表明，睡眠质量的好坏不但直接影响到机体神经精神系统的生理活动能力与调节水平，而且还影响到全身其他主要系统的生物节律周期与适应性调节能力。如长期的紧张与压力，加上不良的生活方式与作息习惯，便可影响到睡眠节律，甚至使生物钟受到磨损，而当睡觉节律发生紊乱时，睡眠质量将下降，以精神心理为主的疲劳或亚健康状态即发生。

2）通过研究体温的昼夜节律来进一步探讨机体生物钟的结构与功能原理，体温对机体的各种生命活动（特别是神经内分泌系统）都有重要影响，许多生理和病理过程反过来也可影响到体温及其节律。由于体温节律近似昼夜节律的周期和相位较为稳定，故常常作为机体功能状态、亚健康程度、疾病征兆和神经系统稳定性的重要时间生物学指标。

3）通过研究摄食、饮水节律的内在规律性以指导人们建立和维护良好的生活饮食习惯，这对预防和纠正亚健康状态十分重要。一方面人的摄食饮水行为存在着明显的昼夜节律，而且这种节律具有内源性固有性特征；另一方面，人的摄食、饮水昼夜节律存在着明显的个体差异并受中枢机制和食物同步因子的影响。

（六）自主神经功能评价方法与亚健康评估

由于至今不能直接测量迷走神经的传导，通过无创技术评价心率变异性（Heart Rate Variability，HRV）就成为广泛应用于间接测量心脏迷走神经的客观定量方法。

1. HRV 的分析方法和影响因素

（1）传统方法学：传统的 HRV 分析包括呼吸性窦性心律不齐（RSA）算式评估法和改良的 RSA 公式分析法。这两种方法又统称为迷走神经张力“金指标”分析方法。

1）RSA 算式法（Rosenblueth - Simeone 法）：由 Rosenblueth 和 Simeone 两位学者于 1934 年提出，并得到动物实验和临床验证，计算公式见相关专业书籍。

2）改良的 RSA 公式分析法：1975 年由 Katona 和 Jih 将 Rosenblueth - Simeone 公式进行改良后，提出了一个新的迷走张力“金标准”——PC，其计算公式见相关专业书籍。

（2）床旁和试验负荷条件下的心率反应评价法

1）对瓦氏动作的心率反应测量法：该方法是已被广泛应用的一种客观评价心血管反射和自主神经调节能力的基本方法。方法是受试者在呼气末维持 40mmHg 的呼气压，观测 15 秒钟内的心率及血压变化。正常人可观察到瓦氏动作中心率、血压反应的四个时相。Ⅰ期：随着一过性血压升高心率则下降；Ⅱ期：血压早期下降，晚期恢复正常，而心率则增加；Ⅲ期：在伴随呼气终止（停止）时血压下降、心率增快；Ⅳ期：血压升高超过基线，心率下降明显。许多研究证明：心率对瓦氏动作的反应（变化）可广泛用于间接测量自主神经功能，并具有很好的敏感性、特异性及重复性。由此得出的瓦氏比率，即在瓦氏动作Ⅱ期出现的最短 RR 间期和在Ⅳ期出现的最长 RR 间期的比，也是一个客观评价自主神经功能的定量指标。尤其是结合现代无创性逐跳血压和经颅多普勒血流速率（TCI）技术，大大提高了这一传统方法的诊断准确性和客观价值。如新近的一项研究表明：79% 的糖尿病患者在瓦氏Ⅲ期出现明显的心动过速反应，84% 的糖尿病患者在瓦氏Ⅳ期出现明显的心动过缓反应。

2）对直立试验和 30∶15 比率测定：由于人体由平卧位突然至直立位时，约有 300～500ml 的血流从中心静脉内下移至下肢，故引起一系列生理性代偿反应。心率对突然直立的变化呈“双峰”样或呈曲线式。在头 3 秒内心率突然增加达峰值；然后在站立后 12 秒时心率逐渐增加达峰值。最初 3 秒内的心率增加是由于迷走神经的突然控制所致，而此后心率的逐渐增加是由于迷走神经的控制和交感神经的兴奋（激活）共同所致。一般在 30 秒时心率和血压反应恢复到基线水平。所谓 15∶30 比率是指在站立 15 秒时的最快心率和站立 30 秒时最慢心率之比。当心血管功能不良或采用阿托品后则不出现心动过缓。因此 15∶30 比率提供了一个间接测量心脏迷走神经的手段。另外也有人提出用站立后第 15 次心搏（最短的 RR 间期）和第 30 次心搏（最大的 RR 间期）来代替 15∶30 的心率比率更能准确地反应迷走神经的张力情况。还有人仔细分析观察了心率在被动倾斜试验下的变化规律，并提出采用加速指数和抑制指数能进一步准确表述交感和迷走神经的张力度。所谓加速指数（acceleration index）是指站立后最短的 RR 间期 - 基线 RR 间期/基线 RR 间期，它反映压力感受器介导的迷走神经消退作用。所谓抑制指数（brake index）是指站立后最长的 RR 间期 - 最短的 RR 间期/基线 RR 间期。该指数反映了迷走神经对交感神经介导的外周血管阻力增加作用的反应。

3）心率对躺倒的反应：与静态平卧位比较，人体由直立位突然躺下时，在最初第三、四次心搏的RR间期明显减小，随着大约在第25～30次心搏时RR间期明显增加，且增加值大于基线值。通过用阿托品和心得安研究证明，卧位最初几次心跳的RR间期缩短是由迷走神经的抑制介导的，而后出现的RR间期延长则是由交感神经介导的。

4）心率对下蹲的反应以及迷走比率和交感比率：方法是受试者先站立3分钟，而后下蹲1分钟，再在吸气过程中站起。观测下蹲过程中最长的RR间期和从下蹲位站起后最短的RR间期。研究发现，最长的RR间期可被阿托品消退，提示该心率反应是由迷走神经介导的，而从下蹲位站起后的最短RR间期现象可被心得安削弱，提示这种心率反应是由交感神经介导的。由此提出迷走神经比率和交感神经比率的概念（指标）。所谓迷走比率＝下蹲前平均RR间期/下蹲后最长的RR间期。交感比率＝基线RR间期/站立后最短的RR间期。且用此方法可有效测试出糖尿病患者自主神经受损情况。

5）心率对咳嗽的反应：由于咳嗽能突然增加胸腔压力25～250mmHg，可引起血压下降和心率增快反应。故有人也将咳嗽反射作为评价自主神经功能的有效方法。一次用力咳嗽，可以在咳嗽后2～3秒钟内心率增加到＞基线30%（RR间期最短），而后大约18～20秒后再回到基线水平。其机制可能与胆碱能神经和腹部及胸壁肌肉收缩有关。因为咳嗽引起的心率增快可被阿托品消退，但不受心得安影响，提示为胆碱能机制。但临床上使用这一试验还需注意到其他问题，随着年龄增加，咳嗽反射引起的心动过速程度将减弱。

6）心率对面部憋气浸水试验的反应：方法是憋气将面部浸入水中，引发心动过速、呼吸困难、心输出量下降、血管收缩。在临床上该试验用于评估三叉－迷走神经反射和三叉－交感神经血管平滑肌反射。

7）心率对交叉腿收腹试验的反应：方法是直立位双腿前后交叉站立或单收腹，以提高血压、心率，阻止直立性低血压反应。

（3）现代HRV分析法：在过去10余年中，关于HRV的病理生理机制、记录与评价方法，以及临床应用方面的研究已取得很大进展，比较一致的意见认为，通过现代HRV时域、频域、非线性分析方法和技术，不但能够客观定量地评价心血管自主神经功能的活性及其调节能力，而且还可对心肌梗死、糖尿病、高血压等患者的长期预后危险分层做出预测。现代HRV分析法的方法学分类有时域分析法、频域分析法、非线性分析（散点图）法、时频分析法四种。

1）HRV时域分析法及指标：时域分析是对采集到的心率或RR间期（N－N间期）的时间序列信号按时间顺序或心搏顺序排列的N－N间期数值，直接进行统计学或几何学分析。时域分析的结构一般用于描述在较长时间段内（如24小时）HRV的大小，对自主神经功能对心率和血压的调控作用做出总的概括性评估。

2）HRV频域分析法和指标：频域分析（或称频谱分析）是将正常人心搏的RR间期的时间序列信号采用数学变化的方法（快速傅立叶转化或自回归法）转换到频率域上，形成频谱曲线，并对频谱曲线的形状进行分析。由频谱曲线上可以比较细致地分别观察到交感神经与迷走神经对心率和血压的调控作用，以利于实验和临床条件下形象地分析判断心血管交感与副交感神经的张力变化及其相互间的平衡状态。其主要指标包括短时频域指标和长时频域指标（详见下表）。

表 5-1　　短时频域指标

指标	单位	定义	频段
5 分钟总功率	ms * ms	5 分钟内 NN 间期的变化	0.45Hz
VLF	ms * ms	极低频段的功率	0.04Hz
LF	ms * ms	低频段的功率	0.04 ~ 0.05Hz
LF norm	nu	规划的低频功率	
HF	ms * ms	高频段的功率	0，15 ~ 0.4Hz
HF norm	nu	规划的高频功率	
LF/HF		LF 与 HF 的比值	

注：LF norm = 100 * LF/（总功率谱 - VLF），HF norm = 100 * HF/（总功率谱 - VLF）。

表 5-2　　长时频域指标

指标	单位	定义	频段
总功率	ms * ms	全部 NN 间期变化	≤0.4Hz
ULF	ms * ms	超低频功率	≤0.003Hz
VLF	ms * ms	极低频功率	0.003 ~ 0.04Hz
LF	ms * ms	低频功率	0.04 ~ 0.15Hz
HF	ms * ms	高频功率	0.15 ~ 0.4Hz

3）HRV 非线性分析法和量化指标：上述 HRV 时域和频域分析法均是把自主神经对心率和血压的调控系统看成是一个线性系统进行分析的，故属于线性分析法。而实际上，心率和血压的调控过程是非常复杂的，也可以看成是一个非线性系统。故采用非线性数学方法及模型对 HRV 进行分析和描述称为非线性分析法，这种方法目前越来越受到重视。其指标包括：①定性指标。根据散点图形状来判断 HRV 正常与否，正常人散点图呈彗星状或近彗星状，而自主神经功能障碍（包括亚健康状态者）者及心血管病高危患者，散点图可呈鱼雷状、匕首状、斑块状等。②定量指标。包括散点图长度（Scp L）、宽度（Scp W）和面积（Scp A）。

4）HRV 时频分析法和指标：由于传统谱分析只是对数据的批处理，结果只能代表一段时间 HRV 的平均统计特征。但 HRV 信号多不能满足数据与稳定性假设和各状态普遍性要求，而一些研究与实际工作又需要了解 HRV 的动态谱特征，故只有采用时频分析技术才能满足 HRV 动态谱特征要求。所谓 HRV 时频分析是指采用时域图显示的方法对连续的心率、血压和呼吸节律变化进行动态分析，同步显示出时域、频域以及高低两种频谱的变化特征，同时在时频图上立体显示出心率、血压、呼吸成分（高频成分）和非呼吸成分（低频成分）的变化特征。目前常用的时频分析方法主要是应用参数建模和自适应滤波器理论，具体分 5 类：①短时傅立叶变换（STFT）；②Gabor 变换；③Wigner - Vilile 分布及 Cohen 类分布；④基于自回归建模的时频分析法；⑤基于小波变换理论的时间 - 尺度能量分布分析方法。

2. HRV 的机制及生理意义

HRV 是指逐次心跳 RR 间期（瞬时心率）之间存在的微小差异及不断波动的现象。其发生机制涉及中枢心血管调节与整合，外周交感－迷走神经的张力平衡及压力反射器的调控作用和神经体液的影响等。其中呼吸对 HRV 的影响或迷走对 HRV 的调控作用是最主要和最基本的机制之一。而现代研究证实，伴有呼吸性的窦性心律不齐，或心率变异主要是由于压力反射调控下经过迷走神经张力的改变决定的，而呼吸性的血压变异则主要是由于机械作用引起的，与呼吸无关的慢波（迈尔波）则与外周交感与迷走神经的相互作用相关联。表现在 HRV 时域指标方面的解释：SDNN 和 SDANN 作为 HRV 分析的两个主要的时域指标，SDNN 与 VLF 和 LF 相关的功率谱范围在 0.033～0.04（VLF）和 0.04～0.15（Low frequency power）。而 SDANN 则主要与 ULF（其功率谱范围 <0.0033Hz）相关。而 rMSSD 则主要与 HF（功率谱范围 >0.15Hz）相关。说明不同时域指标反映不同的自主神经调节机制和能力大小。值得强调的是 SD、MSSD、rMSSD 和 MSD 均是目前实验室条件下（即安静、仰卧位、自主呼吸下）最常用时域指标，但这些指标很少在站立情况下测定。测量时间一般要长于评价心率时深吸气的反应时间。另外 PNN50 主要与 rMSSD 相关，主要反映 HF 下的迷走神经调节情况。

关于 HRV 频域分析的生理解释：过去认为，短时程 HRV 谱分析中的低频成分（LF 0.04～0.15Hz）与高频成分（HF 0.15～0.4Hz）常被作为监测迷走与交感神经传出活动及其均衡性的定量指标。但随着研究工作的深入，一些过于简单化的概念和混淆不清的解释已日益暴露。例如 LF、HF 究竟反映心自主神经传出活动的何种特性，目前还有争议。Malik 与 Camm 等认为，HRV 谱 LF、HF 所反映的仅仅是心脏自主神经对心率的"调制程度"或调制活动，而非"紧张度水平"。即 HRV 谱成分所反映的只是经心脏自主神经传向窦房结的神经冲动的波动变化，而非神经冲动的平均水平。具体讲，HRV 谱的 HF 成分反映呼吸活动最后通过心迷走纤维传导的调制作用而引起的心率波动变化，也称"呼吸性心律不齐"（RSA）。呼吸活动通过中枢机制与机械性影响两个途径对心率发生调节作用。HRV 之 HF 的高峰与迷走传出活动对心率的调制程度呈显著相关关系。用阿托品阻滞时，HF 呈剂量依赖性降低，直至消失。HRV 之 HF 对呼吸频率与深度的变化非常敏感；慢而深的呼吸虽不引起平均 RR 间期改变，却可引起 HRV 的 HF 显著增大；可能与呼吸频率过高影响窦房结处乙酰胆碱的动力学过程难以完成有关。相反，在呼吸频率一定时，血压的中度变动虽然可引起 RR 间期随舒张压线性变化，但 HF 成分却已明显改变。HRV 的 LF 成分反映血压 0.1Hz 节律（也称 Mayer 波）。通过压力反射的反馈调节，经心脏迷走与 α－交感传出纤维传导的神经冲动共同作用于窦房结调制其自律性活动而引起的心率波动，故也称"Mayer 波关联"的心率不齐（MWSA）。但心迷走与心交感活动在 HRV 之 LF 发生中各自的贡献仍不甚清楚。很可能 LF 主要还是反映来自心迷走传出的波动变化。因为公认的监测心交感神经活动的金标准——心肌去甲肾上腺素溢出率，迄今尚未能证实其与 HRV 之 LF 间有显著相关。因此有人在 1991 年提出以 LF/HF 比值作为评价心交感迷走均衡性定量指标，或者心交感活动的定量指标。但对此近年已提出不少疑问：①在概念上讲，心迷走与心交感共同调制窦房结的过程中，并非如屈肌－伸肌那样以此抑彼扬的方式活动。因此在安静状态下心率的调节及 HRV 的总功率主要取决于心迷走对心率的微调机制。心交感在其中的作用尚不清楚。而在一些生理扰动下，也可引起两者方向一致的平行变化。如面部浸水可引起心搏徐缓和肌肉交感发放活动同时增强，而减少 CO_2 化学感受器的刺激，可引起迷走、交感活动同时减低。②与具体生理机制不相符。如在缓慢进行的头高斜位过程中虽然 LF/HF 比值随倾斜角度呈线性增大，但此种变化是由于心迷走影响的逐步撤除，HF 相应减少而引起，并不伴有 LF 的同步升高。由于安静转为轻度运动过程中，LF/HF 比值的逐步升高变化亦是心迷走撤除单独影响的结果，故在解释 LF/HF 生理意义时，必须在确切了解 HF、LF 变化及其意义的情况下，在弄清实验环境的影响后，才能慎重采用。

3. HRV 的实际应用评价

（1）在实验生理学研究中的应用和评价：在实验生理学研究中的应用和评价包括在健康人群和特种职业人群生理选拔和医学鉴定中的应用，以及各种生理实验中的应用等。由于 HRV 能较客观地直接或间接评价心血管自主神经功能，故已被广泛应用于实验生理学的研究中。包括采用 HRV 系统评价缺氧和极端作业环境下（如南、北极作业环境），人体窦房结调节功能和对缺氧的适应性；结合 HRV 进行正常人体副交感神经张力和体位、体质变化的影响，以建立正常人体自主神经定量分析模型；在特殊作业人员（如体育竞技运动员、飞行员、潜水员、宇航员等）中，采用 HRV 分析结合头高/头低斜位、下体负压等条件进行压力反射器敏感性测量和自主神经均衡性测试及逐跳血压、逐跳经颅多普勒脑血流速率测试，以综合评价他们的生理反射能力和对其作业环境的适应能力，并作为生理选拔和训练效果评定的基本方法和手段。如武留信等将 HRV 与倾斜试验（TTT）结合对飞行人员血管迷走性晕厥和立位耐力不良进行鉴定，初步显示这种综合技术和方法能明显提高飞行员晕厥检查的敏感性、特异性，具有较广泛的应用前景。

（2）在临床研究中的应用和评价：自 20 世纪 80 年代初至 21 世纪初，随着 HRV 研究的深入和方法学的统一，其临床应用也日益广泛和成熟，主要表现在以下三个方面。

1）心血管疾病风险评价和预后判断：在心血管疾病功能方面可用于心肌梗死、高血压、心肌病和充血性心力衰竭风险预测和预后判断。

心肌梗死：采用现代动态心电图记录技术和 HRV 分析软件研究评价心肌梗死患者心脏自主神经的均衡性及交感－迷走神经的张力调节状况，以深入研究心电不稳定性发生的自主神经失调机制以及对急性心律失常产生的影响一直是近 20 年来心血管研究领域的一个热点课题。早在 1978 年，Wolfm 等发现急性心肌梗死患者呼吸性窦性心律不齐减弱或消失往往预示临床早期事件发生频次高，预后不良。1981 年 Smith 等首次将计算机技术应用于亚健康人体 HRV 分析，并获得成功。随后 1984 年 Ewing 等采用 24 小时动态心电图技术进行心脏副交感神经活性的评价，认为 PNN50 是一个较好的定量分析心脏副交感神经张力的指标。1987 年 Kleiger 等发现 HRV 减低常伴有急性心肌梗死后死亡率的增加。从此有关 HRV 与心肌梗死后预后判断的研究兴起高潮。Bigger 等（1989～1992 年）系统研究了 HRV 时域和频域分析指标的生理意义和对于心肌梗死后心脏事件及预后判断的评价，初步揭示，HRV 某些时域指标（如 SDNN HRV 三角指数 rMSSD 等）对心肌梗死后长期预后有着肯定的预测价值。而 HRV 预后指标则主要反映短时心率非节律成分随呼吸调节的波动情况，对心肌梗死病人急性缺血和心律失常发生前后的交感－迷走失衡情况有重要价值。Cripps 等则着重研究了 HRV 时域指标对于心肌梗死患者心脏事件发生后预后结果判断的敏感性、特异性和重复性、阳性/阴性预期精确值、相对危险系数等，认为 HRV 降低是心肌梗死后心脏事件发生的一个独立的预测指标。Odemuyiwa 等 1991 年进一步研究比较了 HRVI（心率变异指数）与左室射血分数对于心肌梗死后所有心脏事件（包括死亡率、心律失常事件、心脏猝死等）的预测价值。认为 HRVI 大小不但与左室射血分数高低密切相关，而且对心肌梗死后心脏事件发生的预测价值等于或优于左室射血分数。国内武留信（1994 年）和韩姬玲（1995 年）等也对急性心肌梗死和慢性心肌梗死患者 HRV 时域指标和长期随访结果进行了跟踪研究，并同心室晚电位（VLP）分析、Q－Td 进行了对比分析，认为 HRV 结合 Q－Td 和 VLP 能提高心肌梗死后心脏事件发生的预测准确性。1996 年针对 HRV 描记技术和分析方法以及生理和临床解释方面暴露出的混乱现象，欧洲心脏联合会和北美心脏起搏与心电生理协会组织有关专家成立专门委员会，研究、制定并公布了 HRV 标准化测量、生理意义解释及临床应用范围，使得 HRV 研究开始进入标准化和规范化时代。中华起搏电生理学会也于 1998 年公布了国人 HRV 指南。但由于缺少大样本的 HRV 正常值研究和深入的生理机制研究以及缺少严格的试验与测量环境条件控制，尤其是迄今多数心电图生产厂家推出的 HRV 记录分析技术均缺少呼吸频度的同步描记和同步逐跳血压的描记，使得 HRV 分析的生理准确性受到质疑，使得在心肌梗死等临床应用方面受到限制。因为无论 HRV 时域、频域或非线性分析（散点图）均受到呼吸频度和逐跳血压波动的影响。故晚近有人提出，HRV 时频分析技术和方法，并同步描记呼吸和逐跳血压，进行经颅多普勒脑血流速率测量（CBV）大大提高了 HRV 分析的客观准确性，有望使 HRV 对心肌梗死后心脏事件的预测和机制的研究获得突破。

高血压：长期以来，自主神经功能失调在高血压发病机制中的作用，一直受到高血压研究领域的关注。原发性高血压发病的本质特征是机体内维持血压的内环境平衡受到破坏，造成这种异常的主要原因之一是通过压力反射控制的交感与副交感神经之间的相互作用严重失调，即交感神经张力增强，或副交感神经张力减弱，以及两者之间的失调，造成血压短期的波动异常或长期节律紊乱。通过心率变异与血压变异分析，不但可以对高血压患者自主神经功能失调的程度和机制做出客观定量判断，而且，通过评价高血压患者自主神经功能失调用以指导临床治疗和预后判断。特别是高血压前期或处于正常高值阶段，往往先有心血管自主神经功能的失调，后有血压的波动异常，如果在高血压亚健康状态期，通过评价和有效调节自主神经功能，便可有效缓解高血压发病进程。

心肌病和充血性心力衰竭：尽管 HRV 用于心肌病和充血性心力衰竭（CHF）不像心肌梗死那样广泛和深入，但有临床研究结果表明：HRV 某些指标（如 HRVI、SDNN、rMSSD、LF/HF 等）对于心肌病和 CHF 患者临床预后的判断和治疗转归有一定的积极作用。

2）糖尿病风险评价和预后判断：由于糖尿病患者常伴有明显的自主神经障碍，HRV 用于糖尿病的研究远较其他临床心血管疾患更早、更广泛和深入。早在 1967 年 Nathanielsz 等就注意到糖尿病患者易出现瓦氏动作条件下的异常心率反应（RR 间期变化）。之后 Murray（1975 年）和 Bennett（1978 年）等观察到糖尿病患者呼吸性窦性心律不齐减弱或消失者常常合并有明显的外周神经病变，Ewing 等（1973～1985 年）对糖尿病患者自主神经障碍的床边评价方法进行了广泛、深入研究，并与 Sundkvist（1979～1980 年）、Smith（1981 年）等一起研究建立了糖尿病自主神经功能障碍的实验室评价方法，包括瓦氏动作、深呼吸心率反应、直立试验、TTT 试验、压力感受器敏感性测定等。1982～1990 年，Espi、Smith 和 Malpas 等又将现代 HRV 概念和分析记录方法引入到糖尿病自主神经功能研究。随着HRV工程技术的不断改进与成熟以及方法学的统一，同心肌梗死一样，借用现代先进的动态心电图描记技术和HRV分析软件，使得糖尿病自主神经功能研究由传统方法走向现代手段，由实验室走向临床。概括既往的研究成果，HRV用于糖尿病自主神经功能研究的临床实际意义有三点：①早期发现和判断糖尿病自主神经损害的程度和范围，为糖尿病患者临床转归提供客观依据；②辅助预测糖尿病患者心血管事件发生的几率和对预后的影响；③研究评价糖尿病自主神经功能和压力反射器敏感性，对于深入研究糖尿病患者心律失常产生机制、外周神经病变发生原理及指导临床用药具有重要意义。

3）自主神经病风险评价和预后判断：HRV除了正广泛用于糖尿病、心肌梗死、高血压、心力衰竭等心血管病的研究外，还广泛用于自主神经病的研究和诊断。主要包括血管迷走性晕厥及立位耐力不良等。

（七）超高倍显微分析仪检测

超高倍显微分析仪具有高分辨率（可放大2万倍）、多相显示和信息自动存储与分析功能，能在放大2万倍高分辨率的显微镜下观察人体一滴血、一滴尿液、一滴脑脊液和一根头发中各种成分含量、分布、细胞形态及亚细胞结构的变化和活动情况，对综合评价机体的健康状况和亚健康状态有一定的价值。如有一组大样本的研究报告，将MDI检测到的综合信息进行评分，满分为100分，85分以上为健康状态，70分以下为疾病状态，70～85分为亚健康状态，根据对一组健康人群与亚健康人群及疾病人群的对比研究，其符合率高达80%以上。

1. 细胞形态学（湿血片）

湿血片是根据机体血液细胞及血浆内有形成分的形态、结构和含量等的变化，追踪这些变化的原因进行诊断提示。

2. 氧自由基学说和人体全息胚理论（干血片）

（1）氧自由基学说：R. W. Bradford博士是氧化自由基学说的奠基人之一。1978年，由他主持的Bradford研究所（BRI）率先提出了氧化化学的概念，它作为一门精确的医学学科分支，用来研究在亚健康或疾病状态下反应性氧中毒物质（Reactive Oxygen Toxic Species，ROTS）的变化情况。该学说认为，人体生老病死的进程是一个完整的氧化过程，机体在代谢中，不断产生氧自由基，自由基和血浆与机体细胞相互作用结果形成ROTS块，它的出现是机体病理生理变化的表现，故可以说ROTS块反映了机体组织系统新陈代谢的失调状态、机体应激状态或疾病状态。这种状态可以借助于超倍生物显微系统，在镜下通过干血滴中的ROTS块，进行观察、分析而得出诊断提示。ROTS块在镜下呈现白色、大小不一、形态多样、不规则的块状物，根据其大小、形态、分布及内含物，结合临床诊断，可以做出早期提示或预报机体的病变器官或部位，对机体健康状况进行预测。

（2）人体的全息胚理论：根据全息胚理论，机体的某一部分是整个机体的缩影，贮藏着机体的所有信息。血液是信息元的载体，血液在形成血滴时，信息则以一种特殊形式表现在血液中。根据Bradford教授的理论，每个干血血滴均可以制成8个大小不等，间距不等的同心圆，每个部分都代表着机体的不同部位。由于红细胞在人体中承担着携带氧气的功能，若受检者红细胞明显聚集，则单个细胞的表面积相对变小，携氧能力就会下降，生命活动中所需的氧气就会绝对或相对不足，反映到人体生理功能上就是人很容易疲劳。

同时，这种串珠状的红细胞也会造成微循环的障碍。正常情况下人的红细胞大小是7～9μm，而我们人体最小的毛细血管内径只有2μm。这就意味着即使是单个红细胞也是要通过变形才能通过这些毛细血管，像这样聚集成串的红细胞是无法通过毛细血管的，这就会造成微循环障碍。同时，细胞聚集，会导致血流缓慢，血液浓缩，血黏度增加而易形成血栓，或组织细胞缺血、缺氧而发生病变。受检者自己可以通过看图像和医生的解释很容易和直观地获得这些信息。也是我们进行健康教育非常有效的辅助手段。

（八）食物不耐受检测

食物不耐受是一种复杂的免疫反应。机体免疫系统把进入体内的某种或多种食物当作有害物质，从而针对这些物质产生过度的保护性免疫反应，产生特异性的食物IgG抗体。IgG抗体与食物抗原结合形成免疫复合物（immune complex，IC），免疫复合物在体内沉积后将会引起机体相应组织器官发生炎症反应。如果不及时改变饮食结构，上述免疫损伤将会不断累积，久而久之则会引发一系列的慢性症状或疾病。通过对特异性食物IgG抗体的检测，可以达到准确判断不耐受食物的目的。食物不耐受可能引发各种各样的症状，其中很多症状属于亚健康的表现范畴。

在机体出现慢性症状或疾病之前进行食物不耐受检测，针对检测结果采取积极的饮食干预措施，及时阻断不耐受食物对机体的免疫损伤，达到消除病因、预防疾病的目的。食物不耐受应该与食物过敏相鉴别，详见表5－3。

表5－3　食物不耐受与食物过敏比较

	食物不耐受	传统意义上的食物过敏
作用机制	IgG介导	IgE介导
发作特点	迟发	速发
发病时间	一般在进食不耐受食物2～24小时后出现反应	进食敏感食物后2小时内发病
食物种类	可能涉及多种食物	很少超过1～2种食物
激发试验	进食大量食物方可诱发症状，少量进食可能不会引起症状	即使微量食物也可能引发危及生命安全的严重过敏反应
诊断难易	由于起病隐匿、涉及食物较多，患者难以自我发现不耐受食物	由于发作迅速，患者很容易自我发现敏感食物
发生几率	50%	1.5%
发病人群	各年龄段的人群都很常见	主要见于儿童，成人相对较少

从表中我们可以看出，食物不耐受与传统意义上的食物过敏在发病机理、发病特点、发病时间以及发病几率等方面都有很大的区别。

（九）生物体微弱磁场信息检测技术

1. 技术原理

生物体微弱磁场信息检测技术，又称量子检测技术。根据量子物理学与量子医学原理和特性，采用常温量子磁场共振干扰因子发生系统，对人的体液如尿液、血液及毛发等代谢产物中不同组织、器官所含有的不同磁场信息进行解析和判读，从而感知机体各组织、各器官的功能状态，对健康进行全面检测、监督、维护。它不仅包含了分子生物学水平的宏观结构探测，更重要的是在超宏观的电子、质子、中子、氢子、夸克这些基本粒子的微观结构上进行探测，从物质的最微观结构，疾病的源头去早期发现疾病的发生、发展及变化，可以较早地发现健康中的一些隐患。现代物理学认识到宏观的趋于分离，而微观的趋向于一致，也就是更具有单一性、个性、针对性，起到对疾病更早期的预警、预报作用，可及时发现危险因素，排除健康隐患，对亚健康的筛查及健康维护具有重要意义。现代医学对疾病的认识已不再是有或无的问题，而是认为疾病是一个连续的过程。

人体是生物体，生物运动是电运动，电运动就会产生相应的磁场，正常健康状态下机体各组织、器官微磁场秩序井然，当这种正常秩序发生改变时，磁场就会发生变化，处于紊乱状态，疾病也就开始发生了。基本粒子的改变导致原子－分子－细胞－组织－器官的改变，致使疾病形成。生物体微弱磁场测定分析仪利用传感器捕捉被检者体内不同种物质所发出的微磁场波动能量信息，与储存在主机中的标准数据及标准波形作对照，判断返回到生物体或物质中的波动能量是共鸣反应或非共鸣反应，将其反应水平表示成百分率和波形，从而去判断生物体内不同种物质的磁场信息状态及所代表的意义，捕捉的是电子、原子水平上的微弱磁场变化信息。

2. 应用及评价

生物体微弱磁场信息检测技术十大类 3600 多项信息几乎覆盖了全身所有的组织、器官在微观及宏观结构发生变异的信息，包括分子生物学水平的 DNA 及生化酶学的变化信息。每一项信息在不同的性别、不同的年龄、不同的环境、不同的遗传、不同的工作生活方式等不同状态下所提示和表达的信息也不尽相同，它可以在动态的分析中获得与自身相关的各种信息，在普遍性中更能体现个性和特殊性。普遍性在针对某一个特殊个体时就易存在局限性，而不同人的健康与疾病的获得因素也是不尽相同的，生物体微弱磁场信息检测技术可以有效弥补这一点，从而对健康状况进行监督、管理。

生物体微弱磁场信息检测技术有一个特殊的情感分析，可以针对不同人群、不同性别、不同年龄、不同职业，在不同状态下的情感变化可能对健康及所从事职业产生的影响，通过量化的数值，直接、客观地反映出来。例如，情感检测分析提示，部分在职管理人员所患自主神经功能紊乱、肠易激综合征，与经常性应激反应状态和压力的敏感度较高相关。

3. 量子检测技术与其他健康检测仪器的联合使用与评价

（1）与人体成分分析仪的联合使用：人体成分分析仪是判断健康的基础仪器，可以准确测量人体肌肉、脂肪、蛋白质、无机盐含量的多少，量子检测仪可以根据检测信息分析出导致异常的因素。

（2）与^{13}C 同位素红外线能谱分析仪联合使用：量子检测仪在与^{13}C 同位素红外线能谱分析仪肝细胞功能检查联合应用筛查或确定肝硬化方面也有相互提示和印证作用。

（3）与心电图、心功能检测联合应用：部分受检者的量子检测结果提示有心脏负荷过重、高血压趋势时，经数字化无创心血管功能进一步检查证实确有外周循环阻力偏高，血流速度偏低及心电图 ST 改变等，因此二者的联合应用对高血压、冠心病的早期预警或诊断有积极意义。

（十）人体热代谢层像技术

人体热代谢层像技术（Thermal Metabolic Imaging，TMI）是以医用红外技术为手段，通过观测机体新陈代谢产生的热现象，运用中西医理论相结合的分析方法，全面监测人体健康状况，早期预警重大疾病。

TMI 通过被动地吸收人体新陈代谢过程中辐射出的热而成像，因此对人体无创、无害、无介入，是真正的绿色环保影像技术。TMI 可进行多部位的扫描，如头、颈、胸、腹、盆腔等，在癌前期预警、肿瘤筛查、心脑血管疾病、妇科、中医可视化、健康状态的综合评估、药物的疗效观察和病程的动态监测等方面都有着广泛的应用，是对我国目前已经普及了的 X 线、CT、MRI 以及超声等以形态学检查为主的影像技术的有益补充。TMI 开辟了解读人体生物信息的新视窗，运用步进层析和由表及里的解读方法，结合整体观和系统观，采用分系统质控的终端分析运作模式，不但充分诠释了人体健康信息，而且最大程度地提高了评估的准确性。TMI 检查简便快捷，只需 3～5 分钟，便能在舒适的环境下完成全面的信息采集。通过定期检查，建立 TMI 健康档案，TMI 面向个人及群体，结合自然医学疗法，提供针对性的健康指导和及时干预，有效地帮助、指导人们成功把握与维护自身的健康。

（十一）人体功能状态快速检测技术

1. 技术原理

人体功能状态快速检测技术（AMSAT）是计算机辅助功能检测设备，通过在额头、手和脚对称放置 6 个电极，对人体 22 个体区持续发出生理安全的脉冲电刺激。电信号在人体组织内转化为离子流，依据离子流在阴阳极之间的极化运动，获得组织间电阻、电传导性、pH 值、电压以及所穿过细胞膜的动作电位，并对获取的数字化信息进行交叉分析，运用国际色谱法重建器官、组织的功能状态，实现对人体三维体电图的描绘。该系统依据量子物理学和神经生理学的基本原理，从功能学角度综合评价人体的健康和亚健康状态，弥补了现代医学仅从结构方面进行研究的不足。

2. 应用领域与评价

AMSAT 的应用领域包括亚健康筛查与监测，疾病康复期功能评定与疗养效果的评价，判定不良因素对人体功能的影响，分析人体生理、心理状态与职业的适应性，动态跟踪人体功能变化，优化干预管理方案，对健康风险与疾病走向的趋势做出预测预警。自 1989 年，第一台 AMSAT 在俄罗斯国防部中央军事研究所空军疗养院通过临床实验以来，该仪器已被作为俄罗斯飞行员和宇航员健康状况的专用筛查设备。经过 10 多年的应用研究表明，AMSAT 能够在 30～180 秒内完成单次测量，快速评估人体各器官和系统的功能状态，特别是亚健康状态，预报潜在疾病的发展趋势和致病因素，并对后续干预提出个性化指导建议。由于其具有操作简便，无创无痛无辐射，安全可靠，快速准确，重复性好等特点，目前已被广泛用于人体功能状态和亚健康评估的研究中。

第三节　亚健康相关量表评估

目前，亚健康的测评在很大程度上依赖于就诊者的主观陈述，这种依靠主观症状来评定亚健康状态的方式会因为就诊者个体感觉的差异性和评定人员询问方式和理解程度上的不同而对其症状特点及程度的评定有所差异。此外，由于亚健康的症状表现多具有非特异性和多维性，如疼痛、疲劳、有关睡眠异常的表现及一些心理症状等，评定时，应该考虑症状的多维性。以疲劳症状为例，一些人的疲劳表现为四肢的无力，一些人表现为肌肉的酸痛，一些人表现为精神的困倦，一些人表现为思维上的迟缓等，即有躯体疲劳和精神疲劳的不同表现特征。但在临床上，患者就诊时可能都会用“疲劳”一词表达自己的上述主观感觉。评定时，单以“疲劳”来描述并以症状在某一时段的出现频次及患者自陈的主观感受来评定其轻、中、重，显然不能满足其多维的特质，从而影响对该症状的合理评定及有效干预。而量表为这些主观自陈症状的评定提供了较为合理的方法。因为，量表具有数量化、规范化、细致化、客观化的特点，量表的陈述式问答及多维结构能比较客观地反映这些症状的主观性、多维性的特质；量表在实施、计分和分数解释过程中的一致性，减少了主试和被试的随意性程度，尽可能地控制和减少了误差，为测量上述症状的性质和程度提供了较为客观、较为科学的方法，目前，还没有更有效、更实用的方法能够取代它。

下面就量表的基本知识及国际国内通用的量表在亚健康症状评估中的作用作一阐述。

一、量表的概念

（一）量表的基本概念

量表的原文为 scale，表示数量的概念（如尺度、标度、刻度、等级、比例尺）。人们在评价或比较事务时，常常分成若干等级，如最好、很好、比较好、一般、较差、很差、最差等。把这样的方法规范化、标准化，应用于心理测试，便形成评定量表。

在心理测量学上，评定量表是用来量化观察中的所得印象的一种测量工具，为心理卫生评估中收集资料的重要手段之一。

（二）量表的内容

规范的评定量表应包括以下内容：

1. 名称

包括量表的种类、编制者、测验目的等。如 90 项症状自评量表（SCL-90），Zung 氏抑郁自评量表（SDS，Zung）等。

2. 项目

每一个量表中，都包括若干条目。每一条成为一项，量表项目是编制者根据理论构想或经验，参考其他量表来选定的。项目内容应反映测验概念的某些特征，一般以 20 项为宜，不宜太多。过少不能充分反映病情；过多，则检查和评定时间太长，不符合经济原则。评定用症状量表必须有特异性症状和非特异性症状两方面的内容。

3. 项目定义

每一测验项目应有明确的定义，即在这一项目下，评定何种病理心理现象。项目定义用于指导该项目的测量和评价。统一的正确定义，可保证评定员评估的一致性。

4. 项目分级

量表中的项目需根据内容分成若干等级，如 SCL－90 为 1～5 级的五级评分，SDS，Zung 为 1～4 级的四级评分。分级多少关系着量表项目的敏感性，分级太多，分级标准不易掌握，较难得到评定者之间的一致性；分级太少，则可能降低测验的敏感性。自评量表分级不宜过多，一般为 3～5 级，专业人员评定，可适当增加评定项目的分级。

5. 评定标准

量表项目的评分，需给出一定的标准，以指导项目的评定。项目标准可根据项目程度和持续时间、发生的频度等确定，标准应便于操作。评分的标准有两种，一是严重度，另一是症状的持续时间，也可是两者的结合。如汉密尔顿抑郁量表（HAMD）主要是根据严重度，抑郁自评量表（SDS）则根据症状的持续时间。当然，最好有评定的操作性评分标准。如 HAMD 的第一项——心境抑郁，当只有在问及时才诉述抑郁，评 1 分；主动报告的抑郁，评 2 分；不用言语，也能觉察到病人的抑郁，评 3 分；整个检查过程中，病人处于明显的抑郁状态，评 4 分。这样的标准十分明确，评分不会有多大出入。然而有些量表应用的是非操作性标准。例如汉密尔顿焦虑量表（HAMA），症状不存在，评 0 分；轻度为 1 分；中度为 2 分；重度为 3 分；严重为 4 分。评定时是与一般的病人相比，对具体病人的症状严重度作一判断。这就要求评定者有一定的临床经验。

（三）量表的形式及分类

1. 根据量表的功能

可分为特征描述性量表和诊断性量表等。

2. 根据量表评定的内容

可分为智力评定、人格测验、心理健康状态评定、行为功能测试、情绪障碍评定、生活质量评定等。

3. 根据量表的评定方式

可分为自评量表（即让被试者自行评定）与他评量表，观察量表与检查量表等。

4. 根据量表评定对象的年龄

可分为成人用量表、儿童用量表、老人用量表等。

5. 根据量表评定的病种

可分为抑郁量表、焦虑量表、躁狂量表等。

6. 根据量表项目的编排方式

可分为数字评定量表：提供一个定义好的数字系列，由评定者给受评者的行为确定一个数值等级；描述评定量表：对所评定的行为提供一组有顺序性的文字描述，由评定者选出一个适合受评者的描述；标准评定量表：呈现一组评定标准让评定者判断受评者；检选量表：提供一个由许多形容词、名词和陈述句构成一览表，评定者将表中所列与被评者的行为逐一对照，将适合受评者的行为特征的项目挑选出来，最后对结果加以分析；强迫选择量表：评定者在各项目中强迫选择一种与受评者状况最接近的情况。

（四）评价量表质量的指标

量表的质量主要从信度和效度两个方面来衡量。

1. 信度（Reliability）

信度即可靠性，指量表本身的稳定性及可重复性。换句话说，就是对测量一致性程度的估计，它代表反复测量结果的接近程度。

信度的种类主要有以下几种：

（1）重测信度：也称稳定系数，是一组被试在不同时间用统一测验测量两次（两次测量间隔一段时距），两次测验分数的相关系数。

（2）复本信度：又称为等同测验信度，当同一测验备有两份内容、形式、难度等同的量表时（如等同或平行测验A和B），可将被试分为两组，一组先作A测验，再作B测验，另一组作B测验，然后再作A测验，然后计算两次测验分数的相关系数。但这种方法的编制成本高，难以保证A、B测验的等同。

（3）内部一致性信度：测验既无复本，也不可能重复测量时，常用内在一致性系数来估计测验的信度。该系数反映的是测验内部的一致性，即项目同质性。当被试在同一测验里表现出跨项目的一致性时，就称测验具有项目同质性。也就是测验里各测题得分为正相关时，即为同质，反之，测验间相关为零则为异质。内在一致性信度的优点在于只需施测一次，就可以估计信度系数，省时省力。另外，用内在一致性信度系数一般要比重测信度、复本信度所计算出的信度系数高。不足之处在于求分半信度时，分半的方法不同，估计出的信度系数就不同。而且，测验必须要求具有同质性。项目异质的人格测验，通常就不能用内在一致性系数来估计信度。值得注意的是，许多问卷（或量表）测量的内容包括几个领域，宜分别对其估算信度系数，否则整个问卷（或量表）的内部一致性较低。

此外，在症状量表中，常可用评分者信度（rater reliability）来估计量表的信度，其检测方法如下：

联合检查法（或检查者－观察者法）：由两位或更多的评定员，同时检查病人，其中一人作为检查者，其余为观察者。然后，分别独立评分，最后比较评分结果，统计分析各检查者之间评分的一致性和相关性。如果量表评定的结果是可以重复的，那么在同一场合，观察到相同的结果，应该得到相同的评分。在症状量表中，联合检查法是最常用的检验信度的方法，这也是训练评定员的重要方法之一。

一般要求在成对的受过训练的评分者之间平均一致性达0.90以上，才认为评分是客观的。当多个评分者评定多个对象，并以等级法记分时，可采用肯德尔和谐系数作为评分者信度的估计。

2. 效度（Validity）

效度即真实性，指量表的评定结果能否符合编制的目的，以及符合的良好程度。就症状量表而言，主要是指评分结果能否反映病情的严重程度及其变化。

效度的种类主要有以下几种：

（1）内容效度：从其内容来看，是否符合量表所试图检测的要求。如焦虑量表，看其是否包括了精神性、运动性及躯体性焦虑这三方面。在每一方面中，是否包括了常见的和重要的症状项目。每一项目的定义是否合理，是否符合通行的学术观点。

（2）平行效度：一是指与临床判断相比较（经验效度），二是指与公认的其他同类量表的评定结果相比较。以某种抑郁量表为例，可比较临床医生对抑郁程度的评价和量表评分的一致性；比较临床判断的疗效和治疗前后量表评分差值的相关性；也可以同时为病人作 HAMA 评定，比较两种量表得分的相关性。

如果是诊断量表，则以敏感性和特异性作为效度指标。若与所谓“金标准”相比，所得结果成为标准效度或校对效度。

（3）结构效度：医学测量的许多概念和特征，如生命质量等，不能直接进行观测，但可以从一系列相关的能够直接测量的行为和现象中得以体现。这些名词代表了科学家们对一些相关事物的抽象概括和总结，在心理学界被称为“结构”。结构效度就是根据理论推测的“结构”与具体行为和现象间的关系，判断测量该“结构”的问卷，能否反映此种联系。其评价分为两步：首先是提出结构假设，然后对结构假设进行验证。

此外，还要考虑量表及其内容的可接受性（特别是引入国外量表时）。

二、亚健康的症状表现及量表评估

目前国际、国内通用的一些评定疲劳、心理、睡眠及生存质量等的量表，可以作为亚健康主观症状评定的工具。

（一）疲劳症状及其评定

疲劳是亚健康状态中常见的表现之一，同时也是许多躯体性和精神性疾病的常见症状，因此，在将疲劳作为亚健康状态评定时，应首先注意排除可能导致各种疲劳的疾病。尽管疲劳症状概念的模糊性及多维性为其评定和合理干预带来了困难，但鉴于疲劳症状对生活质量的严重影响，目前对该症状的合理评定越来越受到临床医生和亚健康评定人员的重视。现有的对疲劳评定的方法，包括通过对客观指标的检测及主观感受的评定来判断疲劳状况。

1. 客观评定法

（1）生理反应测试法：通过频谱分析和波幅分析（主要检测肌肉疲劳）、膝腱反射机能（测试肌肉力量和疲劳度）、闪光融合频率值（通过被试者视觉反应计算闪频值，以度量疲劳程度）、反应时及 Blink 值（即看清圆盘上等距离的 4 个黑球每分钟最大转数，根据其降低值度量疲劳程度）等评定疲劳状况。

（2）生化法：通过检查被试者的血液、尿液、汗液、唾液等中某些成分如超氧化物歧化酶（SOD）、纤维蛋白产物、微量元素等的变化来判定疲劳状况。

这些客观指标侧重于评定疲劳者的机能状态，不能反映出疲劳的主观性和多维性的特质。

2. 主观评定法

主观评定疲劳的方法包括研究患者的疲劳日志、面对面的交谈及问卷等。因为问卷的方便、简洁和经济等原因，加上可以采用自评形式来反映患者的主观表现，人们逐步开展了有关疲劳量表或问卷的研究工作。有针对某一患病人群的专用疲劳量表或问卷，也有针对生活质量的疲劳分问卷。

国外较常用的疲劳量表有 Lauren 等研制的疲劳程度量表（FSS），英国皇家医院心理医学研究室 Trudie Chalder 等研制的 FS－14（Fatigue Scale－14）疲劳量表，阿姆斯特丹大学医院设计的24 条 Checklist Individual Strength（CIS）疲劳问卷，Ray C. 等人发展的 PFRS 量表，美国精神行为科学研究室 Josoph E 等人在最初研制的 9 条目疲劳严重程度量表的基础上，研究并形成的 29 疲劳评定量表（Fatigue Assessment Instrument，FAI）等。王天芳教授等人在 10 余年运用疲劳量表评定疲劳程度、特征及干预效果工作的基础上，遵循量表研究的原则及程序，研制了针对中国文化背景的疲劳自评量表，并完成了信、效度的评价。国内较常引用疲劳自评量表、疲劳问卷（具体量表参见附录3），这些疲劳量表可以用于亚健康的疲劳测评。

（二）疼痛症状及其评定量表

疼痛症状也是亚健康的常见表现之一。疼痛的原因是多方面的，其发生的部位也是广泛的，不同部位的特征也不尽相同。由于每个人对疼痛的感受有差异性，故个人对其程度的描述也具有很大的差异性，因此，在评定该症状时可借鉴量表形式通过一定的测评指标（量表条目）评定疼痛的性质、程度及疼痛干预效果。

目前，临床上具有代表性的疼痛评估量表有数字评估量表、描述量表、行为量表等。

1. VAS 量表

VAS 量表给出一个 10cm 长的尺度，如 0～10，0 代表无痛，10 代表最痛（如图 5－1 所示），由被试者根据自己对自身疼痛的感受，在相应的位置上标记。

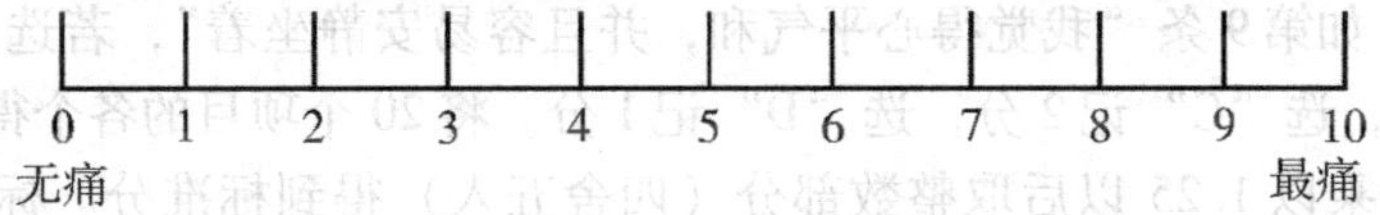

图 5－1　VAS 疼痛量表

2. 描述疼痛量表

描述疼痛量表将疼痛的程度分为 0～5 六级，0～5 分别代表：0—无痛；1—轻度疼痛（可忍受，能正常生活睡眠）；2—中度疼痛（轻度影响睡眠，需用止痛药）；3—重度疼痛（影响睡眠，需用麻醉止痛剂）；4—剧烈疼痛（影响睡眠较重，伴有其他症状）；5—无法忍受，严重影响睡眠，伴有其他症状。

3. 长海痛尺

长海痛尺由第二军医大学长海医院赵继军等人研制，借鉴了 VAS 疼痛量表及描述疼痛量表，是将数字与语言相结合的疼痛评定工具。该痛尺既避免了数字疼痛量表的抽象性及个体理解不同而使其随意性较大的不足，又避免了描述疼痛量表因分度不够精确，可能造成患者找不到与自己疼痛程度相对应的评分结果的状况。如图 5－2 所示。

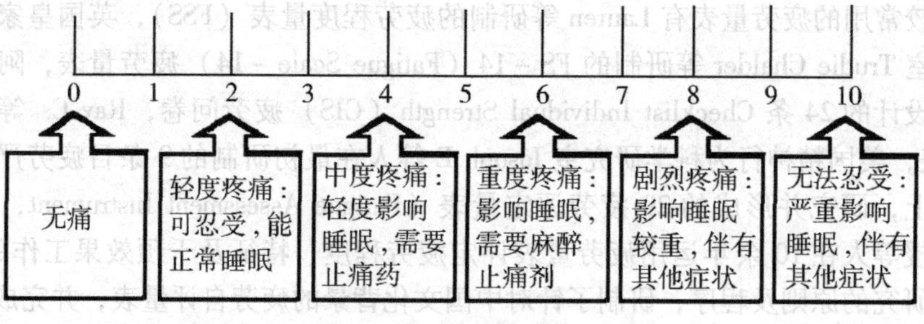

图 5－2　长海痛尺

（三）心理症状及其评定量表

焦虑与抑郁情绪也是亚健康状态的常见表现，评定时可借鉴国内外常用的焦虑、抑郁评定量表。这些量表不仅可以帮助评定者测知被评定者的负性情绪状态及程度，而且可以作为鉴别精神性疾病和亚健康状态的一种参考工具。

1. 焦虑自评量表（SAS）

焦虑自评量表（SAS）是由 Zung 于 1971 年编制而成。它是一个含有 20 个项目的自评量表，主要用于评定被试者的焦虑主观感受。此量表简便易用，应用比较广泛。

焦虑自评量表采用四级评分。被试者在每个题后的前 4 个方格中选择一个最适合自己最近一周实际情况的画钩。其评分标准为：对“没有或很少时间有”（A）、“小部分时间有”（B）、“相当多时间有”（C）、“绝大部分或全部时间都有”（D）等四个选项分别计分为 1、2、3、4。但注意对第 5、9、13、17、19 条要反向计分，即对上述选项分别计分为 4、3、2、1，如第 9 条“我觉得心平气和，并且容易安静坐着”，若选“A”记 4 分，选“B”记 3 分，选“C”记 2 分，选“D”记 1 分。将 20 个项目的各个得分相加，得到粗分，再用粗分乘以 1.25 以后取整数部分（四舍五入）得到标准分。标准分临界值为 50，分数越高，焦虑倾向越明显。

具体量表参见本书后附录 4。

2. 汉密尔顿抑郁量表（HAMD）

汉密尔顿抑郁量表（HAMD）是 Hamilton 于 1960 年编制，是评定抑郁状态时使用的最广泛最普遍的量表，可用于有抑郁症症状表现的成人。

该量表包含 7 个因子，分别为：

（1）焦虑/躯体化（anxiety/somatization）：由精神性焦虑、躯体性焦虑、胃肠道症状、疑病和自知力等项组成。

（2）体重（weight）：即体重一项。

（3）认识障碍（cognitive disturbance）：由有罪感、自杀、激越、人格或现实解体、偏执症状和强迫症状等 6 项组成。

（4）日夜变化（diurnal variation）：仅日夜变化一项。

（5）迟缓（retardation）：由抑郁情绪、工作和兴趣、迟缓和性症状等 4 项组成。

（6）睡眠障碍（sleep disturbance）：由入睡困难、睡眠不深、早醒 3 项组成。

（7）绝望感（hopelessness）：由能力减退感、绝望感和自卑感等 3 项组成。

汉密尔顿抑郁量表采用 0 ~4 分五级评分法，个别项目为 0 ~2 分三级评分法，具体量表和评分标准参见附录5。

评分总则为总分<7分为正常；总分在7~17分为可能有抑郁症；总分在17~24分为肯定有抑郁症；总分>24分为严重抑郁症。

（四）睡眠质量及其评定量表

睡眠质量包括睡眠的质和量两部分，亚健康人群存在不同程度的睡眠质量问题，睡眠质量问题包含的内容较广，因个体差异而有多种表现特征，可采用匹兹堡睡眠质量指数（PSQI）量化评定不同亚健康人群的睡眠质量。

匹兹堡睡眠质量指数（Pittsburgh Sleep Quality Index，PSQI）是Buysse等1989年编制的睡眠质量自评量表。因其简单易用，信度和效度高，与多导睡眠脑电图测试结果有较高的相关性，故已成为国外精神科临床评定的常用量表。

该量表用于评定测试对象最近1个月的睡眠质量，由18个条目组成7个成分，包括睡眠质量、入睡时间、睡眠时间、睡眠效率、睡眠障碍、催眠药物、日间功能障碍，每成分按0~3等级计分，累计各成分得分为PSQI总分，总分范围为0~21，得分越高，表示睡眠质量越差。

匹兹堡睡眠质量指数的具体评分可参照相关的心理评定量表手册。

匹兹堡睡眠质量指数量表参见附录6。

（五）生活质量状况及其评定量表

亚健康人群表现出来的诸多不适症状严重影响他们的生活质量，但目前对生活质量评价的定义并不统一，但都认为与健康相关的生活质量应包括多个维度。一般来说，应包括生理功能、心理状态、社会交往和躯体感受。而评定生活质量目前多凭借测量工具，如健康状况调查问卷SF－36（The Short Form－36 Health Survey，SF－36）就是目前国际上最为常用的生活质量标准化测量工具之一。SF－36又称简化36医疗结局研究量表（Medical Outcomes Study Short－form36，MOS SF－36），是美国波士顿健康研究所研制的简明健康调查问卷。该问卷是为人群调查或健康政策的评价性研究而设计的总体健康参数。它也被用于临床实践、研究和用于与某类疾病关联的结局测量，共包括36个条目，涉及躯体健康和精神健康两方面，为了使该量表适应我国的人群特征，方积乾等又研制了中文版的SF－36。

中文版SF－36，包括八个分量表：

1. 生理功能（Physical Functioning，PF）

测量健康状况是否妨碍了正常的生理活动。

2. 生理职能（Role－physical，RP）

测量由于生理健康问题所造成的职能限制。

3. 躯体疼痛（Bodily Pain，BP）

测量疼痛程度以及疼痛对日常活动的影响。

4. 总体健康（General Health，GH）

测量个体对自身健康状况及其发展趋势的评价。

5. 活力（Vitality，VT）

测量个体对自身活力和疲劳程度的主观感受。

6. 社会功能（Social Functioning，SF）

测量生理和心理问题对社会活动的数量和质量所造成的影响。

7. 情感职能（Role－Emotional，RE）

测量情感问题造成的职能限制。

8. 精神健康（Mental Health，MH）

包括激励、压抑、行为和情感失控、心理主观感受。

SF－36 的评分比较复杂，具体评分可参照相关的心理评定量表手册。

SF－36 量表参见附录 7。

（武留信　王天芳　薛晓琳　闫春连　李力）

第六章　健康管理与亚健康

第一节　健康管理的相关概念与理论

一、健康管理的提出与发展

20 世纪 60 ~70 年代美国保险业最先提出健康管理的概念。因为随着人们生活水平不断提高，饮食结构和生活方式发生了变化，以糖类（碳水化合物）为主的饮食被以蛋白质和脂肪为主的饮食所代替；以体力劳动为主要工作的形式被以脑力和轻微体力劳动为主要工作形式所代替。这种以饮食过量或结构不合理同时运动量不足、看似舒适的不良生活方式，在一定条件下变成了温柔的杀手，在不知不觉中毁掉了人们的健康。这种由于不良生活方式所导致的疾病统称为生活方式疾病，它主要包括高血压、糖尿病、血脂异常、肥胖病，以及与之相关的心脑血管疾病、肿瘤等。这些疾病的发病率在 20 世纪 60 ~70 年代的美国等发达国家迅速增高，不仅使人们遭受了疾病的折磨，也使生产率下降，使医疗费用大幅度上涨。面对不良生活方式和行为的挑战，美国政府从 20 世纪 60 年代开始改变战略，改变人们不良的饮食习惯，提倡多参加业余体育活动等，为此耗费 200 亿美元，取得了初步成果：生活方式疾病的发病率下降 50%，其中脑卒中发病率下降 75%，高血压发病率下降 55%，糖尿病发病率下降 50%，肿瘤发病率下降 1/3，人均寿命延长 10 年。与此同时，美国保险业提出了健康管理的新理念，即由医生采用健康管理和评价的手段来指导病人自我保健，大大降低了医疗费用，为保险公司控制了风险，也为健康管理事业的发展奠定了基础。20 世纪 90 年代，企业决策层意识到员工的健康直接关系到企业的效益及发展，这种觉悟使健康管理第一次被当成一项真正的医疗保健消费战略，企业决策层开始改变为员工健康的投资导向。与此同时，德国、英国、芬兰、日本等国家逐步建立了不同形式的健康管理组织。

在美国经过 20 多年的研究得出了这样一个结论：对于任何企业及个人都有这样一个秘密，即 90% 和 10%。90% 的个人和企业通过健康管理后，医疗费用降到原来的 10%。10% 的个人和企业未参加健康管理，医疗费用比原来上升 90%。

美国太平洋联合铁路公司为其员工提供健康管理服务，除了人群的健康指标有了很大改善外，其效益费用比是 3. 24∶1。其中高血压为 4. 29∶1；高血脂为 5. 25∶1；戒烟为 2. 24∶1；体重为 1. 69∶1。

在我国，健康管理作为一个新兴行业才刚刚起步，健康管理作为一门学科在中国还未形成，但已经引起了各方的关注。健康管理的服务机构已有百家以上，他们从不同层面来完成相关健康管理服务，如：健康体检、健康评估、健康指导等，但由于健康管理的专业人才在国内寥寥无几，因此这些机构都没有做到真正意义上的健康管理。2005 年 10 月，国家劳动和社会保障部正式推出了“健康管理师”这一新职业，对健康管理专业在中国的发展起到了重要的推动作用。

中国是发展中国家，随着国家经济的改革，人们生活水平的提高，慢性非传染病的发病率也在明显提高，有些疾病已与发达国家基本相同，甚至有过之而无不及。世界卫生组织第 57 届大会及 2004 年世界卫生报告表明：2002 年全球死亡人数为 5702.9 万人，其中以心血管病、糖尿病、肥胖、癌症和呼吸系统疾病为代表的慢性非传染性疾病病死人数占总死亡人数的 58.8%，占全球疾病负担的 46.8%。并预计到 2020 年将分别上升到 73% 和 60%。慢性非传染性疾病造成的死亡有 66% 发生在发展中国家，并且受影响的人的平均年龄比发达国家的人更年轻。这就预示着未来发展中国家由慢性非传染性疾病造成的死亡的比例还会增加，其发病率也将会持续增高。2002 年开展的第 4 次全国营养调查表明：中国居民近年来高血压患病率有较大幅度升高，18 岁及以上居民高血压患病率为 18.8%，全国患病人数约为 1.6 亿，与 1991 年相比患病率上升 31%。糖尿病的患病率也明显上升，从 1979 年的 0.67%，升高到 2003 年的 3.6%，在 20 多年的时间里，中国从低于 3% 的低患病率国家，迅速跨入糖尿病中等患病率（3% ~10%）的国家行列中，中国已成为仅次于印度的世界第二大糖尿病国家。尤其令人担心的是，中国糖尿病发病年龄的年轻化，30 ~40 岁组人群患病率升高幅度是各年龄组人群的 4.44 倍。此外，肥胖、冠心病、脑卒中、肿瘤等疾病的患病率也呈迅速增加的趋势。因此，健康管理事业在我国迫在眉睫。

但也应该看到，中国还是个发展中国家，经济发展水平与发达国家相比还较落后，按人均 GDP 指标衡量还属于贫困边缘，而中国人口众多，慢性非传染性疾病发病率不仅居高不下，而且还在迅速增高。所以，如何解决贫穷与病患人数众多这对矛盾，也是中国进行健康管理的难点和重点。

二、健康管理的现代概念

按照现代健康理念与医学模式要求，采用先进的医学科学技术和经验，结合运用管理科学的理论和方法，有目的、有计划、有组织的管理手段，调动全社会各个组织和每个成员的积极性，通过对群体和个体的身心负荷状态、健康危险因素进行全面检测、监测、分析、评估、预测、预警和跟踪管理，以达到维护、巩固、促进群体和个体健康，提高健康生活质量，延长健康寿命之目的。

健康管理的概念包括以下要素。

1. 过程管理

对个体或群体健康状况和风险进行全方位、全系统、全过程管理。

2. 状态管理

对个体身心负荷状态和专项素质能力实行有效监视和控制管理。

3. 风险管理

对慢病高危人群或亚临床人群的致病危险因子进行跟踪监测及干预管理。

4. 目标管理

针对不同健康风险因子及风险度分级，实施综合干预及目标管理（如降血压、调血脂、降血糖等）。

三、健康管理的原则、分类与实施

（一）健康管理的原则

1. 系统、层次原则

由于人是一个开放的巨系统，不仅结构、生理有不同的层次和系统，而且还时时刻刻与外环境进行着物质、能量、信息的交换，并且外环境（不论是自然环境还是社会环境）也是多系统、多层次的。人体健康受内外多系统、多层次的环境影响是不言而喻的。因此健康管理必须有整体观念，并应注意系统、层次差别的原则。

2. 信息反馈原则

任何系统的控制都是通过反馈实现的。在健康管理过程中，如果反馈信息失灵或不准确，或没有信息反馈，那么健康管理将是无效的、盲目的和徒劳的。

3. 重视人的因素的原则

健康管理就是对人的健康进行管理。人是健康管理诸要素中最重要的，只有充分调动人的积极性、主动性、创造性，发挥各级组织和每个成员在管理中的作用，利用现代技术和设备，采取多种形式和方法，才能使健康管理有效进行。尤其是健康的自我管理，必须增强自我健康意识，提高自我健康能力，才能达到目的。

4. 社会化的原则

在健康管理过程中，卫生系统有不可推卸的责任，但仅卫生系统是不够的。由于健康管理是一项巨大、复杂的社会系统工程，需要全社会各界、各系统共同参与和协作，保证人力、财力、物力和信息交流通畅，才能取得最大社会效益，达到维护、增强人群和个体健康的目的。这就是“大卫生观”在健康管理上的具体体现。

5. 有效的原则

“管理的本质就是放大所管理系统的功能。”有效的原则应是管理的最高原则，无效是管理的失败。健康管理就是要在有限的健康资源、经费和条件下，通过周密的计划，精心地组织与实施及认真细致的工作，在维护、巩固、增进群体和个体健康上取得最好的效果。

（二）健康管理的分类

健康管理在维护、巩固和促进健康中占有重要的地位。健康管理是健康事业领导者利用各种原理和方法，将社会及个人各方面的力量和活动引向维护、巩固、促进健康的目标。健康管理有政府管理、社会管理、家庭管理和个人管理。

1. 政府管理

政府对健康进行管理是政府职责和权力范围内的事情，可通过制定法律和各种条例、制度，以及教育进行管理。健康立法是将管理对象的健康权利和义务用法律形式明确规定，使所有的成员遵守并通过法律对所有成员的健康进行保护，有利于全国人民的健康，如健康法、环境保护法、安全生产法、食品卫生法等；各级政府和行政管理部门都可以而且应该根据国家的有关法律规定，公布有利于人民健康的条例、规定、制度、公约、办法，督促遵守执行，并制定相应的卫生政策、环境保护政策、劳务政策、安全生产政策等。

2. 社会管理

全社会都要积极参与健康事业，这是健康发展趋势，也是医学社会化，更是社会化的医学要求。社会各行各业都要重视人的因素，树立健康第一的观点，做到各行各业为健康。农业部门推广对人体有营养价值的粮食、蔬菜等，提高农作物的营养价值，尽力减少和消除农药、化肥等对农作物的污染；交通部门要保证安全第一和交通卫生；市政建设部门在城市房屋、街道及配套设施设计、建设时突出人的健康需求，房屋结构及布置合理，阳光充足，通风良好，供水排水设备齐全，垃圾及时清运，保证人均有足够的居住面积和绿化面积；商业部门出售的各种商品均应不损害顾客的健康；教育部门应设立健康教育课，使学生学习健康知识，并养成良好的卫生习惯，培养健康行为，开展丰富多彩的课外活动和体育活动，增强学生的健康素质；文化部门要提供健康的、高尚的、有益于身心的谚语、戏曲、音乐、舞蹈、美术作品等，弘扬民族文化，发扬爱国精神，并研制简易的、适合年龄特点的个人、家庭体育器材，建立各种类型的体育运动场所，使体育活动成为人们主要的业余活动方式；生产部门，生活环境，要做到无废水、废气、废渣（三废）的污染，要化害为利，综合利用。卫生部门和医疗机构要广泛开展卫生保健、健康检查、健康咨询和健康预防，全社会都对健康负责，做到"人人为健康，健康为人人"。

3. 家庭管理

家庭是以婚姻和血缘关系为基础的一种社会生活组织形式，是最基本的社会单元，具有生育、教育、经济、消费、赡养等功能。人在生长过程中形成的生理、心理、伦理、社会特点，都是依赖家庭而完成的。美满的婚姻、幸福的家庭是一个人健康的摇篮。健康的家庭管理从生育功能、经济消费、成员关系、教育，以及休息与娱乐等方面进行。

（1）生育功能：通过优婚、优生、优育和计划生育，控制人口数量，保证人口质量，履行良好的生育功能，促进人类健康。

（2）经济消费：家庭经济状况良好和消费功能正常，就能保证和提高生活质量，有利于维护、巩固和促进健康。

（3）成员关系：家庭成员间相互关心照顾，尊老爱幼，和睦相处，共享天伦之乐，对保持良好的心理和生理稳定、增进健康有积极作用。

（4）教育：父母是儿童的第一任教师，良好的家庭教育能使儿童、青少年健康得到良好发展和完善，也是预防儿童和青少年生病、意外伤亡，以及心理失衡、变态与犯罪的基本条件。

（5）休息与娱乐：亲切温暖、舒适和睦、关系密切的家庭，是人们生产、工作、学习后休息与娱乐的主要场所，对消除疲劳、调节情绪、恢复体力、陶冶情操有极重要的作用。

4. 个人管理

个人管理又称自我管理。健康的自我管理首先要增强自我健康管理意识，即认识健康管理的重要性、作用和意义。人类健康的主宰是人类自己。个人的健康主要是个人自己负责，政府、社会、家庭和别人可以帮助，但不能代替，也无法代替。其次要提高自我管理能力，即健康自我管理的途径和办法，这主要从生活方式和行为方面进行。

（1）学习有关健康的医学知识：这是解决健康自我管理如何做的问题，是自我健康管理的基础。内容主要是人体解剖生理知识；常见病（包括现代病）的急救和预防知识；关于营养、运动、作息、性格修养、善处人际关系等保健养生知识，以及不同层次的健康内涵等知识。

（2）改变不良行为和不健康生活方式，建立健康科学的生活方式：这是个人免除现代病的根本方法。做到：节制饮食，营养平衡；按时作息，生活规律；经常运动，体脑并重；不吸烟，少饮酒；戒赌，戒毒，不淫乱；胸怀坦荡，有张有弛；锐意进取，贡献社会。

（3）培养良好的性格，提高心理素质：一个人的个性特征固然受先天遗传因素的影响，但研究和实践都证明，个性特征主要受后天环境的影响，具有可塑性。心理素质指人们心理活动方面的能力，主要指人们应付、承受及调节各种心理压力的能力，表现在情绪及其行为的稳定性方面。心理素质主要从以下方面判断：智力是否正常；情绪是否稳定、愉快；意志是否顽强、果断、自觉；行为是否一致、协调；人际关系是否和谐；反应是否适度。

提高心理素质可从以下几方面进行：①精神境界陶冶法：精神境界是一个人文化修养、生活情趣等方面的综合反应，是多年学习、生活的积累与升华，是其他提高心理素质方法的基础。可通过音乐、书籍、情趣、幽默、家庭等方面陶冶情操。使精神境界高雅一些，宽阔一些，富于活力并富有弹性。②自我控制法：自我控制就是自我克制。这既是人区别于动物的文明标志之一，也是衡量其心理素质的主要标志之一。自我控制方法很多，既有升华（最具积极意义）、补偿、情景转换、抑制、自我暗示、交往调适及适当发泄等一般方法，也有制怒法、控制焦虑法、解除苦恼法（如上下级、同事间关系烦恼，“马太效应”烦恼，交友烦恼等）、身心松弛法、行为影响控制法等来进行自我控制。③培养自信心和意志力：一个人的自信心是事业成功的一半。自信、自尊是人类最重要的需要，也是心理素质诸多方面具有决定性的因素。在一个人的生活追求中，要善于鼓励和肯定自己，给自己打气；克服某些消极心理束缚（如“别人会怎么看”、“我会失败”、“为时太晚”等）；克服自卑感，正确看待竞争和塑造自己坚强的个性和意志。意志力表现为人去从事达到预定目的所必需的行动的推动力和制止与预定目的不相符的愿望和行动。一个意志坚强的人，在行动上表现出高度的自觉性、果断性和自制性；在事业上表现出坚韧性和不达目的誓不罢休的精神。培养意志力同自信心一样，应客观地认识现实生活，认识世界及对生活抱有乐观态度，目的明确及有比较全面而长远的计划，坚持从日常小事做起并能经受逆境的考验。④情景模拟训练法：心理素质表现不良都有其特定环境，情景模拟训练法就是主动寻找，或设计相类似的环境，进行耐受力的体验、调整和训练，使相应的心理反应日趋正常、稳定，增加应变经验，提高耐受水平。多和有利于提高自己心理素质的人接触，间接学习他们的特定环境的处理办法，从中吸取力量；主动参与各种活动，寻找和体验特定的环境，多参加集体活动，多接触各种人和事，锻炼自己，培养自己对各种人和事物的心理耐受力。

（4）搞好人际关系，建立强有力的社会支持系统，增强社会适应能力：两人以上的社会生活最重要的就是人际关系的处理。胸怀豁达，坦荡热情，严己宽人，真诚利人。正确处理上下级、同事、家庭亲友间的关系，广交善择朋友，就能建立强有力的社会支持系统，增强有力的社会支持系统，在平时可产生欢乐愉快的积极情绪，是增进健康的营养剂；在遇到挫折时是消极情绪的缓冲剂，在遭受巨大挫折打击时是“救急良方妙药”。

（5）创造良好的微小生活环境：微小生活环境主要指家庭居室生活环境，包括微小气候，空气污染及生活设施。保持室内温度、湿度适宜，空气流通、新鲜、无污染，生活设施卫生、完善、方便，有利于健康。

(6) 建立个人健康档案，制定个人健康计划，定期自查、自评，并记录在案：建立个人健康档案，以便各种健康资料入档而不失散，有利于查找；制订个人健康计划，不仅要有目标，而且要有具体措施，包括健康医学知识的学习及作息、运动、饮食等卫生、生活制度和心理卫生的性格锻炼，人际关系处理等。定期自查自评是一种自我监督和促进，只有坚持，才会有收获。

(三) 健康管理的实施

1. 了解情况

影响人体健康的内外环境是十分复杂的，而且还处于不断变化过程中，情况是千变万化的，因此要及时了解情况，形成符合实际的决策。不仅要了解个体的结构及生理、心理、伦理和社会适应情况，也要了解工作、学习、生活的具体环境，如气象、地理、交通及空气、水、饮食等，更应了解社会的各种因素，如社会政治、经济制度，以及军事、文化、婚姻、家庭等对健康的影响。

2. 决策与协调

在了解各种情况的基础上经过研究分析，形成决策。或是采取立法，通过国家权力机构强制实施，以保护全社会成员的健康。或发布条例、条令、规定等，经过各级组织、行政机关执行。或采取其他协调措施，使健康管理更有力、有效。

3. 健康立法

这是有利于国计民生的大事。对有关社会全体成员健康的重大措施必须通过立法予以确定并强制执行。这是其他办法不能替代的。

4. 健康教育

健康是与每一个人的生、老、病、死有关的重大问题，必须动员每个人积极参与；每一个人的健康的主宰是自己，应该自己掌握自己的健康“命运”；维护、巩固、促进健康，需要有健康知识及正确的健康观并养成健康、科学的行为和生活方式，更需要每一个人的自觉参与。健康的自我管理、家庭管理是社区管理、国家管理乃至国际管理的基础。而所有这些，都有赖于健康教育。

5. 健康咨询

这是进行健康社区管理的有效方法，也是加强、促进健康自我管理和家庭管理的主要方法。不仅可为优婚、优生、优育、防治疾病及病残康复提供科学、可行的咨询意见，而且为健全良好的心理素质，稳定协调不利情绪，搞好人际关系，适应社会提供良好的咨询服务；不仅对个体，而且对群体都可进行健康咨询；不仅可对普通个体和群体进行咨询，而且对任何特殊个体和群体提供特需咨询和服务。

四、健康管理的相关概念与理论

(一) 现代健康概念

1948 年世界卫生组织在其宪章中对健康所下的定义是：“健康不仅是免于疾病和衰弱，而且是保持体格方面、精神方面和社会方面的完美状态。”

1978年9月，国际初级卫生保健大会发表的《阿拉木图宣言》中，对健康内涵的描述重申："健康不仅是疾病和体弱的匿迹，而是身心健康、社会幸福的完美状态。"并且提出："健康是基本人权，达到尽可能的健康水平，是世界范围内的一项最重要的社会性目标。"

1990年世界卫生组织对健康概念又做了进一步的修订，将道德健康也作为健康的内容之一，认为一个人在躯体健康、心理健康、社会适应良好和道德健康四个方面皆健全，才算健康。

我国古代人民在与大自然斗争中，很早就对健康有了比较正确而深刻的认识。公元前7世纪的管子在《管子·形势解》中曾提到："起居时，饮食节，寒暑适，则身利而寿命益；起居不时，饮食不节，寒暑不适，则形体累而寿命损。"同时，管子还提到生活规律、外在环境对健康的影响。在公元前3世纪秦朝时，吕不韦的《吕氏春秋·达郁篇》用"比"、"通"、"固"、"和"、"行"来概括肌体内在的"平衡"、"正常"、"和谐"状态，若肌体内在的状态"平衡"、"正常"、"和谐"了，身体也就"病无所居，而恶无由生"了，身体也就"健康"了。其原文为："凡人三百六十节、九窍五脏六腑，肌肤欲其比也，血脉与其通也，筋骨与其固也，心志与其和也，精气与其行也。若此，则病无所居，而恶无由生矣。"

国外，在上世纪30年代，美国健康教育学家鲍尔（Bawer. W. W）和霍尔（Hau. H. G）提出了一个比较完善的"健康"定义。他们说：健康是人们在身体、心情和精神方面都自觉良好，并且活力充沛的一种状态，其基础在于机体一切器官组织机能正常，并掌握和适应物质、精神环境和健康生活的科学规律。另外，还形成这样一种看法，即不把健康看作是生命的最终目的，而看作是争取使生命更高尚、更丰富所具备的必要的物质条件，而这种生活是以有益于人群的建设性服务为特征的。

综上所述，迄今为止，人们对全面健康的衡量标准是：只有具备躯体健康、心理健康、道德健康和社会适应良好的人，才是真正全面健康的人。

首先考虑躯体健康：究竟什么条件才能称为躯体健康，从目前对人类躯体健康的定义来看还是不十分确切。通常认为，"躯体健康"就是人体生理健康，从外表看是"体格健壮，精力充沛"，而生理指标即按一般常规体检项目的几个主要生理指标均在正常范围，如心跳、脉搏、血压、肺活量等。但是年龄段不同，性别不同，地域差异，民族情况，以及不同职业间的差别，躯体健康的指标都有所不同，如跳高、举重运动员的躯体健康必然和一般常人的躯体健康有所区别。因此，躯体健康的指标还需要细致地分类和分级打分。

其次是心理健康：一般认为心理健康有三个标志，即：①人格应是完整的，自我感觉是良好的，情绪是稳定的，而且积极情绪高于消极情绪，有较好的自控能力，能自尊、自信、自爱，有自知之明。②在自己所处的环境方面能保持正常的人际关系，能受人们的尊敬、信任和欢迎。③对未来的生活有明确的目标，有理想和事业上的追求，而且能切合实际地不断进取。人是社会中的一员，一生中不可能不受到挫折，不可能没有艰难险阻，挫折和艰难险阻会影响到人的心理、情绪，进而影响甚至危害到人的整体，包括躯体健康。因此，目前有的学者提出："应该将一个人的整个行为以及他对整个客观世界的适应性作为观察评估心理健康的基础，而不要只是孤立地观察或只是重视某一方面的症状和表现。"

再次，关于道德健康方面："道德健康"常常容易让人混淆为"心理健康"。实际上，专家们认为"道德健康"主要是指不以损害他人利益来满足自己的需要和有辨别真假、善恶、荣辱、美丑等是非观念。专家们说："人们从社会生活中，每个人都会深深感到，一个社会的全体成员，一个团体的全体成员的道德修养，对于调整人与人之间的和谐、友好的关系，改善社会风气，激励和发扬人类文明，促进人们的身心健康关系重大。”还有专家提出：“人类的道德规范产生于人类的社会生活，一个在社会生活中遵循道德规范的人应该说是他这个人道德健康的体现。”

最后，关于社会适应良好问题：一般来说，“社会适应良好”就是说心理活动和各种行为适应当时复杂的环境和工作、生活需求变化，能为他人所理解，所接受。如果是一个心理健康、道德健康的人，那么，这个人就会以积极的、有效的心理活动，平稳的、正常的心理状态，对当前和发展着的社会和自然环境作出良好的反应，或者可以说是良好的适应。

（二）新的医学模式

1. 医学模式的概念

医学模式是人类与疾病作斗争，获取健康和防治疾病的经验总结，是人类生命观、疾病观、健康观的总概括。医学模式的概念是在医学科学发展过程中和医学实践活动中逐渐形成的，既是医学科学发展的历史总结，也是医学科学思想的高度概括。

（1）哲学基础：医学模式的核心是医学观。它研究医学的属性、职能、结构、发展趋势和发展规律。医学科学研究和医学实践活动，都是在一定的医学观、认识论指导下进行的，这就是哲学思想在医学中的体现。在辩证唯物主义思想指导下，逐步形成的正确医学观，是促进医学科学进步、指导卫生工作实践、发展卫生事业的哲学思想基础和理论武器。

（2）行为实践：医学模式既产生于医学实践，又能反作用于医学实践。在漫长的医学发展过程中，医学理论通过总结医学实践而产生，而医学实践又受特定的医学思维指导并由在它的指导下产生的医学行为来完成，医学思维和行为及其所产生的后果直接受医学观的影响。因此，医学模式对于人类疾病的防治、健康的维护与促进的实践活动及其产生的效果，起着决定性的作用。

（3）多元综合：随着医学科学的进步和发展，医学模式经历了多次转变。当前正由单一的生物学角度观察和处理医学问题的生物医学模式，向多元的综合的生物学、心理学、社会学模式转变，以此指导和发展个体医学与群体医学、生物医学与心理医学、生物医学与社会医学的关系，微观医学与宏观医学的关系，以及临床医学、预防医学、康复医学之间的关系，防治疾病与增进健康、医学科学与卫生事业管理的关系等。

2. 医学模式的发展

人类对健康需求的不断变化与提高，迫使医学模式不断发展和完善，其终极目标是运用医学模式思想，不断充实、发展、深化和完善医学理论与实践，满足人类对健康的追求。医学模式的发展经历了以下几个阶段。

（1）神灵主义医学模式：由于古代生产力水平低下，科学技术思想尚未确立，人们对健康和疾病的理解是超自然的，认为人类的生命和健康由上帝神灵主宰，疾病和灾祸是天谴神罚，当时盛行的巫医巫术为其主要代表。

（2）自然哲学的医学模式：随着生产力的发展和科学技术水平的进步，人们对宏观世界和宇宙万物有了初步的观察和了解，产生了粗浅的理论，有了朴素辩证的整体医学观念。如中国古代医学理论体系，有从整体观念阐述人本身和人与环境的关系，有阴阳五行的病理学说和外因“六淫”（风、寒、暑、湿、燥、火）、内因“七情”（喜、怒、忧、思、悲、恐、惊）等病因学说。

（3）机械论的医学模式：15 世纪以来，随着工业革命运动的高潮和实验科学的兴起，在实验思想的影响下，机械学和物理学有了明显的进步。笛卡儿（R. Lescartes）的《动物是机器》，拉美特利（Lamettrie）的《人是机器》是机械论模式思想的代表著作。机械论把人体看成一台机器，把血液循环看成由心脏、动静脉组成运输血液的机械系统，把肺看成鼓风机，把胃当成研磨机。机械论认为生病是机器发生故障，医病就是维修机器；解释生命活动是机械运动，保持健康就是保持机器正常运转。这不仅完全忽视了人体生命的复杂生物性，更忽视了人的复杂心理和社会性。

（4）生物医学模式：生物科学的长足进步，使医学发展进入了一个新的历史时期，表现在生物学、解剖学、组织学、胚胎学、生理学、细菌学、生物化学、病理学、免疫学、遗传学等生物科学体系的形成，以及现代分子生物学的诞生。以生物机体和机体的生物性为着眼点，以数学、物理学、化学分析手段来研究人体的运动和疾病，认为疾病是由微生物进入人体或其他物理、化学原因所引起。这种生物医学是近代医学的标志，曾对医学发展和人类健康起过巨大的作用，对克制威胁人类生命与健康的传染病，做出了重大贡献。人们已经采用杀菌灭虫、预防接种和抗菌药物等手段，取得了人类第一次卫生革命的胜利。生物医学模式可以概括为下图所示。

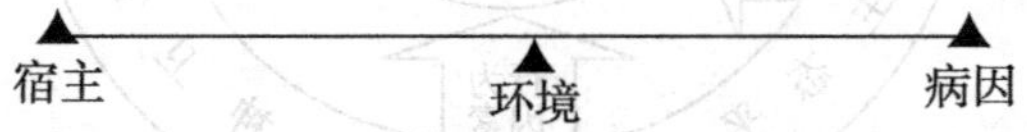

图 6－1　生物医学模式

随着对疾病本质的认识和医学科学的发展，逐渐暴露了生物医学的片面性和局限性，违背了人体具有整体性和社会性的特点。目前人类疾病谱和死因谱的变化，说明疾病的表现形式已由单因单果，向单因多果和多因多果形式发展，生物医学模式开始向新的医学模式过渡和转化。

3. 生物－心理－社会医学模式

随着医学科学的发展和防治手段的进步与提高，使疾病谱和死因谱发生了根本变化，人们的生活方式、心理、社会因素和环境因素成为健康的主要危害因素。人不仅是具有生物属性的生物人，而且是具有各种复杂心理、社会特征的社会人，更是生活在现今高效率、快节奏、都市化的现代人。一切不良的心理和社会因素都可以危害健康、产生疾病。医学的发展和作用已经同社会的发展和影响息息相关，保持人类健康已成为整个社会化运动和措施，全社会各行各业既受惠于人类健康，也承担着维护健康的责任。

随着时间的推移、认识的深化，生物－心理－社会医学模式也不断更新和完善而形成整体医学模式。以环境健康医学模式和综合健康医学模式为代表。环境健康医学模式是布鲁姆（Blum）1974 年提出的。他认为，环境因素尤以社会环境因素对于人们的健康、精神和体质发育有着重要影响和作用。此模式包括环境、遗传、行为与生活方式、医疗卫生服务四个因素（图 6－2）。拉隆达（Lalon－de）和德威尔（Dever）对环境健康医学模式加以修正和补充后，提出卫生工作和卫生政策相结合的综合健康医学模式。1977 年，在加拿大召开的国际精神病会议上，美国罗彻斯特大学恩格尔教授提出了“生物－心理－社会”新的医学模式。这种有别于以往单纯生物医学模式的理论，基于社会的发展、人类疾病谱的改变与社会卫生组织提出的积极的健康观，一经提出便很快得到世界医学界的重视。它拓宽了医学的范围，给这一学科找到了一个恰当的新定位点，更重要的是改变了人们的传统观念。

目前，在生物－心理－社会医学模式的影响下，出现许多更全面的提法，如：生物－心理－自然－社会医学模式；生物－心理－社会－伦理医学模式；多元医学模式；大小宇宙相适应医学模式等。对于医学模式的发展前景，有学者提出“高水平健康医学模式”。这种医学模式更使人们对自身健康负有主动性责任，要求人们始终处于动态平衡之中，最大限度地发挥人的主观能动性，并善于利用各种有利因素，克服有害因素，最大限度地满足生理、心理、伦理和社会适应需求。这个模式集中强调以下四种满足：积极的体育锻炼和活动；充分、合理的营养供给；正确处理来自各方面的刺激和压力；具有自我保健的责任和能力。

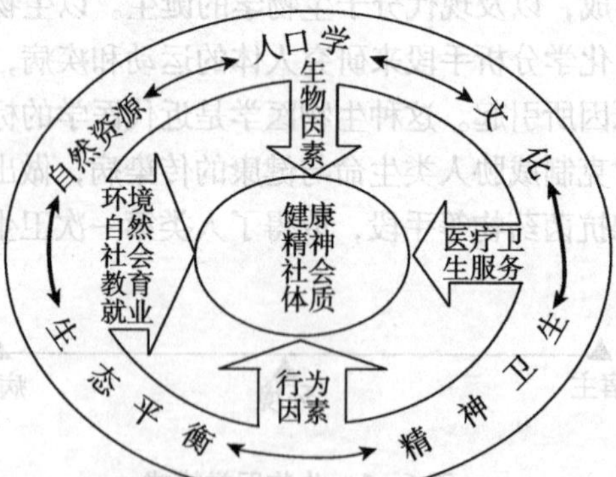

图 6－2　环境健康医学模式

注：图中箭头的粗细表示该因素对于健康作用强弱的程度。

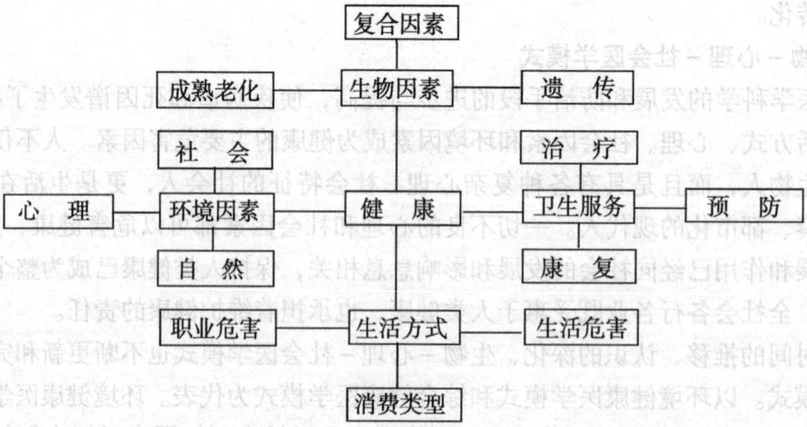

图 6－3　综合健康医学模式

（三）慢性非传染性疾病的分级和分层管理预防

1. 三级预防

所谓三级预防，是近几年提出的预防疾病观，体现了国家医疗卫生发展“战略前移”

的思想。一级预防是防致病危险因子或称病因预防；二级预防是防发病，即严格控制致病因子，将疾病消灭在萌芽状态；三级预防是防复发，即已病早治且尽量根治，防其恶化或复发，特别是要防止临床致死致残事件发生。

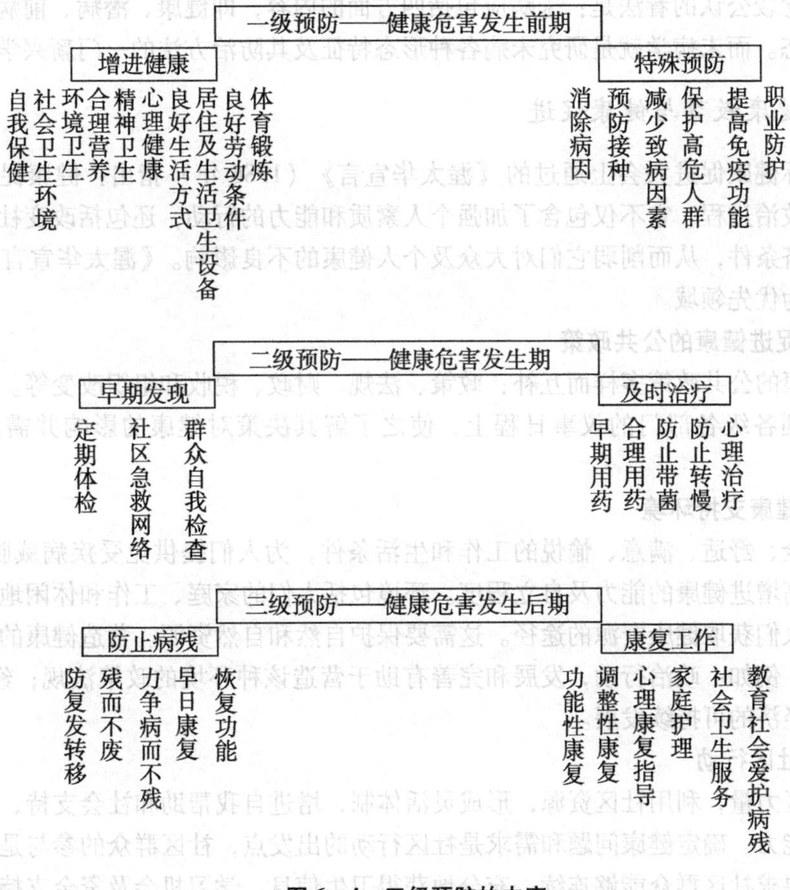

图 6－4　三级预防的内容

2. 四度分等

根据致病危险因子的分层及循证医学指导下的慢病风险管理实践，将不同慢病风险人群分为低危、中危、高危和极高危四个等级。如由卫生部、卫生部心血管病防治中心和高血压联盟新颁布的《中国高血压防治指南》中，将高血压危险分层及量化评估预后，以便于高血压病人的治疗和风险管理。其危险分层及定义是：根据我国队列人群 10 年心血管发病的绝对危险，低危人群：无其他心血管病危险因子，血压水平在Ⅰ级（SBP140～159mmHg 或 DBP90～99mmHg），10 年内发生心血管病事件风险＜15%；中危人群：有 1～2 个心血管病危险因子，血压水平在Ⅰ级或无心血管病危险因子，但血压水平在Ⅱ级（SBP160～179mmHg 或 DBP100～109mmHg）；高危人群：≥3 个危险因子，血压水平在Ⅰ～Ⅱ级或无心血管危险因子，但血压水平达到Ⅲ级（SBP≥180mmHg 或 DBP≥110mmHg）；极高危人群：心血管病危险因子存在或有靶器官损害或糖尿病，血压水平在Ⅲ级或Ⅰ～Ⅱ级。

（四）中医未病学理论

根据中医学一系列关于“未病”的论述，结合未病学的发展及现代科学的内容，目前对未病概念较公认的看法是：未病应包括四方面的内容，即健康、潜病、前病、传变这四种未病形态。而未病学就是研究未病各种形态特征及其防治方法的一门新兴学科。

（五）健康教育与健康促进

首届国际健康促进大会上通过的《渥太华宣言》（1986 年）指出：健康促进是一个综合的社会政治过程，它不仅包含了加强个人素质和能力的行动，还包括改变社会、自然环境以及经济条件，从而削弱它们对大众及个人健康的不良影响。《渥太华宣言》将五方面的活动列为优先领域。

1. 建立促进健康的公共政策

促进健康的公共政策多样而互补：政策、法规、财政、税收和组织改变等。由此可将健康问题提到各级各部门的议事日程上，使之了解其决策对健康的影响并需承担健康责任。

2. 创造健康支持环境

创造安全、舒适、满意、愉悦的工作和生活条件，为人们提供免受疾病威胁的保护，促使人们提高增进健康的能力及自立程度。环境包括人们的家庭、工作和休闲地、当地社区，还包括人们获取健康资源的途径。这需要保护自然和自然资源。营造健康的支持环境有很多要素，例如：政治行动，发展和完善有助于营造该种环境的政策法规；经济行动，尤其是鼓励经济的可持续发展。

3. 加强社区行动

发动社区力量，利用社区资源，形成灵活体制，增进自我帮助和社会支持，提高解决健康问题的能力。确定健康问题和需求是社区行动的出发点，社区群众的参与是社区行动的核心。这要求社区群众能够连续、充分地获得卫生信息、学习机会及资金支持。

4. 发展个人技能

通过提供健康信息和教育来帮助人们提高作出健康选择的能力，并支持个人和社会的发展。由此可使人们更有效地维护自身健康和生存环境。学校、家庭和工作场所均有责任在发展个人技能方面提供帮助。

5. 调整卫生服务方向

卫生部门不应仅仅提供临床治疗服务，还应该将预防和健康促进作为服务模式的一部分。卫生研究和专业教育培训也应转变，要把完整的人的总需求作为服务对象。卫生服务责任应由个人、社区组织、卫生专业人员、卫生机构、商业部门和政府共同来承担。

1998 年 7 月发表的关于指导 21 世纪健康促进发展的《雅加达宣言》又提出五个需优先考虑的方面：①提高对健康的社会责任；②增加对健康发展的资金投入；③扩大健康促进的合作关系；④增强社团及个人能力；⑤保护健康促进工作的基层组织。显然，无论是《渥太华宣言》的五个活动领域还是《雅加达宣言》的五个方面都体现了健康促进的战略性质。影响健康的因素可分为环境因素、人类生物学因素、行为与生活方式因素和卫生服务因素。健康促进的五个活动领域全面针对除人类生物学因素外的所有影响健康的因素，也可将健康促进视作对生物、心理和社会医学模式的进一步阐述。实现这个意义上的健康促进不可能由某一组织、某一部门的专业活动单独完成，它需要全社会的共同努力。从公共卫生和医学角度来推动这一战略的实现，则必须依靠健康教育的具体活动。

五、健康管理的外延及支撑体系

（一）健康管理的外延

1. 健康教育

（1）健康教育的定义：现代意义的健康教育是一门正在迅速发展的边缘性年轻学科，1984 年美国出版的《健康教育概论》中对健康教育的定义曾列举 18 种之多，至今尚无一个被一致公认的标准定义。一般认为，健康教育是一项有计划、有目的、有评价的有关医药卫生、心理学、行为学等基础知识和基本理论的传播教育活动，以帮助人们知晓影响健康的行为，并自觉地选择有益于健康的生活方式，提供改变行为所必需的知识、技能和卫生服务，以预防疾病、促进健康。健康教育旨在帮助对象人群或个体改善健康相关行为的系统的社会活动。健康教育在调查研究的基础上采用健康信息传播等干预措施促使人群或个体自觉采纳有利于健康的行为和生活方式，从而避免或减少暴露于危险因素，帮助实现疾病预防、治疗康复及提高健康水平的目的。以上定义强调了健康教育的特定目标是改善对象的健康相关行为，而健康教育主要以人群为对象；健康教育的干预活动，应该以调查研究为前提；健康教育的干预措施主要为健康信息传播，但健康教育是包含多方面要素的系统的活动；健康教育的首要任务是致力于疾病的预防控制，然而也帮助病人更好地治疗和康复，它还努力帮助普通人群积极增进健康水平。

（2）健康教育与卫生宣教：健康教育与以往的“卫生宣教”既有联系又有区别。联系在于：我国当前的健康教育是在过去卫生宣教的基础上发展起来的；现在健康教育的主要措施仍可称为卫生宣教。区别在于：①与过去的卫生宣教相比，健康教育明确了自己特定的工作目标——促使人们改善健康相关行为，从而防治疾病、增进健康，而不是仅仅作为一种辅助方法为卫生工作某一时间的中心任务服务。②健康教育不是简单的、单一方向的信息传播，而是既有调查研究又有干预的，有计划、有组织、有评价的，涉及多层次多方面对象和内容的系统活动。③健康教育在融合医学科学和行为科学（社会科学、心理学、文化人类学等）、传播学、管理科学等学科知识的基础上，已经初步形成了自己的理论和方法体系。在 20 世纪的我国，卫生宣教和健康教育两个名词曾在相当长的一段时期共存。可以说，以上所定义的健康教育与 20 世纪 70 年代以前的卫生宣教应是同一事物的不同发展阶段的名称。

（3）健康教育的定位：健康教育通过改善人们的健康相关行为来防治疾病，增进健康。尤其是在当前预防控制慢性非传染性疾病和艾滋病（AIDS）等缺少生物学预防手段和治愈方法的疾病的工作中，因这些疾病与人类行为关系密切，而使健康教育成为医疗卫生工作的一个独立的活跃领域。健康教育同时又是一种工作方法。健康教育对人们的健康相关行为及其影响因素进行调查研究的方法与健康教育干预方法、评价方法，已经被广泛应用于预防医学和临床医学的各个领域。所以，参与其他卫生工作领域的活动或为其提供相关技术支持，应是健康教育任务的另一方面。此外，健康教育工作还可大致分为常规性健康教育工作和健康教育项目工作。

历经过去几十年的健康教育实践，尤其是在理论指导下的实践，许多健康教育项目获得了现场对照实验的结果数据，所积累的大量资料已经使健康教育出现朝“循证健康教育”方向发展的趋势。

2. 健康促进

世界卫生组织定义健康促进“是促使人们维护和提高他们自身健康的过程，是协调人类与环境的战略，它限定个人与社会对健康各自所负的责任”。根据这一定义，健康促进无疑对人类健康和医学卫生工作具有战略意义。著名健康教育学家 Green 和 Kreuter 等人认为：“健康促进指一切能促使行为和生活条件向有益于健康改变的教育和环境支持的综合体。”他将健康促进表达为一个指向行为和生活条件的“综合体”：“健康教育 + 环境支持”。1995 年 WHO 西太区办事处发表《健康新视野》，提出：“健康促进指个人与其家庭、社区和国家一起采取措施，鼓励健康的行为，增强人们改进和处理自身健康问题的能力。”在这个定义中，健康促进旨在改进健康相关行为的活动。

由此可知，对健康促进存在着广义和狭义的理解。将健康促进视为当前防治疾病、增进健康的总体战略，这是广义的理解；将健康促进视为一种具体的工作策略或领域，这是狭义的理解。在实践中，广义和狭义的理解都是有意义的。事实上，我国于 20 世纪 50 年代在全国全民范围开展的以“爱国卫生运动”为代表的健康干预活动，就是一次基于当时我国实际情况的非常成功的伟大健康促进实践，中华民族的健康水平和人民的期望寿命那时得以迅速地大幅度提高。

3. 社区卫生保健

社区保健在五种保健（自我保健、家庭保健、社区保健、国家保健、国际保健）体系中占有重要地位，是健康管理的主要组成部分。

(1) 社区保健的概念：“社区”是若干社会群体（家庭、民族）或社会组织（机关、团体）聚集在某一地域里所形成的一个生活上的相互关联的大集体。社区是与一定区域相联系的社会生活共同体，是一种区域性或地区性的社会。社区保健是社区卫生工作者和有关机构通过社区调查，研究社区人群、文化和社会特点及存在的社区健康问题，在此基础上制定和实施社区保健计划，并对计划实施过程做出评价的过程。

(2) 社区保健的原则和方法

1) 社区保健的原则：预防为主的原则：在社区保健工作中，既要针对疾病进行预防，更要针对健康危害因素和不健康的生活行为方式及交通灾害等进行预防。

区别社区特点的原则：居住在城市、农村和厂矿等社区的特定人群，常各有影响健康的不同因素，只有针对这些社区的环境特征、生活行为方式提出相应的保健措施，才能达到预期目的。城市是复杂的有序系统，社会化程度高，人口多，居住拥挤，流动性大，生活节奏快。由于紧张带来身心健康问题，人口密度大而造成传染病流行和群体性食物中毒和交通灾害，环境污染造成慢性健康损害等。

农村幅员辽阔，医疗卫生条件差，人口素质和健康水平低，是社区保健的重点。工矿企业生产环境中常有生产性毒物、粉尘、高温和热辐射、放射性物质、振动、噪声等危害健康因素，需要采取综合措施加强防护和保健。

2) 社区保健的方法：三级预防是实施社区保健的根本方法。

(3) 社区保健的内容：①社区诊断：这是通过社区调查和利用社区有关卫生资料，对社区卫生状况和人群健康水平初步评价，并对主要健康问题做出结论或判断。社区诊断的目的是了解、发现社区的卫生需求和健康问题及其自身解决问题的能力，分析导致健康问题的原因（包括影响因素），为社会保健计划提供资料和依据。社区诊断的内容有：社区健康水平及存在问题，如人口状况、发病与死亡水平，健康知识和健康行为及健康危险因素等；社区设施及卫生状况，如自来水普及率，环境污染状况，还有家庭、学习、工作、娱乐等环境设施状况和卫生状况；社区卫生资源，如卫生机构、卫生人力及社会经济状况等；社区保健意识，包括社区领导、社会团体、家庭、个人对健康的认识、态度和参与卫生保健工作的程度。②制定社区保健计划：在社区诊断的基础上，根据社区的卫生需求和健康问题及造成原因，考虑到社区自身的卫生资源、设施及经济状况，顾及社区环境、民意，以及问题的轻重缓急，制订出切实可行的社区保健计划，明确计划目标及进度并尽量加以量化，以达到预期目的。③实施社区保健计划：实施社区保健计划应做到组织落实，明确目标，分工负责，量化考核；掌握进度，发现问题，及时纠正；搞好发动，人人参与，齐心协力，确保计划顺利实施。

(4) 社区保健的地位和作用：①落实世界卫生组织2000年人人享有卫生保健战略目标的重要措施。②社区保健符合世界卫生组织关于今后卫生保健服务要朝着社区化方向发展的要求，使卫生保健工作从根本上落实到基层。③社区保健能为整个社区所有成员提供全面的保健服务，不局限于少数人、某种疾病或某种影响健康的因素。④社区保健特别适合发展中国家或卫生资源相对不足的社区作为主要基层卫生保健模式，发展适应技术，以求用最少的资源解决社区的重要健康问题。

4. 第三方医疗管理

第三方医疗管理是指在医疗机构和患者之间形成和建立的一种中介管理机构，或称为“第三方医疗购买者及管理者”。其目的是用来制约医疗服务机构，解决目前医患双方存在的信息不对称问题。由于政府不能承担第三方，故一般由金融保险机构承担。由这种第三方商业管理模式进入，即引入商业保险机构或金融机构负责医疗基金的筹资和运营管理，加上政府的监督管理及医疗机构的服务管理，才能真正实现医疗市场“征、管、监”的管理目标。

5. 健康管理产品研发

健康管理产品包括硬件产品和软件产品，以及针对不同人群的功能食品、保健品等。健康管理的硬件产品包括健康检测产品、健康监测产品及健康促进和维护产品等；健康管理软产品包括各种健康信息技术产品及评估管理软件。功能食品和保健品包括优质蛋白补充剂、钙等矿物质补充剂、维生素、功能水、中草药等。但总的看，用于健康管理的特色产品，如个体化健康监测产品、中医中药产品、抗消疲劳产品、改善睡眠及生物节律产品、心理调摄与疏导产品、专属性健康评估管理软件等有待进一步研究和开发利用。

6. 医疗保险或人寿保险

构建中国的健康管理与健康保险相结合的体系，是一项现实而紧迫的任务，是在促进健康保险事业发展的同时，促使健康管理理论与技术有更为规模化、更加市场化的应用领域。

(1) 我国健康服务保障体系存在的不足：健康服务保障体系从服务角度看，可以大体上分为预防保健保障和诊疗服务保障两大类。其中保障方式主要有费用补偿和服务提供。从目前情况看，目前我国健康服务保障体系还存在着以下几大问题：

1）保障人群有限：在总人口13亿的人群中，参加各类社会医疗保险的人群占总人群的比例约为22.2%，参加商业健康保险的人群约为7.6%，而无保险的自费人群达到了70.3%。城镇享有各类健康保险的人群，仅占总人群的49.6%，农村约有80%以上人群无任何健康保险。

2）保障服务不足：我国城乡居民患者中，未就诊比例高达48.9%，应住院而未住院率也到了29.6%。因病致贫，因病致残，因信息不对称导致不合理用药、不合理诊疗现象严重。

3）保障费用有限：据不完全统计，2002年，我国的医疗费用支出约5600亿，其中个人支出的医疗费用约3744亿。到2005年，全国医疗保险基金收入也只有1378亿元，商业保险更少，不到社保的五分之一。但中国疾病经济负担达到了1.2万亿元（2003年），增长速度高于国民生产总值的增长速度，实现国民健康与经济的可持续发展任重道远。

4）保障形式单一：就服务提供及费用保障的内容和形式看，主要还是集中在保大病、急性病等的服务提供和费用补偿上，提供预防保健服务、便利服务和长期的疾病管理服务体系和保障服务还很不完善。不仅是提供这类服务的公共社会机构缺乏，医疗卫生服务体系不健全，而且保险保障基本不涉及这类服务领域，也不为这类服务买单，使得真正享受到的预防保健服务（除接种疫苗外）、长期健康干预服务和诊疗便利服务的人群还很少，健康服务的可及性和健康服务的利用度长期得不到改善与提高。

由此可见，我国的健康保障体系还很不完善，还不能满足民众的根本需求。根据我国现有的健康保障运行体系和国家的财力情况，解决措施之一就是加紧构建健康保险与健康管理密切结合的健康保障体系，从而从根本上激活健康保险与健康管理两大领域的市场运作和各自的事业发展，实现健康费用利用的最大化，提高全民的健康生活品质。

（2）健康保险与健康管理结合对健康保险事业的意义：从本质意义上说，健康管理就是对人的健康进行各类管理服务的工作，这里唯一不包括的服务就是诊疗服务。一般理解，医疗卫生部门倡导的健康管理服务应该定位于除诊疗服务以外的各项健康保健服务，与诊疗服务共同构成对民众提供的医疗保健服务体系。而健康保险经营者所提供的健康管理服务，国际上还没有一种固定的模式或体系。按照作者的理解，健康保险的健康管理体系，是从“健康指导和诊疗干预”这两个方面采取的各类健康服务和风险管理措施。它定位于除费用风险补偿以外的各类健康管理服务，与费用保障共同构成健康保险保障体系。

医疗卫生服务领域的健康管理，是医疗卫生服务的延伸，为的是更好地防病治病；健康保险的健康管理是风险管理和服务的延伸，为的是更好地提供保障服务和控制经营风险。两者的共同点，都是利用能使健康得到改善、疾病得到减轻或延缓的非诊疗的技术和手段，促进和改善人们的健康状况。

从健康保险经营的目标看，需要建立健康诊疗活动的事前、事中和事后全过程的管理和服务，才能满足客户的更加迫切的健康服务需求，才能有效控制经营风险。健康保险与健康管理有机结合，能够充分发挥两者密切结合后带来的双重效用：一方面是实施专业化的健康服务，促进风险控制效果的提高和客户的满意度；二是进行专业化的健康诊疗风险控制，为服务的更加全面、合理和有针对性提供有力的保障。从健康保险经营的现实需要看，它能体现专业化经营的效益和水平。因为，传统的经营方法和现实中的一般操作存在着很多不足：一是商业健康保险过去的经营方法基本不涉及对医疗服务提供全过程的管理，使之风险控制效果不理想，服务特色不明显；二是由于没有将费用保障与服务保障进行有机结合，使得组织结构、运行体系、服务模式和风险控制环节等方面，难以形成统一的系统，各项专业服务和风险控制措施都是在点的方面实施，难以发挥健康管理在健康保险经营中的有效作用；三是应用范围的有限性和非专业的应用，使得健康管理的各项服务标准和技术要求，没有体现出应有的专业水准和最佳的应用效果。因此，有效提供与健康保险结合的健康管理服务，在健康保险经营活动中应用健康管理的技术和手段，能够达到服务管理与风险控制的有机结合，能够充分体现服务的全面性和管理的全过程的综合效益，而且能够极大地促进健康保险产业的发展，应当成为商业健康保险尤其是专业健康保险经营发展的主要战略措施。

（3）健康管理与健康保险结合对健康管理事业的意义：一是健康管理事业需要保险人的参与才能充分利用和发展。我国医疗卫生资源配置不合理，初级卫生保健资源利用不足，其他中高端资源要么分布不合理，要么利用不均衡，除了财政投入、物价体系、医疗卫生行业等方面的原因外，很重要的一条就是长期以来，这一领域缺乏保险人的充分参与，以及服务充分利用的市场机制。因此，过去医疗卫生资源配置和费用支出始终缺乏来自第三方的促进动力或激励机制，缺乏可以更加合理进行监控的手段，促进其发展的有效因素等。一方面卫生行业受行政区域管理、专业分割甚至利益驱动的影响，还没有形成由初级服务到高级服务统一运行的健康诊疗服务体系，使得资源配置、提供和利用不合理，也缺乏风险控制的利益驱动机制，引起社会的广泛关注，延伸至看病贵、看病难的社会评价。另一方面民众和保险公司又没有获得与费用支出匹配的更加合理服务提供，及全面的服务管理的途径，使医疗费用连续上涨的同时，因病致贫及难以承受的经济负担，成为广大民众深深的忧虑，而保险公司不敢触及健康保险业务的态度，也影响了商业健康保险的发展和专业模式的创新。

二是健康管理事业需要保障的形式支持，才能得到社会更好的认同。社会民众虽然对健康保险需求很高，但越来越关注在医疗费用补偿的同时，健康维护需求的保障问题。如果缺乏健康保险经营者的买单，民众自然在享受健康管理的必要性和紧迫性上犹豫不决，也没有更好的激励机制，促使他们主动地关注自己日常的健康生活。

为此，需要一种创新的经营手段和经营模式，即一种创新的服务形态，将健康保险与健康管理，将费用补偿服务与健康管理服务结合一体，促进医疗卫生部门加强与保险公司的全面合作。例如，可以将健康管理与社区医疗资源更加密切地结合起来，利用市场和政府引导相结合的手段，全面提供健康管理服务。在此基础上，从医疗卫生部门的角度，鼓励商业健康保险经营者逐步建立具有不同等级医院合作关系的网络，形成良好的合作模式，以首诊人制度或初诊负责制的办法，全面建立三级转诊制度。为此，需要医疗卫生部门尽快出台鼓励社区医疗或预防保健、康复等部门与保险人在此领域合作的支持政策。加快诊疗规范、社区医疗管理和应用等专业技术与管理规定的制度制订进程。尽快出台慢性病管理的专业技术和应用具体标准，为激励健康管理与健康保险的有机结合、共同发展，创造更加有利的环境条件。

(4) 健康管理与健康保险结合的工作要求：要实现健康管理与健康保险的结合，主要要做两项工作：一是要延伸和扩展对客户实施的健康服务，二是要对健康诊疗的各个环节和内容上实施全程化的风险管理。上述两项工作构成了健康管理体系的核心任务：健康指导和诊疗干预。为此，需要完成以下工作：一是搭建良好的运营和服务支持平台，这个平台主要包括合作的医院、医师队伍、其他医疗卫生组织网络体系、服务与管理体系、标准化体系等。二是需要建立一整套服务体系，它包含了从健康、亚健康、疾病到诊疗、康复等全程的咨询、指导、评估与干预等健康管理服务流程，以及从健康咨询、健康维护到就诊服务、诊疗管理等全面的服务计划。三是需要建立健康诊疗风险控制模式，即从疾病发生风险、就诊行为风险和诊疗措施风险等方面，进行健康诊疗信息收集，客户和服务提供者的健康、诊疗服务行为和费用方面的风险评估，大病、慢病、诊疗服务项目、医疗服务提供者、诊疗服务数量和费用等方面的干预措施。

由此可见，这里的健康保险经营中的健康管理，无论是广度和深度，无论是理论和实践，都与其他领域的应用概念和内容有较大的不同。总之，构建健康保险与健康管理相结合的经营服务体系，对健康保险、医疗卫生行业、社会民众对健康保险和健康管理服务的需求和事业的发展，对这个市场的推进和深化，对医疗卫生资源的合理利用和民众的健康生活品质的改善，对创新性地发展中国的健康保障事业，都是意义非常重大的事情。我们期待着在社会各界的关注、支持和共同努力下，健康保险与健康管理事业能够更加繁荣昌盛。

7. 健康信息技术

健康信息技术是指把信息技术用于健康管理的全过程，即实现健康信息的采集、存储、传送与管理的信息化。主要包括：健康信息采集技术、健康信息库、健康信息网络服务、健康信息分析、提取技术、健康管理信息专家系统、健康管理评估软件（通用评估软件、整体评估软件、专用评估软件）。

健康信息技术是现代健康管理的核心技术之一，其主要功能和作用意义包括：①作为健康信息采集、收集和注册的基本手段之一，对健康管理的“基础工程”的实施发挥重要的作用；②作为健康检测、监测技术信息化管理的核心内容，将发挥不可缺少的重要作用；③通过对健康信息的收集、提取、挖掘和加工，实现信息管理的规范化、系统化和可视化，并为健康评估与专家系统的建立提供保障与支持；④由于健康管理面对的是广大人群和不同个体与家庭，健康管理实施者又是由不同专业背景和水平的专家、技术人员和服务人员组成，总体实现信息共享和互动，建立信息化网络是最重要的环节；⑤要对管理对象实施跟踪与指导，必须建立信息反馈与查询服务平台。

8. 医疗管理

医疗管理是指对患者或以患者为中心的管理行为，医务人员通过医学技术设备与经验，结合现代医疗保险管理的规定和制度，最大限度地提高对疾病和伤残的诊治与处置水平，提高治病率，减少复发率和死、伤残率，同时医疗管理也是健康管理的“下游”。由于医疗管理的历史久，经验多，信息化服务开展早，对健康管理有很多可借鉴之处。

（二）支撑体系

1. 现代医学科学技术体系

现代医学科学技术体系是开展健康管理的基础与主要支撑体系，具有丰富的内涵与实践内容。主要有医学检查与诊断技术、基础医学与医学实验技术、各种医学干预技术、预防医学及康复医学技术、现代中医中药技术、生理心理与环境检测/监测技术、营养与运动医学技术等。未来医学科学技术的发展主要体现在四个方面：一是医学科学技术研究的范围及领域不断扩大，从过去研究人的出生到死亡全过程发展到今天研究人的生前到死后；二是医学科学技术的发展已由古代的整体医学时代（从东西方传统医学的形成到16世纪欧洲文艺复兴）、近代的分析医学时代（从文艺复兴到20世纪上半叶）、现代的系统医学时代（20世纪50年代到21世纪），将向分子生物医学和信息、管理医学接近；三是医学模式也随之由单一的生物医学模式、生物－心理－社会医学模式转向生物－社会－心理－生态环境四位一体的未来医学模式的建立转变；四是基因技术、健康信息技术、环境与生物安全技术、慢病风险监测与管理工程技术将成为实现我国医药卫生“战略前移”和“重心下移”策略的关键与核心技术，这些均对开展健康管理及学科发展提供了强有力的理论与技术支撑，也是健康管理从业者必须学习和掌握的基本知识和技能。

2. 传统中医药防病养生体系

我国人民在几千年长期和疾病作斗争的过程中，总结研究出了独特的中医药养生保健体系。这一体系有两个独特的内涵：其一是“摄生”或养生，即把自己的生命保养、养护起来，由个体把握或管理好自己的生命；其二是“道生”，即是按照一定的规律法则和方法来管理健康和保养生命。在此基础上研究建立起了未病先防、欲病（亚健康）早治、已病（早病）防变的独特养生保健体系。这一体系不但与现代健康管理的理念与内涵十分接近，而且也为研究建立中国特色的健康管理理论体系与实践模式提供了支撑。

3. 社区医疗与卫生服务体系

社区医疗与卫生服务体系是开展健康管理的出发点和落脚点。因为健康管理内涵的一个基本要求就是以满足不同个体、家庭健康消费需求为目的的需求管理和以群体健康风险监测为重点的慢病工程管理的开展。而这两种健康管理的实施与开展离不开社区完善的医疗与卫生服务体制、机制与有效运营模式的建立。

4. 教育与培训体系

这是开展健康管理的又一项基础支撑条件和首要任务。由于健康管理是一种新的理念和新兴行业，绝大多数民众和许多医药卫生人员及健康管理从业者对健康管理的内涵与实践不了解，对健康管理的技术服务模式与开展项目不清楚，对开展健康管理服务的重要意义和实践价值理解不到位或缺乏认识。因此尽快建立针对健康管理的教育培训体系，不但是开展健康管理的紧迫任务，也是健康管理从理论向实践迈进并取得实效的必须环节和重要支撑。

5. 健康测评与医疗决策体系

这是健康管理实践过程的关键环节和必要步骤。健康管理的实践活动概括起来有“四步曲”：第一步曲就是了解你的健康，需要对个体或群体当前的健康状况进行仔细地询问和检测分析，获取全面准确的健康信息和评估判断；第二步曲是在此基础上针对健康检测（体检）中发现的主要健康问题进行指导和干预；第三步曲是管理和改善你的健康，也就是研究如何落实你的健康解决方案，真正使你的健康得到改进、改善和维护，这是健康管理的核心步骤，是所谓健康管理中的“管理”的真正体现；第四步曲就是健康管理必须与“下游”的医疗绿色通道和医疗决策服务有机结合，对健康检测评估过程中发现的疾病或医疗手段才能解决的身心问题，进行实时的就医指导和医疗决策服务，这也是开展健康管理的一个必须步骤。

6. 亚健康评估与干预体系

由于亚健康人群是健康管理的最大目标人群，亚健康评估与综合干预体系是开展健康管理支撑体系的重要组成部分。健康管理与医疗管理的最大区别就在于前者重视的是占人口60%的亚健康人群，后者则重点关注的是占人口10%的疾病人群。前者通过采用以改善不良生活方式为重点的管理措施，使亚健康人群的不健康状态得到实际改善，增加健康人群基数，而后者则主要采用昂贵的医学诊疗手段解除或减轻病人痛苦，延缓或暂时减少死亡，增加医疗费用和疾病负担。

7. 产品产业研发与应用体系

健康管理是一项利国利民的伟大实践和促进社会和谐进步与可持续发展的“幸福工程”。无论是社会实践还是“幸福工程”，均离不开产业产品的研发与应用，特别是结合现代信息技术和中医养生保健特色的健康检测、监测、评估干预产品的研发与应用，将是推动中国健康管理行业发展的持续动力和重要目标。

8. 信息化管理服务体系

一方面健康管理从检测、监测、评估、干预、跟踪等全过程离不开信息技术的支持和支撑；另一方面，现代信息技术进入健康管理并与之有机结合，形成具有时代特色的健康信息管理服务体系，促进健康管理产业核心竞争力的形成和展现健康管理发展前景，使其能成为新的朝阳产业。

9. 专属性人才资源保障体系

在中国要想把健康管理这项宏伟事业真正发展起来并坚持下去，取得实绩、实效、实果并在世界健康产业领域有一席之地，关键在于培训和选拔一批精通现代管理知识和健康管理学理论，熟知健康管理实践模式和运营策略，掌握健康管理技术与服务技能的学者、专家和技术骨干。这是开展健康管理最紧缺，也是最宝贵的资源保障体系。

10. 保险业与投资环境支持体系

这是开展健康管理不可缺少的一个方面，西方发达国家健康管理产业取得的巨大成功已经证明，健康保险的加盟和健康产业投资环境的改善是健康管理取得成功的两个重要因素。尽管在我国现阶段，保险业和健康管理产业的联姻条件还不成熟，投资环境还不够理想，但随着健康管理产业的兴起与发展，投资环境的不断改善，健康保险业的加盟将成为中国健康管理产业新的支撑点和强势动力。

第二节　健康管理的实践模式与核心技术

健康管理的实践模式与核心技术是健康管理学研究的重点内容和健康管理实践必须掌握的关键技能。在目前尚缺少国内外统一的理论与实践模式，根据近10年来的研发与实践，结合吸取国内外有关学者的共识，在这里提出健康管理学的理论、技术、服务及中医未病四种模式和核心技术，以供读者参考。

一、健康管理的模式与实施步骤

（一）理论模式

研究建立具有中国特色的现代健康管理学理论体系和统一的认识模式，是当今健康管理研究者和相关行业协会、专业学会的必然使命和紧迫任务。因为只有理论上的清醒与把握，才能保证实践活动的正确方向和取得实效进步。解读我们所提出的健康管理的理论模式或思维定式，有四点要素需要说明：一是生命过程从出生到死亡必须经历健康态－亚健康态－亚临床态－临床疾病态四个过程，而健康管理从这个意义上讲，就是要研究生命全过程中的健康风险与管理控制问题。因此，它是一项系统管理、过程管理的工程，其目的是维护健康状态，改善亚健康状态，诊治亚临床和临床疾病态，是使健康人群的基数增大，亚健康向健康状态转化，使亚临床状态得到早期有效治疗，并最大限度地降低亚临床向疾病临床期的转化风险，对大多数临床患者进行治疗达标为重点的目标管理工程，以降低死亡率、致残率等发生风险，从而延长健康寿命，提高生命质量。二是健康管理的重点人群是介于健康和临床疾病之间，处于不同慢病危险分层下的亚健康及亚临床人群，这与医疗管理不同，医疗管理的重点是临床患者和生命终末期患者及严重伤残者，但两种管理之间有一个明显的重叠带，即慢病风险高危人群和亚临床人群可以采用医疗或健康管理手段，医疗管理多采用药物（或手术）为主的医疗手段，而健康管理则主要采用非药物结合干预和改变不良生活方式等手段。三是健康管理强调的是状态、风险、过程及目标管理，向管理要效果，而医疗管理则更强调药物、手术或器械为主的疾病分期治疗或阶段控制，是从医疗求效益。由于健康管理面对的是占人口80%以上的健康、亚健康、亚临床人群，因此其实施管理的场所在社区，在家庭，在院外。而医疗管理面对的是占人口10%～20%左右的临床或高危亚临床患者，因而其实施医疗管理的主要场所是在医院，在病房。四是健康管理更强调个人主动性的自我管理及群体、家庭的健康促进行动，而医疗管理是一种被动的、消极的生命控制管理，特别是随着现代医疗科技的进步，费用高昂的诊疗设备和仪器器械，不但成了疑难、重症患者的“救命草”，而且也已成为大多数医务人员诊治病人的主要依靠。

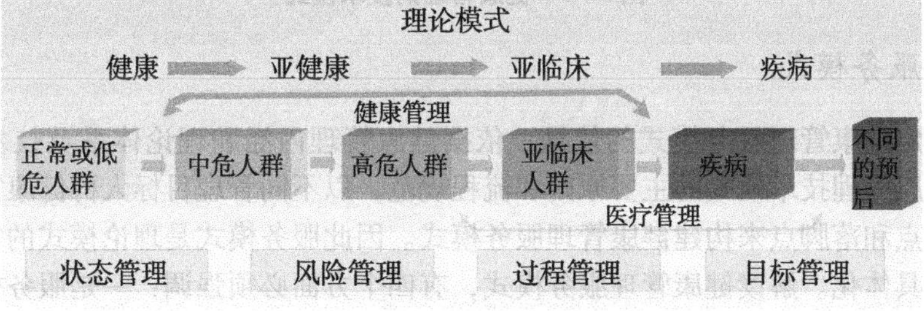

图6－5 健康管理的理论模式

（二）技术模式

这是实践健康管理的中心环节。如果说理论模式是健康管理理论体系的一个缩影，那么技术模式则是开展健康管理的实践模板。解读和操作这一模板必须遵循以下原则：一是健康管理技术模式是按照现代健康管理理念及其要求建立起来的一个技术框架模式，而且是一个可变模式，因时、因人、因地、因环境条件可以分出不同侧重点的实践与模板。如亚健康状态管理的重点是身心负荷状态的检测、监测、评估与状态改善管理，因此相关的技术模式侧重点也不同。二是作为实践健康管理的一项基本技术模式，必须体现健康管理的主要内涵和基本要素。主要有健康管理的采集与注册、健康信息的分析评估与管理、健康解决方案的制定与实施、健康风险的跟踪干预与医疗决策服务，以及健康风险管理评定的反馈与循环管理。三是作为技术模式，必须体现以健康信息技术（HIT）为主要内容的现代信息与管理学内涵。强调信息采集客观、全面、准确、可信，健康评估科学、可靠，健康风险分层和健康等级划分有依据，健康走向预测、预警有循证医学支持。特别是健康解决方案针对性强、个体化程度高、可持续性好，并有很好的实践顺从性。健康信息管理体现管理者（专家与技术服务）的全程管控和被管理者的主动参与、积极配合。四是调动被管理者的自我管理意识和管理者的主观能动性，是实践健康管理技术模式的关键，也是整个技术模式的核心所在，要求健康管理者通过科学有效的技术服务来调动被管理者的自我健康风险管理与自我保健意识。被管理者要主动参与并与管理者形成合力，以取得管理健康的最佳效果。

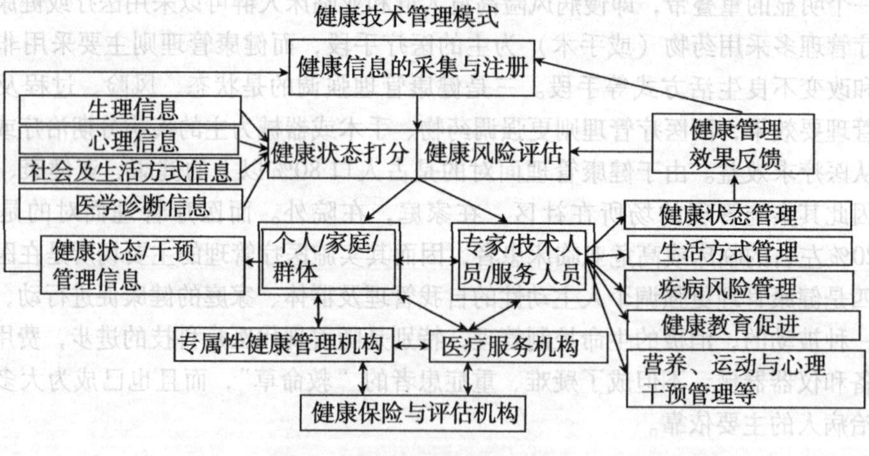

图6-6　健康管理的技术模式

（三）服务模式

研究制定健康管理服务模式的依据：依据健康管理内涵和理论体系及技术模式的要求，体现健康管理技术模式的主要原则和流程规范，以不同管理目标人群健康需求和满足程度为出发点和落脚点来构建健康管理服务模式。因此服务模式是理论模式的实践化，是技术模式的具体化。解读健康管理服务模式，有四个方面必须强调：一是服务模式必须满足健康管理实践模式的三部曲（三大环节）要求，即体现了解你的健康（健康检测与监测），管理你的健康（健康评估与干预方案）和改善或促进你的健康（管理实施与信息追踪）；二是必须体现针对个体、家庭和群体不同需求层面的解决方案及具体内容要求；三是必须体现不同目标人群和要求的针对性措施，如健康人群和特殊职业人群的重点应是健康状态的维护与管理，亚健康人群则主要是健康改善和促进管理，亚临床人群主要是临床事件的风险控制与管理，慢病早期或康复期人群则主要是综合干预与治疗达标管理；四是研究针对不同年龄、性别、地域、家庭、生活方式及习惯等制定不同的健康管理服务模式，使服务模式多样化、规范化和具体化。

（四）中医未病模式

“未病人群”是健康管理的目标人群，具体包括以下四种状态人群。

1. 健康未病态人群

这部分人群虽然尚未产生病理信息，但却时刻处于各种致病因素的威胁之下，虽然属于无病的健康人，但却由于健康商数低、保健知识缺乏而随时可能受到疾病危险因子的侵袭与干扰而进入潜病态或亚健康态。对这部分人群健康管理的重点是提高健康商数，远离致病因素，保持良好生活方式和习惯，学习和掌握健康技能和主动养生之道，不断提高自身的健康素质和水平。

2. 潜病未病态人群

潜病未病态是中医未病态范畴中的一个非常关键的状态阶段，它是一种微量病理信息隐匿存在的阶段。尽管无明显病状或体现，但内在却并非无病。潜病未病态人群健康管理的重点是除去潜在的病理信息，改善机体的功能状态，注重生活方式管理和改进，将各种致病危险因素降低到低危险度，促使身心负荷状态向上游的健康状态转化。

3. 欲病未病态人群

欲病未病态是潜病未病态的进一步发展，由于潜在病越来越多，又未得到及时地消除，则机体处于欲病萌芽状态，或称疾病将要发病的临界状态。欲病未病态具有四个基本特征：①有一定的不健康或病理信息量，但又不能确诊为何种疾病；②若再找出佐证病理信息，则疾病诊断即可成立；③有信息活跃变化，外部表现或主诉与内在潜在病理信息之间存在一定联系，因此对欲病未病态人群可视为中、重度亚健康人群。管理的重点应放在大量潜在病理信息的综合干预和中医调摄上，最大限度地降低发病风险，想方设法使欲病未病态向潜病态及健康未病态转化，将疾病消灭于萌芽状态。

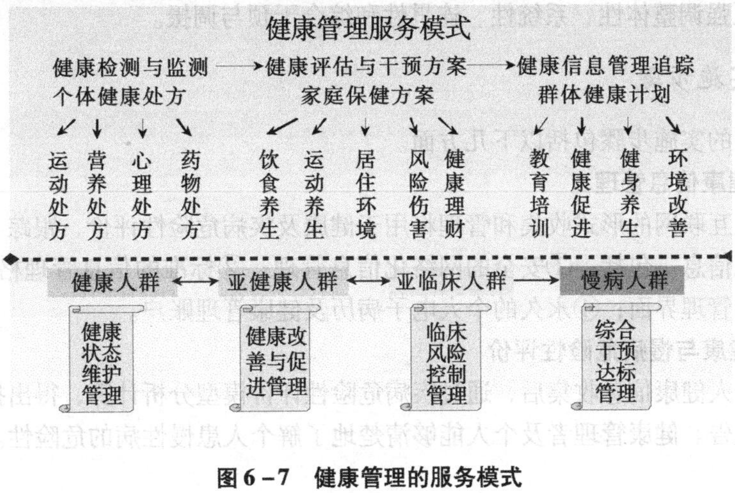

图6－7　健康管理的服务模式

4. 传变未病态人群

传变未病态是指在发生疾病后，病情有可能进一步发生传变或出现并发症的情况。严格讲，这不应该属于未病态的范畴，但由于其防治思想和理念与未病思想十分接近，故也将其包含在未病学人群范畴。传变未病态人群诊治要突出三点：①已病（症）早治，防其发展（恶化）。②单病（症）防传（变）。防其演变成其他疾病或出现其他合并症，这是传变未病态的核心观点，如单纯性上呼吸道感染，应抓紧早治，防其发展为支气管炎或传变成病毒性心肌炎。③病后调养，防其复发。这与现代医学的Ⅱ级预防概念十分相符。

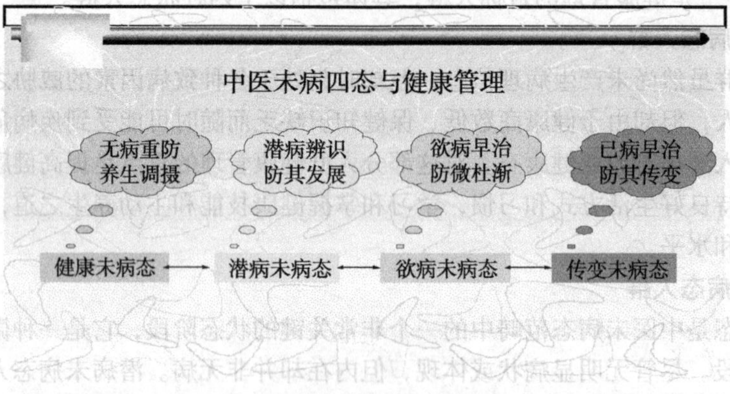

图 6-8　中医未病模式

这里值得强调的是，未病四态是一个不可分割的整体系统，在具体应用时一方面要仔细界定各状态特点，提出针对性干预措施，另一方面应发挥中医整体调摄的作用，达到养身于先，保健于前，救病于萌，管理于早。研究针对中医未病四态制定的健康管理实践模式，不但是现代健康管理理论体系和实践模式不可缺少的组成部分和重要补充，而且只有结合中医未病学养生保健知识和技术，才能构建起具有中国特色的健康管理理论体系及实践模式。未病学健康管理模式的核心有三：一是把握不同身心状态特点制定不同的养生与调理措施；二是根据未病四态所表现出的不同阶段特点，研究制定出侧重点不同的中医保健方案；三是由于未病四态既有不同表现，又有内在联系，因此，在研究建立未病学健康管理模式时更强调整体性、系统性、连贯性和综合干预与调摄。

（五）实施步骤

健康管理的实施步骤包括以下几方面。

1. 个人健康信息管理

以软件及互联网的形式收集和管理将用于健康及疾病危险性评价、跟踪、健康行为指导的个人健康信息。包括：①安全的网络化信息管理；②标准的信息管理格式；③友好、互动的客户端管理界面；④永久的个人电子病历及健康管理账户。

2. 个人健康与慢病危险性评价

当完成个人健康信息收集后，通过疾病危险性评价模型分析计算，得出按病种的疾病危险性评价报告。健康管理者及个人能够清楚地了解个人患慢性病的危险性。

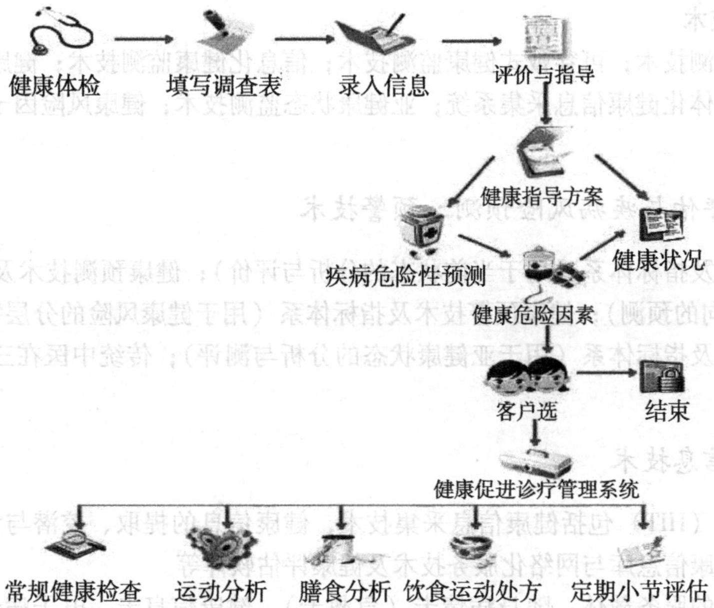

图 6－9　个体健康检测评估与管理流程

第一步：健康状况的信息采集，即发现健康危险因素的过程。

第二步：健康状况评价和预测，即认识健康危险因素的过程。

第三步：健康促进行为干预及咨询指导，即解决健康危险因素的过程。

健康管理服务就是遵照上述的步骤不断循环，解决存在的健康危险因素，实现走上健康之路的目的。

3. 个人健康计划及改善的指导

一旦明确了个人患慢性病的危险性及疾病危险因素分布，健康管理服务即可通过个体健康改善的行动计划对不同危险因素实施个体化的健康指导。由于每个人具有不同危险因素组合，因此会针对个人自身危险因素筛选出个人健康管理处方，使每个人都能更有效地针对自己的危险因素采取相应的措施。

此外，健康管理还可汇总、评价群体健康信息，作出人群健康管理资讯报告，为企事业单位提供人群健康需求的参考信息。

二、健康管理的核心技术

（一）健康状态的检测与监测技术

1. 健康检测技术

生理信号检测技术；心理健康测量技术（心理 CT）；身心负荷状态检测技术（生理心理综合测评技术）；健康风险因子检测评估技术（物理因子、化学因子、生物因子、不良心理因子等）；社会适应性测评技术；传统中医健康辨识技术（望、闻、问、切等）；检测结果科学有效性评判技术（重复性、有效性验证）；数字化健康在健康检测中的应用；亚健康检测技术。

2. 健康监测技术

便携式健康监测技术；可穿戴式健康监测技术；信息化健康监测技术；健康检测与监测技术整合——一体化健康信息采集系统；亚健康状态监测技术；健康风险因子监测跟踪技术。

（二）健康评估与疾病风险预测、预警技术

健康评估技术及指标体系（用于当前状态的分析与评价）；健康预测技术及指标体系（用于健康未来走向的预测）；健康预警技术及指标体系（用于健康风险的分层警示）；亚健康综合评测技术及指标体系（用于亚健康状态的分析与测评）；传统中医在三级健康评价系统中的应用。

（三）健康信息技术

健康信息技术（HIT）包括健康信息采集技术，健康信息的提取、挖潜与评估技术，健康信息传媒，健康信息库与网络化服务技术及健康评估软件等。

常用健康信息的服务载体：随身病情卡（急救卡）、健康信息卡、电子病例及档案、家庭数字化健康管理单元和群体健康信息管理"港"、"站"。

健康潜在信息与实在信息：潜在信息是无限的，而实在信息却是有限的。在自然界中，潜在信息与实在信息既可能是相同的，也可能是不相同的。在收信系统是人时，如果其知识结构完善，即贮存了足够的相关信息，那么，他在实践中所获得的实在信息有可能就是潜在信息，是无失真的"复制品"。若与此相反，人们的认识就有可能脱离客观实际。实在信息与潜在信息的关系，可见下面的图解。

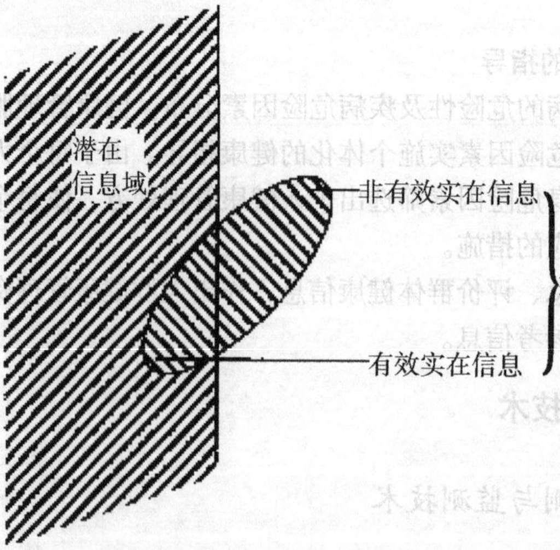

图 6－10　实在信息与潜在信息关系图解

图中显示了两种信息域：潜在信息域和实在信息域。其中，潜在信息域是无限的，而实在信息域则是有限的。两个信息域重叠的部分，说明实在信息无失真地反映了潜在信息，称为"有效实在信息"。不重叠的部分则表明实在信息与潜在信息有所区别，称为

“非有效实在信息”。人们对于潜在病理信息的认识一般也是如此。医者通过自己的感官和借助于仪器，感知了一些潜在病理信息，以此作为未病和已病的界限。但有两点必须说明：医者由于医疗经验、知识结构的不同，所感知的潜在病理信息的量是不同的，即医者有个体差异。另外，社会在进步，医学在发展，各种敏感的监测手段不断出现，人们必然会随之而感知更多的潜在病理信息，从而使未病的界限（医者发现未病的时间）不断地提前，在某一发展阶段上，就医学所达到的整体水平而言，对潜在病理信息量的获得是相对稳定和恒定的，因此未病界限就有了时代性。这点可从中西医的发展过程中清楚地看到。目前的“三早”（早发现、早诊断、早治疗）也基于此，“早发现，早诊断”都是以获得潜在病理信息量为基础的。在这方面，中医学传统的望、闻、问、切四诊应当进一步发挥其作用，有经验的中医善于从蛛丝马迹中发现病变。当然，为了更客观，还必须运用简便、灵敏、准确的检测手段，尽可能早地，尽可能正确地认识到潜在病理信息。要做到这一点非常不容易，一方面要依靠科学技术的发展，这使许多早期检测手段的出现和应用成为可能；另一方面要建立未病学理论以指导实践。爱因斯坦说过：“你能观察到眼前的事物，决定你用什么理论，理论决定你能看到什么。”这也是未病学作为独立学科的原因之一。医学的不断进步，人们对健康需求的日益增长，医学思维方法的完善，预防为主观点的确立，现代检测手段的不断创建和更新，人们自我保健意识的不断提高，都为未病学的建立提供了良好的条件。

第三节 健康管理的主要内涵与目标人群

一、健康管理的内涵与实施工程

（一）健康管理的内涵

健康管理是一种对个人及人群的健康危险因素进行全面管理的过程。它包括：

1. 收集健康信息

收集个人的健康及生活方式相关的信息，发现健康问题，为评价和干预管理提供基础数据。

2. 健康危险因素评价

对个人的健康现状及发展趋势作出预测，以达到健康警示的作用。为干预管理和干预效果的评价提供依据。

3. 健康促进干预管理

解决健康问题，通过个人健康改善的行动计划，对不同危险因素实施个性化的健康指导，这是最实质性的、最重要的一个环节，也是整个健康管理过程的核心。通过上述过程达到改善健康状况，防治慢性非传染性疾病的发生和发展，提高生命质量，降低医疗费用的目的。健康管理的实质是预防医学与临床医学的结合，实现三级预防：Ⅰ级预防：通过健康教育、健康促进手段来改善健康状况，降低疾病的发生率；Ⅱ级预防：早发现、早诊断、早治疗、规范化的管理和治疗；Ⅲ级预防：预防各种并发症的发生，有效降低病人残疾率。

（二）实施工程

1. 基础工程

包括健康信息的采集、注册、分析与评价。

2. 核心工程

即对个体或群体健康状况与疾病风险进行科学评估与有效控制。

3. 目标工程

通过针对性的健康管理方案和干预措施，达到减少或延缓疾病发生、提高生活质量、延长健康寿命之目的。

4. 管理工程

针对不同目标人群和健康风险分层，实施全系统、全方位和全过程管理，特别是对慢病高危人群及致病危险因子启动不同的健康管理工程（如心梗、卒中等高危人群及调脂、降压、控糖管理工程等）。

二、健康管理的重点目标人群

（一）慢病高危人群

慢病高危人群包括吸烟人群、超重与肥胖人群、过量饮酒人群、摄入蔬菜水果不足人群、缺乏运动人群、血脂异常人群、高血压人群、糖尿病人群、紧张压力人群、不安全性行为人群、长期受城市空气污染人群、受到居室内煤烟影响人群、受到医用注射器污染人群等。这部分人群的管理重点是降低发病风险，延缓发病进程，减少事件发生。

（二）亚健康状态人群

亚健康状态人群包括身心疲劳和生物钟紊乱，以及睡眠障碍为主要表现的人群，这是健康管理的最大一族目标人群。这部分人的管理重点是状态调理、风险因子监控、健康改善与健康未来走向把握。

（三）特殊职业人群

特殊职业人群包括运动员、军事特勤人员等。这部分人员健康管理的重点是严格选拔、加强训练、适时缓解紧张和压力、赛/战前状态调摄及赛/战后身心疲劳恢复与营养调理等。

（四）慢病早期和康复期人群

防治的重点是早诊治、早逆转、防恶化、防事件。

第四节　健康管理与亚健康

一、亚健康状态与慢性非传染性疾病发生

慢性非传染性疾病（简称慢病）发生和死亡率逐年上升，成为健康管理的最大需求。据1998年全球疾病调查显示，43%归结为慢性非传染性疾病，在中国这一数字已达到60%。以糖尿病为例，从“死亡地图”研究中可见，从1991~2000年，我国人群的糖尿病死亡每年以9.8%的比率上升；恶性肿瘤的发病率和死亡率也急剧上升。2005年中国人十大死因调查报告显示：慢性病成为威胁国人健康的第一杀手。城市居民（占死亡总数的92.0%）为恶性肿瘤、脑血管病、心脏病、呼吸系统疾病、损伤及中毒、消化系统疾病、内分泌营养和代谢疾病、泌尿生殖系统疾病、精神障碍、神经系统疾病。农村居民（占死亡总数的91.9%）为呼吸系统疾病、脑血管病、恶性肿瘤、心脏病、损伤及中毒、消化系统疾病、泌尿生殖系统疾病、内分泌营养和代谢疾病、肺结核、精神障碍。世界卫生组织官员预测，如不采取有效措施，未来10年中，全球将有3.88亿人死于慢性病，其中约8000万发生在中国。慢性病负担越来越重：癌症患者每年花掉近千亿元，脑卒中治疗一年用去近200亿元，农民一年半收入刚够住一次院。大部分慢性病可以预防：“3个环节”：控制危险因素、早诊早治、规范管理；“3个人群”：一般人群、高危人群、患病人群。因此慢病风险管理成为健康管理的重点。

由于绝大多数慢病发生均经历了亚健康状态阶段，因此慢病的风险管理必须从亚健康阶段开始，只有这样才能从上游遏制慢病发生的势头。

二、亚健康人群的健康管理

（一）亚健康状态人群是健康管理的重点人群

以下十一类亚健康状态人群是健康管理的目标人群。

（1）工作任务重，精神压力大人群。主要包括担负重大责任的领导干部、机关干部和技术干部。

（2）工作节奏快，生活无规律人群。经常超时空飞行或经常出差者、影视明星、新闻工作者、企业老板及“三资”企业员工。

（3）对新的生活或工作环境适应性差的人群。如刚参加工作者或工作岗位变化者，外出（出国）求学、就业或进城打工者，以及由国企转向外企工作或由部队转到地方工作者。

（4）久坐、过度用脑和缺少体力活动者。包括中年知识分子、IT从业者、网络工作者、办公室职员，以及部分领导干部和管理干部。

（5）情感空虚，悲观郁闷人群。

（6）经常有人事纷扰或官司缠身人群。

（7）单身、离婚、丁克家庭、再婚者。

（8）特殊职业人群。运动员、军事作业人员、公安干警。

(9) 遭遇突发事件或受精神打击人群。

(10) 机体生长发育转折期人群，如青少年、孕妇、更年期男女等。

(11) 有不良生活习惯和恶习者，如嗜烟、酗酒、嗜赌者。

(二) 预防和管理亚健康人群的主要措施

1. 亚健康的预防原则

(1) 树立健康中心观念、提高自我保健意识：首先要学习和掌握现代健康理念和健康标准。现代健康理念是1989年世界卫生组织提出的，即“健康不仅仅是没有疾病和虚弱，而是在生理、心理、社会适应能力和思想道德上的一种完美状态”。提高自我保健意识，就是要认识到亚健康的原因和界定范围，熟知亚健康的表现和危害，真正把健康放在心上，掌握在手中，体现在行动中，特别要做好自我健康检测，健康维护和健康管理。平衡心理，平静心态，平稳情绪。

(2) 适时缓解过度紧张和压力，防止身心负荷超载和慢性疲劳状态的发生：国内外许多研究证明，过度紧张和压力过大容易引发心脏血管病、恶性肿瘤，生物钟破坏，引发胃肠功能紊乱、机体免疫功能低下等。特别是连续24小时的紧张和压力过大得不到缓解时可引发心脏猝死等高危事件。因此适时缓解过度的紧张和压力，是40岁以上人员走出亚健康，恢复到健康状态的关键的步骤。

(3) 顺应生物钟，充分休息和睡眠，是消除身心疲劳，保持良好心态和耐力的重要环节：所谓生物钟是指人类长期进化和发展过程中，为适应太阳黑子、地球转动而形成的日落而息，日出而动的每日节律和适应工作日程变化的周节律，以及适应季节变化的季节律和年节律。这些人体内固有生物钟是不能随便改变和对抗的，违背了生物钟，就会受到惩罚。不少人不懂得这一点，违背正常的作息时间，甚至生物钟颠倒，“白天追着太阳睡觉，晚上望着月亮精神”。这样长期下去，就会对身心健康造成损害。因此，保证7~8小时的夜间睡眠时间是必要的。

(4) 远离致病危险因子和缩短污染环境的暴露时间：除对过强的物理、化学和生物因子采取必要的检测与隔离措施外，还应提高个人的防护意识，如不要在噪声振动环境下工作太长时间，注意远离电磁波和有害化学气体等环境。对身边的“隐形杀手”——电磁辐射（如：手机、电脑、微波炉、复印机等）应该引起特别关注。因为长时间暴露在较高强度的电磁辐射下，机体的心血管系统、免疫系统、神经系统、视觉系统、内分泌系统就会受到不同程度的损害，表现为心悸、失眠、血细胞减少、视力下降、内分泌失调，严重者可引起生殖功能异常和癌肿发生率增高。长期暴露在振动和噪声环境下，不但可严重损害听觉功能，而且也可引起心血管系统和神经系统障碍。个人防护的办法包括：①用防护设备屏蔽电磁辐射，如在身边安装电磁辐射保护屏，戴防辐射眼镜和防噪声耳罩；②远距离、短时间操作，尽量减少电磁辐射，如果条件有限，无法采用屏蔽防护时，可采用远距离和短时间暴露防护法；③尽量减小辐射源的辐射和噪声振动源的强度和频率，如不要在办公室或卧室摆放两种以上的电器。

(5) 改变不良生活方式和习惯，从源头上摆脱亚健康对健康的危害：①提倡不吸烟、少饮酒，戒烟应坚决、彻底，且越早越好，饮酒应适量（少）适度（低度），且不在非餐时间饮酒，不在疲劳、免疫力下降和紧张、压力大，工作任务重时饮酒；②坚持体育锻炼，且注意提高运动量和运动时间，并选好适合自己年龄和基础体质的项目；③饮食要科学合理，营养和运动消耗之间尽量保持平衡；④养成良好的睡眠和生活习惯，调节好心理和心情，做到快乐人生，健康向上。

（6）提高免疫力，全面均衡适量营养：维生素A能促进糖蛋白的合成，细胞膜表面的蛋白主要是糖蛋白，免疫球蛋白也是糖蛋白。若维生素A摄入不足，呼吸道上皮细胞缺乏抵抗力，常常容易患病。维生素C缺乏时，白细胞内维生素C含量减少，白细胞的战斗力减弱，人体易患病。除此之外，微量元素锌、硒及维生素B_1、B_2等都与人体非特异性免疫功能有关，所以，除了做到一日三餐全面均衡适量外，还可以服用维生素类药物。

2. 亚健康的综合干预策略

（1）仔细界定，科学评估，辨证施治。

（2）去除诱因，综合干预。

（3）以躯体表现为主的亚健康干预策略：①营养调理；②缓张减压、充足休息和睡眠；③中医中药辨证施治；④物理与自然疗法。

（4）以心理表现为主的亚健康干预策略：①心理疏导与调理；②适度发泄与倾诉；③坚持有氧运动；④音乐疗法；⑤中医中药；⑥其他，如改善生活和居住环境，家庭与友情的支持等。

（5）以社会适应性不良为主的亚健康干预策略：①主动改善居住或工作环境；②学习与沟通；③学会放弃与重新选择；④学会给自己定位和转换角色；⑤适度调整目标和欲望；⑥主动获取他人的支持和帮助。

（6）道德不良为主的亚健康干预策略：①加强学习与修养；②稳定情绪，调整好心态；③正确对待荣与辱、奖与惩；④学会与他人相处；⑤主动为别人做点事以获取众人的谅解；⑥对自己不要太苛求，更不要走“极端”。

（7）中医中药在亚健康干预中的地位和作用：①“治未病”思想的科学指导意义；②辨证施治的独特地位；③中医养生调理的明显效果；④标本兼治的综合作用。

3. 现代健康管理对亚健康状态的改善作用

（1）可以从源头上跟踪管理健康状态与健康走向，减少亚健康状态的发生。

（2）对健康危险因子实施检测评估与动态监测，为亚健康综合干预提供依据。

（3）对人体身心负荷状态和专向素质能力进行科学评价与判定，适时将亚健康状态转至健康状态。

（4）对健康四大要素和生命全程实施连续不间断的健康信息采集、跟踪和管理服务，为亚健康的综合干预提供信息支持。

（5）通过使个体、家庭或群体不断获取健康与防病知识及技能，打牢健康五大基石，提高健康意识和素质，为防止亚健康向疾病转化，并最终为减少和延缓疾病发生打牢基础。

三、亚健康人群管理对降低慢性非传染性疾病风险的积极作用

（一）管理好亚健康人群能明显减少慢病发生风险

由于绝大多数慢病发生均要经历一个明显的病前或潜病状态期（亚健康期），因而采取以生活方式管理和纠正不良习惯为主的亚健康综合干预策略，不但可使绝大多数亚健康

人群的健康状况得到改善，而且可大大降低心脑血管病和恶性肿瘤的发病风险因子，从上游扼制慢病的发生。

降低患病风险的重要手段之一就是提高健康体检质量，改善亚健康状态。一方面，按照健康管理操作程序，管理师会全面掌握被管理者的所有个人及家族健康资料，从而为体检方案的制订提供了科学、可靠的依据，在具有针对性的同时，使检查项目更加全面；另一方面，管理对象的全部检查数据、资料均由管理机构保存，通过检查结果的前后对比，更容易预测或早期发现疾病的蛛丝马迹，从而及时采取进一步检查或治疗措施，排除隐患。研究表明，如果能早期发现癌症，治愈率可达90%。此外，健康管理机构通常是全方位安排体检，使体检更加方便，由于管理师的干预，体检大多能按期进行，不会由于被管理者的主观原因而轻易中断。

（二）通过亚健康人群管理，可以有效降低医疗支出费用

研究表明，健康管理无论对个人和企业，几乎都有这样一个规律，即90%和10%。接受健康管理的企业和个人，医疗费用会降低到原来的10%，反之医疗费用会上升90%。美国推行《医疗保健者消费指导》一书后，总的求医人数下降了7.5%。麻省理工学院学生接受保健指导后，2年内节省医疗费用34.63万美元。一方面通过健康管理，可以使被管理人群减少疾病发病率，尤其是大病发病率，这是医疗费用降低的主要原因；另一方面，通过咨询和就医指导，可以使管理对象避免一些盲目和不必要的医疗或保健消费；此外，作为健康管理机构，可以通过一系列有效措施规范医疗机构的医疗行为，减少或避免不合理检查，不合理用药和大处方及不正当医疗行为。

健康管理的最大目标之一是培养管理对象的健康生活方式。研究表明，大量吸烟、过量饮酒、过劳、经常熬夜等危险行为、不良生活方式是发生疾病和导致死亡的主要原因。之所以经常出现危险行为，主要与人们对其危害性和严重程度的认识存在误区或不足，也有一部分人是由于自我控制能力较差导致的。健康管理机构通过对管理对象的教育和引导，及时的干预，逐步提高管理对象对风险行为的认识程度，培养良好的生活方式。

人们需要更有力的方法来鉴别冠心病、中风、糖尿病、肺癌、老年骨质疏松、老年痴呆等慢性病的高危人群，因为这些病的医疗费占整个医疗费用的大部分。人们需要更有效的干预手段，在这些病状发生的早期，在疾病尚未发展成不可逆转之前来延缓其进程。通过应用现代生物信息学、循证医学的理论以及专门的信息系统对大量个人生物医学指标以及临床指标进行分析，从中得出与个人相关的非常有意义的统计解释。这些可供处于临床第一线医生使用的信息，能帮助他们采用最适当的预防和治疗措施。

每一种与健康相关的生物学信息称之为生物医学指标，它包括了从身高、年龄到血糖和血胆固醇水平等各项指标。这些生物医学指标能综合反映生活方式以及体力活动等因素对健康的影响。通过观察生物医学指标的变化并采取相应的控制措施，可将许多慢性疾病控制在症状出现之前。然而，如果只检查一次，并不能完全反映健康的动态变化。

慢性病发生、发展过程缓慢，是个体在环境及遗传等因素的作用下，体内生物指标逐步发生改变的结果。在早期阶段并没有明显的可诊断的症状出现，因而医生很难提出，个人也往往不能主动采取预防措施，使得疾病不断地发展和加重，并将引起突如其来的临床发作，这个过程可能需要10年或更长的时间。因此，维护健康最重要的是预防疾病的发

生，而不是治疗疾病。在这个过程中依据生物医学指标变化采取健康管理措施是预防慢性病发生、发展的有效措施。

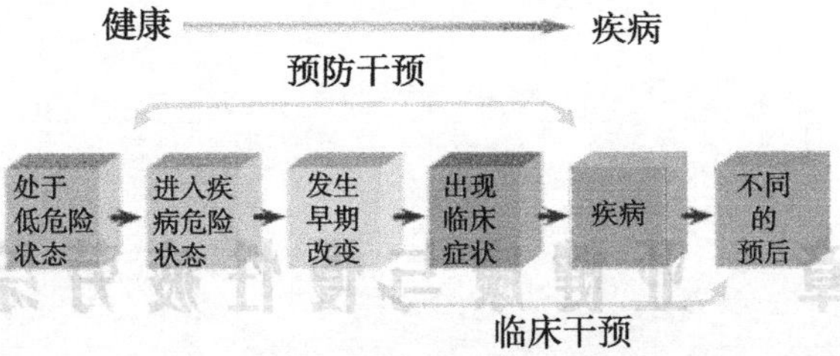

图6-11 健康风险评估与干预流程

(三) 通过亚健康人群管理，可以最大限度地改善健康、节约劳动力资源

中国的健康劳动力资源对于过去的25年经济腾飞起到了关键性作用，中国要保持可持续发展，就必须保护和利用好健康这一最重要资源，而现有的健康资源，特别是健康劳动力资源，支持不了中国今后的可持续发展。慢病负担加重，亚健康人群增加，不良生活方式泛滥，未病先老的挑战和人口基数大、健康质量和素质低的现实，不良医疗竞争体制造成的“看病难、看病贵”，部分医疗资源的浪费与过度消耗，仅靠单一的医疗管理是远不能解决这些问题的。西方发达国家和我国局部开展健康管理的经验和实践证明，从宏观和微观两个层面的结合来开展全民健康管理与慢病风险管理工程，是节约和保护我国健康资源的最有效途径。通过管理和改善亚健康人群的健康状态，使其向健康人群转化，将是对中国健康劳动力资源保护的最大回报。

（武留信　黄靖　孙涛）

第七章　亚健康与慢性疲劳综合征

近年来在中国掀起了对亚健康重视与研究的高潮。但是有关亚健康的概念及范畴的认识和应用，目前还存在较大的分歧，甚至混乱。如疲劳既是亚健康状态的最常见表现之一，又是慢性疲劳综合征的主症，因此，很多研究者将亚健康与以慢性疲劳为主要表现的慢性疲劳综合征（Chronic Fatigue Syndrome，简称 CFS）划等号，并将由美国疾病控制中心（CDC）制订的有关慢性疲劳综合征的诊断标准作为亚健康的诊断标准。因此，为了促进亚健康理论的发展及对亚健康的有效干预，很有必要对疲劳、慢性疲劳综合征及亚健康的概念与范畴进行讨论与区分。

第一节　疲劳的概念、分类及慢性疲劳综合征

疲劳是一种很常见的现象，既可见于健康人，也可作为一个非特异的症状，见于很多躯体性与精神性疾病，因此几乎每个人都有过疲劳的经历或感受。

一、疲劳的概念

关于疲劳的概念，现代辞书及百科全书中多有记载。如《辞海》载：持久或过度劳累后造成的身体不适和工作效率减退。《现代汉语词典》载：①因体力或脑力消耗过多而需要休息。②因运动过度或刺激过强，细胞、组织或器官的机能或反应能力减弱：如听觉疲劳、肌肉疲劳等。《中国大百科全书·心理学》载：疲劳是因持续工作造成体力及工作效率下降并伴随有疲怠感的现象。疲劳是一过性现象，除过度疲劳所造成的累计性疲劳外，经过休息，一般都可消失。《中国医学百科全书·劳动卫生与职业病学》载：疲劳一般是指因过度劳累（体力或脑力劳动）而引起的一种劳动能力下降现象，其产生因素是多方面的，如劳动强度过大，持续工作时间过长，精神过度紧张，工作单调，睡眠不足，消极的工作情绪，不良工作环境，操作频率过快等。疲劳是许多生理变化的最后结果，其发生既有中枢神经系统的功能改变，也有整体或局部组织器官的物质代谢的改变。疲劳是一种暂时性的保护性生理反应，它警告机体（或器官）需要休息。休息是消除疲劳、恢复工作能力的一种积极过程，如疲劳得不到及时消除，发展下去可造成疲劳蓄积，对健康和劳动能力会带来一定的影响和损害。《简明大英百科全书》载：疲劳是人类一种功能不全的表现形式，表现为对活动（体力或脑力的）感到厌恶，难以继续进行这些活动。《不列颠百科全书》载：疲劳是一种特殊形式的人体功能不全，表现为厌恶和无力继续手头

的工作。疲劳可源于持续的肌肉紧张，但痛苦、焦虑、恐惧和烦闷也常常造成疲劳。《心理学词典》载：①名词：指受早先努力工作的影响而导致的工作能力的减低。②名词：指努力过度而导致的工作能力降低后出现的内部情况或状态，一种疲劳感或劳累感。近年来，很多学者在研究中对疲劳的定义也进行了阐述。如 Lewis 等从生理学角度指出，"虚弱（weakness）是休息的肌肉尽最大力的能力减低，疲劳（fatigue）是指在肌肉活动中出现的最大力量产生能力的丧失"。Joseph 等认为，疲劳是指一种倦怠、精力不够或周身精疲力竭的感觉。英国 Sharpe 等学者指出，疲劳是一种主观感觉，其近义词包括倦怠（tiredness）和虚弱（weakness），疲劳与活动的关系可用术语"易疲劳性（fatigability）"描述，包括脑力疲劳与体力疲劳。Kennedy 通过综述有关疲劳的文献得出："作为生理反应、心理感知，或躯体与精神疾病症状的疲劳状况是不清楚的。"

由于在疲劳的描述及测量方面存在一定的难度，对疲劳产生的机理至今也无统一的认识，要给疲劳下一个准确、完整、实用的定义，目前仍有困难，需要考虑到各种相关因素。但归纳上述不同学者的观点，可以从以下几个方面理解疲劳：

（1）将疲劳作为一种行为来看，是体力与脑力方面活动的下降；

（2）将疲劳作为一种感觉状态来看，表现为虚弱、无力、倦怠、缺乏能量、易疲劳、犯困、想休息、缺乏动机、不耐烦、不高兴等体力或脑力方面的感受；

（3）将疲劳作为可能蕴藏有一定的发生机理来看，是机体内部生化与生理及心理功能方面改变的结果，是体内自我保护机制系统发出的一种"停止信号"；

（4）将疲劳与产生的背景相联系，其发生常常与物理因素（如温度、噪音等）、社会压力及文化背景等有关。

二、疲劳的分类

目前有关疲劳的分类缺乏系统性，术语的运用也较混乱。根据疲劳的产生原因（如脑、体力活动过度，环境、情绪、动机及疾病等），疲劳发生的部位（如全身性或仅发生在某一具体的组织器官或部位），疲劳发生的机理（如中枢性或外周性，生理性或病理性等），疲劳的表现形式（如急性或慢性等）等的不同，可用不同的具体术语来概括。现将有关术语归纳如下：

（一）生理疲劳与心理疲劳，体力疲劳与精神疲劳

根据疲劳的基本表现，人们一般将其分为生理疲劳与心理疲劳两个类别。

1. 生理疲劳

又称肌肉疲劳或体力疲劳，有的也称躯体疲劳。如《心理学词典》指出：肌肉疲劳是指肌肉组织由于新陈代谢废物如乳酸的聚集而导致的收缩能力的降低。引起生理疲劳的原因可以是作业强度过大，能量代谢率过高，连续作业时间过长，作业条件不良等。对于身体不适、睡眠不足、工作不熟悉的人来说，在上述情况下更易产生生理疲劳。在疲劳影响下，人的心率、氧气消耗量、肌肉紧张程度等与平常有所差别，因此，生理疲劳可以通过一些仪器或实验室指标进行测量或评定。运动性疲劳主要表现为生理疲劳，它是指由于运动使工作能力及机体机能暂时降低的现象。1982 年第五届国际运动生化会议将运动性疲劳定义为"机体生理过程不能持续其机能在一特定水平上和（或）不能维持预定的运

动强度”。1935年Siminson提出疲劳包括下列几个基本过程：代谢基质疲劳产物的积累（积累假说）、活动所需基质耗竭（衰竭假说）、基质的生理化学状态改变及调节和协调机能失调等。在运动中肌肉工作能力下降是疲劳的表现，在这个过程中从大脑到肌肉存在一系列可以引起疲劳的环节。关于运动性疲劳产生的机理主要为以下两个学说：①从中枢到外周的神经－肌肉传导、神经－内分泌、免疫和代谢调节的疲劳链；②从人整体观念分析的突变理论。

根据上述有关论述，可以看出，生理疲劳这一术语主要是强调由于体力过度导致代谢物的堆积而引起肌肉功能的下降，但对于一些不是由于体力过度引起，也不是由于肌肉本身的问题引起的躯体或体力上的倦怠感及伴随的活动量的下降，不能被其所涵盖，而体力疲劳（physical fatigue，或躯体疲劳）的含义更广一些。英国Sharpe等学者认为，体力疲劳是指感觉到肌肉中缺乏能量或力量。Smets等认为，躯体疲劳是指与倦怠感有关的一种躯体的感觉。如一般人在剧烈或持续活动之后可出现肌肉酸痛、周身乏力、工作能力下降等体力疲劳的表现；运动员在从事身体训练中可使身体工作能力下降而产生的疲劳；多种疾病可使病人出现躯体乏力，活动后加重，甚至不能进行以往可进行的各种体力活动。总之，体力疲劳是由于各种原因引起的躯体倦怠、周身或四肢无力的感觉，表现为机体的功能活动减退或下降，不能完成预定的任务，甚至不同程度地影响日常工作及生活。

2. 心理疲劳

又称主观疲劳或精神疲劳，也可称作脑力疲劳。如《心理学词典》指出：心理疲劳是指精神过分集中或困扰所导致的认知疲倦。《中国大百科全书·心理学》认为，心理疲劳不仅出现体力不支的感觉，而且还可有心情不安、产生退缩感，对不相干的刺激特别敏感等表现。工作动机、情绪状态对心理疲劳的产生有较大的影响。此外，流水作业、传送带作业、分工精细而简单的作业，也容易使人产生厌倦情绪。《不列颠百科全书》认为，有些疲劳的感觉和征象可来去迅速、成无动因、去无静故、长短无期。并把这种无明显动因的疲劳叫做心理性疲劳。《简明大英百科全书》认为，精神疲劳即由脑力工作（如创作性的写作）引起的厌恶感或不适感。《中国百科大辞典》认为，心理疲劳为是由于神经系统过度紧张或长时间从事单调乏味的工作而引起的疲劳。心理疲劳与生理疲劳的差别在于，它不是由于肌肉工作强度太大而引起的。心理疲劳的产生和程度与个人的心理负荷有关，它受到个性、能力、任务特征和生理状况的影响。心理疲劳的症状是：感觉体力不足，注意力难以集中，情绪低落，工作效率降低。严重的心理疲劳可表现为头痛、消化不良、神经衰弱等症状。测量人的心理疲劳程度的指标有心率、大脑皮层诱发电位、反应时和闪光融合频率等，也可以用主观评定的方式。薛氏指出，心理疲劳是当其行为活动不大，但活动的紧张度较大或由于过程简单重复而造成的心理不安和疲乏感，其表现是隐性的，主要是长期从事紧张的脑力劳动或非常的环境刺激而引起的行为活动能力的减退。如护士容易出现心理疲劳，可能与环境、行为、生理、心理等多种因素有关。

《简明大英百科全书》认为，精神疲劳即由脑力工作（如创作性的写作）引起的厌恶感或不适感。英国Sharpe等学者认为，精神疲劳（mental fatigue，或脑力疲劳）是以缺乏动机和警觉为特征的一种主观感觉。Chalder等研制的疲劳量表中将集中注意力困难、思考困难、讲话时口头不利落、找到一个合适的词时感到困难、记忆力下降、对过去习惯做的事情不再感兴趣等条目归为精神疲劳的表现。Smets等认为，精神疲劳是指出现像集中注意力困难这样的认知方面的症状。正常情况下，精神疲劳常于精神高度紧张、用脑过度及睡眠不足或剥夺的情况下出现。如静力型运动训练（如射击运动员等）、高度精神紧张作业（如进行通讯、雷达作业的特种兵，铁路行车调度员等）、连续作战致睡眠不足或丧失等。丁氏在对国外有关精神疲劳的研究综述中指出，以不能集中注意力为主症的精神疲劳，主观症状有以下十个方面：①思考困难；②对谈话厌倦；③焦躁不安；④不能集中注意力；⑤对事物不感兴趣；⑥容易忘事；⑦缺乏自我信任；⑧遇事着急；⑨姿势不稳定；⑩缺乏耐心。对于脑力或精神疲劳的评定方法主要为主观症状询问，闪光融合频率、反应时（如视觉、听觉运动反应时等）、记忆力、阅读能力及脑电图（睡眠丧失引起的精神疲劳）等的测试。

归纳上述有关论述，心理疲劳的表现可包括体力的不支感、情绪的变化及认知功能的下降，其产生的原因更多地强调心理负荷过重、情绪变化、从事单调乏味的工作等，可以突然出现、突然消失。对于由于用脑过度、精神高度集中、睡眠不足或疾病等引起的认知功能下降及工作效率下降等，称之为精神疲劳或脑力疲劳更为恰当些。精神或脑力疲劳是由于各种原因引起的脑部精力不够的感觉，表现为头脑昏沉，集中注意力有困难，短期记忆力下降，工作中易出错，工作效率下降，甚则思考困难，反应迟钝，不能执行较复杂的脑力任务等。另外，文字翻译方面的差异，也是导致上述术语应用混乱的原因之一。

（二）生理性疲劳与病理性疲劳

1. 生理性疲劳

生理性疲劳是指健康人在长时间或剧烈的生理活动（如脑力劳动或体力劳动过度、情绪变化、青春期、怀孕、哺乳、绝经及年老等）之后出现的脑力或躯体方面的疲劳感及机体机能与工作能力的下降。也有人将脑、体力过度劳累后出现的躯体与精神疲劳及伴随的头痛、头昏、嗜睡、烦躁等症状称之为“疲劳反应”。上述疲劳或疲劳反应的程度往往与从事某种活动的强度或持续时间成正比，其症状历时短暂，引起疲劳的因素消除后，经过适当的休息，精力便可恢复，一般不引起过分烦恼或不愉快的情感体验。

2. 病理性疲劳

病理性疲乏指的是由于疾病原因造成的疲乏，其原因包括毒素作用，化学物的作用，贫血，缺氧，糖代谢障碍，水和电解质紊乱，代谢性酸中毒，营养不良等。

疲劳为临床上很多疾病的非特异性症状，包括微生物引起的传染性疾病，物理、化学性的职业性疾病，各系统各部位的恶性肿瘤及一些精神疾病等。在一些疾病中（如贫血、系统性红斑狼疮、结核、各种恶性肿瘤、甲状腺功能低下、慢性肝炎、多发性硬化综合征、抑郁等），疲劳往往为主要症状。其疲劳程度也与原发疾病的严重程度有关。因此，遇到以疲劳为主诉的患者，在诊断时需详细询问病人的病史，全面查体，并结合必要的实验室检查，方可作出诊断。

（三）中枢性疲劳与外周性疲劳

1. 中枢性疲劳

中枢性疲劳是因为中枢神经系统功能的改变或紊乱而引起的脑力或躯体的疲劳。如运动医学领域认为脑细胞工作强度下降（即长时间工作引起中枢抑制性递质增多，从而引起皮层细胞兴奋性减弱，发放神经冲动频率减慢，工作能力下降）、脊髓运动神经元工作能力下降均可引起肌肉收缩力量下降，身体疲劳。脑细胞工作强度下降的意义可能在于中枢保护性抑制，以防止脑细胞的进一步耗损。

2. 外周性疲劳

外周性疲劳是因为中枢外的原因（主要是指肌肉本身的原因）引起的疲劳。如骨骼肌的代谢失常，能源不足，或代谢物堆积，可使肌肉感觉到酸困无力等；正常人于长时间或剧烈的体力活动之后，由于代谢产物的堆积或组织损伤出现躯体的疲劳。

（四）急性疲劳与慢性疲劳

1. 急性疲劳

急性疲劳是指疲劳在短时间内即可消除者。

2. 慢性疲劳

慢性疲劳是指疲劳持续时间较长者（一般指 1 个月以上）。为便于对慢性疲劳的临床研究，美国 CDC 在 1994 年关于疲劳的研究大纲中将自我报告的持续存在一个月或一个月以上的疲劳统称为“长时间疲劳”（prolonged fatigue）。对持续或反复发作 6 个月或更长时间的疲劳定义为慢性疲劳（chronic fatigue）。把其中医学上不能解释的慢性疲劳又进一步划分为两类：①如果疲劳的严重程度及伴随症状满足 CDC 制订的慢性疲劳综合征的诊断标准，则归类为慢性疲劳综合征（Chronic Fatigue Syndrome，简称 CFS）；②如果疲劳的严重程度或伴随症状不满足该诊断标准，则归类为原发性慢性疲劳（Idiopathic Chronic Fatigue）。

（五）全身疲劳与局部疲劳

1. 全身疲劳

全身疲劳是指周身感到疲倦无力。如机体在某些因素（如疾病）的影响下，感到周身疲乏无力，甚至卧床休息，使日常活动量下降。

2. 局部疲劳

局部疲劳是指机体某一局部器官因劳累过度而感到疲倦不适、功能下降。如用眼过度可出现视觉疲劳等。

三、慢性疲劳综合征

慢性疲劳综合征是 1988 年 3 月美国 CDC 正式命名的。慢性疲劳综合征以原因不明的慢性虚弱性疲劳为主要特征，其发生具有明确的起始。疲劳的症状表现持续了至少 6 个月以上，而且由于疲劳的出现导致了患者日常生活活动的明显下降，并且这种疲劳经休息或加强营养后不能被缓解。除疲劳的症状表现外，该综合征还伴随咽痛、淋巴结肿痛、肌肉痛、关节痛、头痛等一系列躯体症状以及短期记忆力下降、集中注意力困难、睡眠紊乱（嗜睡或失眠）等认知功能障碍、情绪变化（抑郁或焦虑）等精神神经症状，且尚未发现特异的实验室诊断指标。

第二节　慢性疲劳综合征的流行病学特征

慢性疲劳综合征自美国疾病控制中心1988年正式命名以来，逐渐引起了各国的重视，许多国家对该病在本国家的发病率、发病情况进行了抽样调查。由于各国诊断该病时采用的诊断标准不完全统一，且该病没有特异的实验室诊断指标，因此确定该病的确切发病率尚有一定的困难。本章节根据现代文献的记载，对慢性疲劳综合征的流行病学特征作了如下概括。

一、发病区域

CFS在许多国家都有发病的统计，如美、英、加拿大、澳大利亚、新西兰、以色列、西班牙、法国等都有报道。国内也有小样本的发病统计。

二、发病率

在西方国家，疲劳是人们前往医院就诊的五大原因之一。据报道，日本是CFS发病率最高的地区之一，符合CDC1994年标准和英国诊断标准的人数均达1.5%。西方国家的发病率比日本低，如在澳大利亚CFS症状持续6个月以上的发病人数为每10万人口37人左右，在英国符合英国诊断标准的发病率为0.56%。美国CDC的数据显示，在西雅图地区每10万人中有75~265人患有CFS；旧金山地区每10万人中约有200人患有CFS样疾病；而CDC最近给出的资料显示，目前至少有100万美国人患有慢性疲劳综合征。

有研究表明，在瑞典的Lundby地区慢性疲劳流行率（定义同神经衰弱）高发，女性是33%，男性是21%。1997~2001年美国CDC在堪萨斯州的Wichita地区（该地区的人口学资料与整个美国的人口学资料相近）进行了CFS发病率的调查，调查结果为每10万人中CFS发病者为235人，其中女性发病率约为男性的4倍。

我国也有关于疲劳和慢性疲劳综合征区域性发病率的报道，如吴磊采用整群抽样法对南昌市5所高校教师进行问卷调查，结果显示，744名调查对象中，符合1994年美国CDC关于CFS诊断的患者占13.8%。姚韧敏等对香港地区1013人的调查发现，无疲劳者213人，占21.0%，轻度疲劳者215人，占21.2%，疲劳者585人，占57.8%。在疲劳的585人中，一般性疲劳者310人，占53.0%；长时间疲劳者92人，占15.7%；特发性慢性疲劳者118人，占20.2%，符合美国1994年修订的CFS标准者65人，其发病率为6.4%。

三、性别特征

研究表明，美国大约80万的CFS患者中70%是女性，以20~50岁的年龄段为多见，国内学者以日本厚生省诊断标准观察了41例CFS患者，三分之二为中青年女性。

四、职业特征

研究表明，CFS表现出职业发病的特点，比如白领阶层、高校教师、医护人员，尤其是护士的发病率高于一般人群。国内调查301名护士，CFS患病率为11.67%，认为护士是CFS的高发人群。另外，国内资料还显示，用抽样法对江西南昌5所高校744名教师进行的调查显示，该人群CFS患病率为13.8%，认为高校教师是CFS发生的高危人群。另外，国内调查的41例患者中，贫困及失业者少，职业中科技界的人数为二分之一。

五、年龄特征

CFS的易发年龄在20~50岁之间，青少年及儿童也有一定的发病率，60岁以上的老年人患病的案例较少。CDC的调查显示，CFS的高发年龄是40~59岁。

第三节 慢性疲劳综合征的临床特征及实质

由于慢性疲劳综合征目前尚没有特异的实验室诊断指标，其诊断主要依据患者的主观症状表现，因此，医生在把握时会因为个人经验及对症状的理解不同而可能出现对本病诊断的不一致。故有必要了解慢性疲劳综合征的临床特征及实质。

一、慢性疲劳综合征的临床特征

根据美国、英国及澳大利亚有关CFS的定义及诊断标准，CFS是以慢性疲劳为主要特征，并伴有其他躯体症状及认知功能损害和情绪障碍的一组症状群。该病以中青年女性多见，其发病可以散发，也可呈爆发形式流行。下面就CFS主要临床症状学特征进行分析。

（一）疲劳的特点

归纳CFS的定义可以看出，不能解释的持续或反复发作（6个月以上）的慢性疲劳为CFS的主要特征及诊断的必备症状。该疲劳是新得的或有明确的开始（没有生命期长）；该疲劳是虚弱性的、严重的，可使人丧失能力，影响到躯体及脑力的功能活动，导致工作、教育、社会或个人活动水平较前有明显的下降，甚至严重到日常平均活动水平下降50%以上；该疲劳不是持续用力的结果，卧床休息后不能明显缓解（也即CFS不是疲劳蓄积引起的）；该疲劳包括躯体和脑力两个方面，体力疲劳（physical fatigue）是指感觉到肌肉中缺乏能量或力量，脑力疲劳（mental fatigue）是以缺乏动机和警觉为特征的一种主观感觉；作为一个症状，该疲劳应与情绪低落和缺乏兴趣相鉴别；疲劳这个症状不应与在生理或心理测试中测得的活动减弱相混淆。

（二）认知功能的损害

CFS病人可伴有健忘（短期记忆力下降）、注意力难以集中、进行复杂任务时感到困难，甚至思考困难等属于认知功能障碍方面的症状，也可称为是脑力疲劳的表现。CDC 1994年修订的诊断标准中将该项内容列为次要诊断标准中的第一项，可见其为CFS中的一个主要症状。其中集中注意力困难为慢性疲劳病人最为普遍的问题。如Hickie等认为，超过50%的病例存在集中力和注意力方面的损害，多于四分之一的病人抱怨有记忆方面的问题。Komaroff 等的流行病学研究表明，慢性疲劳病人中估计几乎有 50% ~70% 的病人报告有认知功能的损害。近年来，人们运用认知心理学的客观试验方法评定了 CFS 病人的认知功能，研究结果指出，很多 CFS 病人确实存在学习与记忆的损害及信息处理速度与效率减低等。并有学者认为，对于这些症状的研究是临床上的一个趋势，可为进一步理解慢性疲劳的性质提供途径。由于其他一些疾病（尤其是精神类疾患）也可出现认知功能的损害，一些研究者开始用更加客观的方法比较 CFS 及相关疾病（如抑郁等）之间的认知功能特点，如有人指出，在听力信息处理这种复杂的特异试验中，与抑郁症病人比较，CFS 病人表现出更大的缺损。Lawrie 等的研究发现，CFS 与重症抑郁两组病人有相似实质的精神运动损害，但重症抑郁的认知缺损更明显。Paul 等则发现，虽然 CFS 病人有精神运动迟滞及认知处理速度减慢的情况，但是 CFS 病人在这些测试中的表现与有重症抑郁及精神抑郁症病史的病人相比无差异。Deluca 等则认为，CFS 病人中低下的认知功能不能仅被精神疾患的存在所解释。病人的发病形式（突发或渐发）不同，其认知功能的改变会有差异，突发与渐发组（该组病人中并发精神疾患者的比例较高）病人在信息处理方面均有显著下降，而记忆方面的损害在突发组更严重。

（三）情绪障碍

CFS 病人的常见情绪异常包括抑郁、兴趣与快感的丧失、焦虑、情绪不稳及易激惹。在 CDC 1988 年的诊断标准中，将情绪的异常与认知功能的损害归为神经、精神症状（为次要诊断标准中的一项）；1994 年修订的诊断标准中未将情绪异常列入。但在有关 CFS 的临床实验室的检查中单列“精神状态的检查”一项，并指出：应确认情绪、智力、记忆和人格特征等有无异常。特别应该注意的是，当前的抑郁或焦虑的症状，自我毁灭性的思想，以及可观察到的如精神运动性迟滞等征象。对于精神或神经异常，需要做一个恰当的精神、心理或神经学的评估。在鉴别诊断中指出：①有些情况虽然表现有慢性疲劳，但不能诊断为 CFS。如过去或现在诊断有重度抑郁疾患、精神分裂症、妄想症、痴呆、神经性厌食或神经性贪食等。② 有些情况虽然表现有慢性疲劳，但又存在不能充分解释慢性疲劳的原因时，也不能排除 CFS 的诊断。如纤维性肌痛，焦虑性异常，躯体性异常，神经衰弱和多种化学敏感性异常等是仅根据症状诊断的，但不能被诊断性检测指标所确定的疾病。从以上可看出，抑郁、焦虑等情绪障碍是 CFS 的主要表现，也是 CFS 被认为与重症抑郁等存在重叠诊断的一个关键症状，因此，在 CFS 的诊断中应用现有的评定量表，评价患者的抑郁、焦虑程度及注意判断它们是否充分满足重症抑郁、焦虑及躁狂症等的标准，可作为 CFS 病人排除诊断的依据。

（四）睡眠障碍

是指病人主观报告的睡眠周期与质量的异常改变，包括嗜睡（睡眠增多）和失眠（睡眠减少）两种类型。失眠又可分为入睡困难、早醒、睡眠不实等。不管是嗜睡或失眠，病人次日都会感到精力仍未恢复，因此也称不解乏的睡眠。

（五）流感样症状

1. 咽痛

咽痛是指咽部的疼痛不适，但检查为非渗出性咽炎。

2. 淋巴结的肿大或触痛

淋巴结的肿大或触痛是指颈部或腋下淋巴结肿大，检查有触痛，但直径<2cm。

3. 肌肉痛

肌肉痛是指肌肉中有酸痛不适的感觉。

4. 关节痛

关节痛是指多个关节出现没有红肿的、游走性疼痛。

5. 头痛

头痛是指一种类型新、程度重的头痛，多为全头痛。

6. 低热

低热是指可表现有低烧的症状。

（六）其他症状

CDC 的诊断标准是根据多数专家的意见列入了 CFS 病人常见的或诊断意义较大的症状，实际上，CFS 病人还可表现有其他症状。如 CDC 统计了除 CFS 标准外发生频率为 20% ~50% 的症状还有：头晕、眼干、口干、胸痛、气短、慢性咳嗽、胃胀、腹痛、腹泻、晨僵、恶心、盗汗、不耐酒精、抑郁、易激惹、焦虑、恐慌感、皮肤敏感或麻刺感等。Jan 等报告了 298 位 CFS 病人中除疲劳以外，出现频率在 10% 以上的症状为：肌痛 71%，集中注意力困难 51%，胃肠道不适 49%，头痛 46%，头晕 43%，睡眠紊乱 43%，记忆问题 36%，肌肉无力 35%，反复感染 26%，易激惹 24%，抑郁 22%，体温变化 21%，讲话中出现麻烦 20%，眼睛不适 19%，关节痛 17%，多尿 16%，汗多 16%，协调麻烦 15%，情绪易变 15%，咽痛 13%，过敏 12%。

（七）人格特征

近年来，人们研究了 CFS 患者的人格特征。发现 CFS 患者较病前有较高的神经质和较少的外向性，CFS 病人的伤害避免水平高，而奖赏依赖水平较低，Rangel 等的研究则发现青少年 CFS 患者有明显的人格异常，表现为较明显的为尽职、脆弱性、无价值和情感易变性。CFS 病人人格特征可能是对慢性疾病的一种反应。

从以上可看出，CFS 病人的临床表现涉及多脏器、多系统，均为非特异的症状。

二、关于慢性疲劳综合征的实质

（一）慢性疲劳综合征的起源及病名的变迁

1. 慢性疲劳综合征与神经衰弱

尽管 CFS 于 1988 年才被美国 CDC 正式命名，但有关其表现可能在 19 世纪中期的医学文献中就有描述。人们认为该病与神经衰弱的表现有很大的相似性。19 世纪一位名叫 Charles Beard 的美国神经病学家提出了一个称作“神经衰弱”（neurasthenia）的诊断名称，并且这一诊断名词在 19 世纪后期很时髦。他认为这是一种神经系统功能性障碍，没有可证实的病变存在。他对该病的临床特征描述包括了现在很多神经症和躯体性疾病的表现，同时关于该病的产生也引起了争议。由于它包括的范围很广，随着精神类疾病的分类细化及一些神经症名称的出现，从 1930 年左右起，这一诊断术语在美国和西欧的使用频率开始急剧下降，DSM－Ⅲ－R（《诊断与统计手册》，第三次修订版本，1980 年）的分类系统中已取消了神经衰弱这一诊断名称。ICD－9（《国际疾病分类》第九版，1978 年）和我国的 CCMD－2（1989 年）仍把此病作为神经症的类型之一。ICD－10（《国际疾病分类》第十版，1992）则把本病置于其他神经症性障碍（F48）之下。在诊断要点之下写道“包含：疲劳综合征”，在鉴别诊断下写道“不含：病毒感染后疲劳综合征（G93.3）”。而“病毒感染后疲劳综合征”被认为属于神经系统疾病中的“其他脑部障碍（G93）”，包含“良性肌痛性脑脊髓炎”。我国精神病学专家沈渔邨主编的《精神病学》认为 CFS 是与神经衰弱不同的疾病，并将 1988 年美国 CDC 的诊断标准列在该病下作为鉴别诊断的内容。

2. 慢性疲劳综合征病名的变迁

随着 20 世纪初期开始对神经衰弱这一诊断术语的应用的逐渐减少，其他的名称逐渐被应用于以疲劳为主要特征的类似疾病，如流行性神经肌无力（Epidemic neuromyasthenia）、肌痛性脑脊髓炎（Myalgic encephalomyelitis）、冰岛病（Icelandic disease）、皇家自由疾病（Royal Free disease）、病毒后疲劳综合征（Post－viral fatigue syndrome）、慢性单核细胞增多病（Chronic mononucleosis）、免疫功能紊乱综合征、NK 细胞功能低下综合征等。近年来，英国的很多医生建议丢掉几十年来在英国广泛运用的“肌痛性脑脊髓炎（ME）”这个诊断术语。因为到目前为止，没有发现像这个术语表达的那样，这类病人存在被认可的肌肉或中枢神经系统的病理指征。自从 1988 年美国 CDC 中心将这类疾病定义为 CFS 之后，人们现在就多采用这个诊断术语。

（二）慢性疲劳综合征与其他功能性的躯体症状和综合征

症状是指病人对其身体内改变的主观体验，病是指可客观观察到的身体内的异常现象。当医生找不到能够解释病人主观体验的客观改变时，这些症状就被认为是医学上不能够解释或功能性的。对于医学上不能解释的症状有几种不同的说法，包括躯体化、躯体性的障碍，医学上不能解释的症状群和功能性的躯体症等。其中功能性的躯体症用得较多，它是指通过医学上的恰当的评定，依据现有的、定义的疾病不能够解释的症状，慢性疲劳综合征就属其中之一。由于这些症状常见并且经常是持续的，给病人造成很大的痛苦及劳动能力的丧失，现有的治疗对这类病人又相当无效，因此构成对医学的一个挑战。更进一步来说，这类病人的表现远不仅是为“健康担心”，很多这样的病人出现了严重的劳动力的丧失。如慢性疲劳综合征，被认为可出现比心衰还严重的劳动力的丧失。

目前，几乎各科都存在一些功能性躯体综合征，那么 CFS 与这些综合征之间有关系吗？Wessely 等研究了一些像肠激惹综合征（IBS）、CFS 等功能性的躯体症和综合征的概念、特征等，认为：①这些综合征之间的定义重叠（核心或诊断特征相似）。如腹胀可见于12个已正式命名的综合征中的8个，疲劳可见于6个，头痛可见于8个，腹痛可见于6个等。②这类病人可同时满足多个综合征的诊断标准。如CFS的很多症状与纤维肌痛、紧张性头痛、多种化学敏感、食物过敏、经前期综合征和肠激惹综合征的许多症状重叠。③不同综合征的病人有共同的非症状特征。如性别多为女性，多伴有情绪障碍、医患关系困难等。④对同一疗法均有反应。如抗抑郁疗法、心理疗法、认知行为疗法有一定效果等。同时认为这些综合征的分类与各个专科有关系。

通过以上讨论可得出，CFS的表现与其他一些功能性的躯体综合征之间存在重叠，在一些非症状特征方面也存在相似性，其诊断有时取决于不同专科大夫的知识。

（三）慢性疲劳综合征的实质

由于CFS的病因与病机不清楚，仅靠症状诊断，与一些疾病之间存在重叠诊断（如多发性硬化、纤维肌痛、重症抑郁等）。因此有人认为CFS不能被认为是一个独立的实体性疾病，可能是重症抑郁、焦虑及一些躯体性疾病的非典型表现；有的则坚持CFS存在独立的病因。因此人们对CFS的定义及其实质进行了探索，尤其CFS与抑郁等精神疾患之间的关系。

1. CFS当前的定义不能被视为是一个特殊分类疾病实体的证据

CFS的一些症状（如疲劳、睡眠紊乱和认知困难等）经常可见于非精神病的精神类疾患，并且因为CFS没有客观的诊断标准，一些医生（尤其是10年前）认为CFS即为精神性疾患，不能成为一个独立的疾病。Simon等的研究表明，在初级医疗中，具有慢性疲劳或慢性疲劳综合征的病人也满足精神异常的标准。慢性疲劳与慢性疲劳综合征均与以往的精神性异常有关，并且部分地被当前的精神性紊乱所解释。这些被认为代表了CFS的特殊过程的症状可能与躯体及精神痛苦的混合体验有关。因此认为CFS的定义应对与慢性疲劳病人有关的多方面的问题负责任，包括治疗结果及服务的发展。而当前所有的这些定义不能被视为是一个特殊分类疾病实体的证据。Wessely等通过研究CFS与其他功能性的躯体症和综合征的概念、特征等，得出这些综合征之间存在很大的重叠，相似性多于差异性，并认为根据一些特异症状进行定义及诊断的价值是有限的，相信多维的分类方法更好。很多CFS病人主诉他们更容易受急性脑力疲劳的影响。Smith等的研究运用客观的持续注意和反应的试验方法，通过检查个体在完成任务过程中的变化，分别评定了病人及健康对照者在一个长时间的试验的开始及结束时的急性疲劳情况。结果表明：与对照组相比，CFS病人表现出了活动的减弱，并且这种差异随着急性疲劳的出现而增加。另外，这两组的差异在试验结束时较大，也即这种差异随着志愿者疲劳程度的增加而加大。该结果提示：CFS病人较健康对照者更易受急性疲劳的影响。此能够反映运动性疲劳，或者一种随着努力的增加补偿疲劳的无能为力。该特征与以往有关疲劳的研究是一致的，并且提示：将CFS考虑为是一种连续的疲劳的终结点（而不是一种独特的疾病）可能对于解释CFS的某些方面是有帮助的。

2. CFS是独立于精神类疾病外的一个实体

随着有关研究的深入及医生对该病的更多的认识，很多医生认为该病不能归为精神类疾患。CFS 病人在症状学方面有较高的并发精神性紊乱的比例，但是，有研究也表明，有 20%或以上的 CFS 病人没有并发精神异常。有的研究认为，CFS 病人表现出与重症抑郁个体不同的症状变化、情绪等级（如重症抑郁与 CFS 的最重要的区别是悔罪感、自责及缺乏自重等，而 CFS 病人不像抑郁症病人出现情绪淡漠、无希望感，经常愤怒、渴望想尽一切办法使自己的身体健康）及功能状态。几项客观研究也表明二者不同。如 Demitrack 等人的研究发现，两者存在不同的 HPA 轴激活模式。重症抑郁病人多出现该轴的上调，而 CFS 病人出现下调，表现为中枢促肾上腺皮质激素（CRH）的产生不足引起轻度的肾上腺皮质功能不足。Sharpe、Bakheit、Dinan 等的研究发现，CFS 与重症抑郁病人对中枢刺激致泌乳激素释放的应答是相反的。Lawrie 等认为，CFS 与重症抑郁可能有许多共同的症状和病因学因素，但可能是由于不同的神经生物学基础，并希望能找到各自的生物学变化紊乱的特征及区别二者的关键因素。因此对两组患者及对照者进行了一系列详细的运动及认知方面的测试（精神运动速度、记忆、最大的自发的肌肉收缩）。CFS 的认知测试较健康差，较重症抑郁病人好，两组病人均有明显的损伤的精神运动功能，从而得出两者有相似的实质的精神运动损害，但重症抑郁的认知缺损更明显的结论。Hickie 等认为，慢性疲劳是独立于现有的焦虑和抑郁概念的一种很严重形式的病痛。为了调查常见形式的精神及躯体病痛的遗传与环境的前体，本研究评定了 1004 对正常成人双胞胎者的疲劳、焦虑、抑郁及精神痛苦。结果提示：慢性疲劳状态在病因学方面是不同于其他常见的精神疾患的。该解释与作者以前的研究结果是一致的。也即长时疲劳不构成精神性疾患发展的危险因素，反过来也如此。因此，本研究支持慢性疲劳病因的独立性，对于将慢性疲劳划分到精神疾患分类系统提出异议。Noble 等人的研究结果也支持 CFS 不可能是仅为精神类疾患表现的躯体化或归因因素的结果。

是否容许 CFS 病人中存在精神性失常也是一个争论的方面。很多研究者已经试图鉴别精神方面的紊乱是出现在 CFS 发生以前或以后，或被认为是对慢性疾病的一种反应性精神疾患。尽管不同的研究结果有差异，但对有关文献的总结可归纳为以下几方面：①与典型的人群成员相比，CFS 患者更有可能在 CFS 发生之前的年头里至少经历过一次重症抑郁的发作，然而，多数 CFS 病人没有这样的经历。②几乎一半的 CFS 病人在发病后的年头里出现抑郁，但是，也有相当比例的人没有出现。③躁狂症在 CFS 病人中的发生率（发病前或后）可能高一些，但是多数病人从来没有过这样的经历。

3. 能否得出 CFS 是一个独立的疾病将有待于医学新概念的出现

Evengard 等则认为，CFS 是以神经认知和躯体症状为特征的一种衰弱性疾病，尽管很多人报告有病毒的感染，但没有确凿的证据支持。免疫系统是激活的，涉及 HPA 轴，病因是复杂的。其结论可能会伴随着关于脑－体二元论、发生疾病及疾病的概念的总体观念的改变而得出。Johnson 等认为，目前的证据表明，CFS 是多因素决定的及异质的，并且根据精神状态和症状的发生可分成很多亚型，对于 CFS 研究具有挑战性的目标为解决脑或躯体问题的原型。

归纳以往有关 CFS 的研究，我们认为目前大家所讨论的 CFS 不是同质的，也即 CFS 还可分为不同的亚型。

第四节　慢性疲劳综合征的诊断与鉴别诊断

一、慢性疲劳综合征的诊断标准

继美国疾病控制中心于1988年将慢性疲劳综合征正式命名，并制订了相应的诊断标准之后，其他一些国家也制订了各自的诊断标准。其中日本厚生省1992年制定的标准基本采纳美国CDC的诊断标准，将未具备次要诊断标准者列为可疑。而美国、英国、澳大利亚三国关于CFS的诊断标准在疲劳的程度、认知障碍等方面有一些差别，具体内容如下。

（一）美国疾病控制中心1988年制订的诊断标准

为研究方便，美国疾病控制中心于1988年首次制订了该综合征的诊断标准。其内容由主要诊断标准及次要诊断标准组成。其中，主要诊断标准中的两项为必备，次要诊断标准中，具备6项以上症状加2项以上体征标准，或单纯症状超过8项以上者，均可诊断为CFS。

1. 主要诊断标准

（1）半年以上的持续或反复发作的疲劳，卧床休息后不能明显缓解，甚至严重到日常平均活动水平下降50%以上。

（2）排除其他各种能解释疲劳的慢性疾病。

2. 次要诊断标准

（1）症状或病史标准：症状持续存在或反复发作6个月或6个月以上。

1）低热。

2）咽痛。

3）颈部或腋下淋巴结肿痛。

4）肌力衰弱。

5）肌肉酸痛或不适。

6）在以往可耐受的活动水平后，疲劳持续24小时或更长。

7）全头痛。

8）无红肿的游走性关节疼痛。

9）存在神经、精神方面的症状，如：畏光羞明、暂时性视盲、健忘、易激惹、思考困难、不能集中注意力或抑郁等。

10）睡眠紊乱（失眠或嗜睡）。

11）起病呈急性或亚急性形式。

（2）体征标准

1）低热（口表37.6℃~38.6℃，肛表37.8℃~38.8℃）。

2）非渗出性咽炎。

3）颈前、颈后及腋窝淋巴结肿大、触痛（直径 <2cm）。

（二）澳大利亚于 1990 年制定的诊断标准

1. 全身性的慢性持续或反复发作的疲劳，轻微活动后加剧，可导致对日常活动的明显影响，并且持续 6 个月以上。

2. 包括集中注意力损害在内的神经精神功能障碍，表现为在进行该综合征发生以前很容易完成的脑力任务时有困难；新发生的短期记忆力损害。

3. 通过病史、体检或调查排除其他的诊断。

（三）英国于 1991 年制定的诊断标准

1. 以疲劳为主要症状。

2. 有明确的发生时间，其病程少于生命周期。

3. 该疲劳是严重的、使人丧失能力的，影响躯体及脑力的功能；疲劳症状应该持续最少 6 个月，在此期间如果是间断出现的，应在 50% 的时间内存在疲劳。

4. 可能伴有其他症状，尤其是肌痛，情绪和睡眠的紊乱。

5. 排除具有以下情况的病人：①通过病史及体检，存在有能够导致慢性疲劳的其他疾病（如贫血等）；②病人刻下有精神分裂症、狂躁抑郁性病、物质滥用，饮食失调症或器质性脑病。其他精神性疾患不作为必须排除的内容（包括抑郁症、焦虑症和过度换气综合征）。

英国将发生在感染之后或与当前感染有关的慢性疲劳综合征称之为病毒感染后疲劳综合征（为 CFS 的一个亚型），其诊断标准为：

满足 CFS 的标准，同时满足以下附加标准：①在疾病发生或出现的情况下，有明确的感染证据（病人的自我报告不足以可靠）；②该综合征在感染发生后持续存在 6 个月以上；③该感染已被实验室的证据确认。

（四）美国、英国、澳大利亚三国 CFS 诊断标准的比较

表 7－1　三个国家有关 CFS 定义（标准）内容的比较

项目	美国	英国	澳大利亚
疲劳病程	至少 6 个月	至少 6 个月	至少 6 个月
疲劳程度	活动下降 50%	严重并丧失能力	产生对日常活动的影响
疲劳的其他特征	要求新发生	要求有明确的发作	无要求
认知障碍	不要求（可能存在）	必须影响到脑力功能	要求
其他诊断	排除与疲劳有关的其他医学上的诊断	排除与疲劳有关的其他医学上的诊断	排除与疲劳有关的其他医学上的诊断
次要标准	要求	不要求	不要求

（五）1994 年美国疾病控制中心修订的慢性疲劳综合征诊断标准

1. 临床评定的不能解释的持续或反复发作的慢性疲劳，该疲劳是新得的或有明确的

开始（没有生命期长）；不是持续用力的结果；经休息后不能明显缓解；导致工作、教育、社会或个人活动水平较前有明显的下降。

2. 下述的症状中同时出现四项或四项以上，且这些症状已经持续存在或反复发作6个月或更长的时间，但不应该早于疲劳：

（1）短期记忆力或集中注意力的明显下降。

（2）咽痛。

（3）颈部或腋下淋巴结肿大、触痛。

（4）肌肉痛。

（5）没有红肿的多关节的疼痛。

（6）一种类型新、程度重的头痛。

（7）不能解乏的睡眠。

（8）运动后的疲劳持续超过24小时。

二、慢性疲劳综合征的综合评定方法

临床实践中，由于CFS的复杂性及诊断时存在的问题，疲劳患者常常受到不恰当的医学评定，因此1994年CDC提出了CFS的诊断需要一种系统的、综合的评定方法，“用于CFS及其他不能解释的与慢性疲劳有关的疾病的临床评定大纲”即是在这一需求的基础上产生的。

用流程图（图7-1）描述CFS的诊断评定过程。

（一）临床及实验室检查

在诊断（或更确切地说是排除诊断）过程中可利用现有的系统医学评定方法，以及评定神经精神状况、疲劳水平和整体功能的特殊量表，为进一步的慢性疲劳病例的诊断或分类奠定基础。①全面而详细的病史采集。包括疲劳发生前有否医学和心理社会事件的发生；有否抑郁或其他精神疾病；有否一些当前医学上不可解释的症状史；有否酒精或其他物质的滥用史；以及用药和饮食情况等。②精神状态的检查。确认情绪、智力、记忆和人格特征等有无异常。特别应该注意的是当前的抑郁或焦虑的症状，自我毁灭性的思维以及可以观察到的如精神运动性迟滞等征象。对于精神或神经异常，需要做一个恰当的精神、心理或神经学的评估。③一个全面的体检。④一个最低限量的实验室常规检查。包括：全血计数（CBC）和白细胞分类、红细胞沉降率（ESR）、血清谷丙转氨酶（ALT）、总蛋白、清蛋白、球蛋白、碱性磷酸酶、钙、磷、糖、血尿素氮（BUN）、电解质、肌酸、甲状腺刺激激素（TSH）、尿分析。需要明确的是，上述的检查仅是调查性质的，尚不能明确诊断为CFS。在实际应用中应注意仍需在上述检查的基础上，根据具体患者的情况做进一步的检查。一些特殊检测对CFS的明确诊断或排除诊断是有益的，如血清学检测EB病毒、轮状病毒、人HIV-6病毒、肠病毒和白色念珠菌，免疫功能检测，影像学研究（包括头部的磁共振图像扫描和放射扫描）。

（二）慢性疲劳综合征和原发性慢性疲劳

美国疾病控制中心在1994年有关CFS研究大纲中，根据其是否满足CDC1994年修订的CFS标准分为慢性疲劳综合征和原发性慢性疲劳。在正式研究中，为了保证病例的同

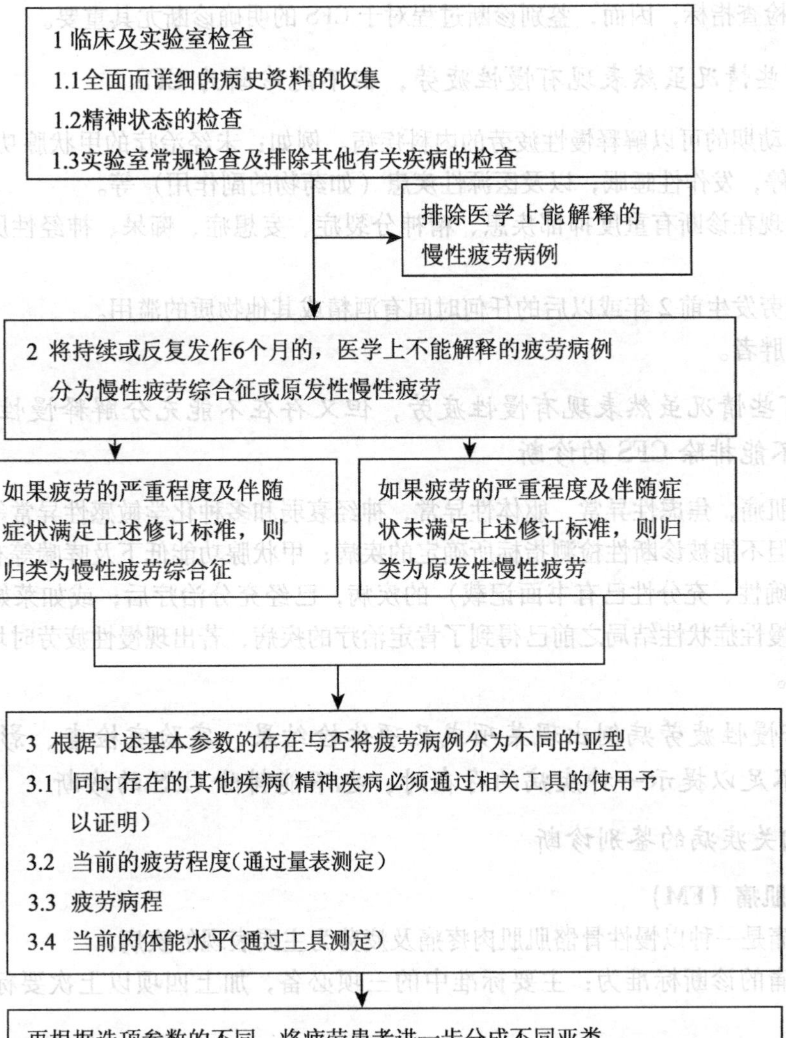
1 临床及实验室检查
1.1全面而详细的病史资料的收集
1.2精神状态的检查
1.3实验室常规检查及排除其他有关疾病的检查
排除医学上能解释的慢性疲劳病例
2 将持续或反复发作6个月的，医学上不能解释的疲劳病例分为慢性疲劳综合征或原发性慢性疲劳
如果疲劳的严重程度及伴随症状满足上述修订标准，则归类为慢性疲劳综合征
如果疲劳的严重程度及伴随症状未满足上述修订标准，则归类为原发性慢性疲劳
3 根据下述基本参数的存在与否将疲劳病例分为不同的亚型
3.1 同时存在的其他疾病(精神疾病必须通过相关工具的使用予以证明)
3.2 当前的疲劳程度(通过量表测定)
3.3 疲劳病程
3.4 当前的体能水平(通过工具测定)
再根据选项参数的不同，将疲劳患者进一步分成不同亚类

图 7-1　CFS 的诊断评定流程图

质性及重要资料的收集，慢性疲劳综合征与原发性慢性疲劳病例应该选择基本的分组参数予以分层研究。如：是否并存内科疾病或神经精神疾病（神经精神疾病的有无、分类及发生时间应该用已出版的或公开可得的工具进行确定），当前的主、客观方面的疲劳程度（用已出版的或公开可得的工具测定），疲劳病程及当前的整体功能水平（用已出版的或公开可得到的工具，如 SF-36 测定），有时根据研究内容和目的的不同，可选择不同的选项参数将慢性疲劳病例进一步分组。如：对研究者来说有特殊意义的流行病学或实验室特征，包括疲劳发病前的感染史，疾病的急性起病史，一种特殊免疫标记物的存在与否或其水平的高低。这也给拟解决特殊研究问题的研究者们，在定义特殊分类时很大的个人灵活性。

三、慢性疲劳综合征的鉴别诊断

临床中慢性疲劳可以出现于多种疾病中，同时 CFS 病因不明，其诊断尚缺乏有特殊意义的实验室检查指标，因而，鉴别诊断过程对于 CFS 的明确诊断尤其重要。

（一）有些情况虽然表现有慢性疲劳，但不能诊断为 CFS

1. 处于活动期的可以解释慢性疲劳的内科疾病。例如：未经治疗的甲状腺功能低下，睡眠性呼吸暂停，发作性睡眠，以及医源性疾患（如药物的副作用）等。

2. 过去或现在诊断有重度抑郁疾患、精神分裂症、妄想症、痴呆、神经性厌食或神经性贪食。

3. 慢性疲劳发生前 2 年或以后的任何时间有酒精或其他物质的滥用。

4. 极度肥胖者。

（二）有些情况虽然表现有慢性疲劳，但又存在不能充分解释慢性疲劳的原因时，也不能排除 CFS 的诊断

如纤维性肌痛，焦虑性异常，躯体性异常，神经衰弱和多种化学敏感性异常等仅根据症状诊断的、但不能被诊断性检测指标所确定的疾病；甲状腺功能低下及哮喘等有特殊疗法（疗法的准确性、充分性已有书面记载）的疾病，已经充分治疗后；或如莱姆病或梅毒，在发展为慢性症状性结局之前已得到了肯定治疗的疾病，若出现慢性疲劳时均不能排除 CFS 的诊断。

（三）若慢性疲劳病例出现某项或几项体检结果、实验室检查、影像学检查的异常，不足以提示一种疾病的存在时，也不能排除 CFS 的诊断

（四）相关疾病的鉴别诊断

1. 纤维性肌痛（FM）

纤维性肌痛是一种以慢性骨骼肌肌肉疼痛及疲劳为主要表现的疾病。

纤维性肌痛的诊断标准为：主要标准中的三项必备，加上四项以上次要标准即可诊断。

（1）主要标准：①至少三个解剖部位疼痛或僵硬，时间持续≥3 个月；②六个或更多的典型的压痛点；③排除其他能产生相似症状的疾病。

（2）次要诊断标准：①全身性疲劳；②慢性头痛；③睡眠紊乱；④神经心理症状；⑤关节肿胀；⑥麻木或刺痛感；⑦肠激惹综合征；⑧与活动、应激及天气变化有关的不同症状。

与 CFS 不同的是，纤维性肌痛在诊断标准中肌痛及多个压痛点是必需症状。在 CFS 与纤维肌痛的诊断中，具体诊为这两者中的哪一种，有时取决于医生，如风湿病或骨科专家则容易诊断为纤维性肌痛。也有人认为这两者可能是一种疾病，具体有待进一步研究。

2. 神经精神类综合征

神经精神类综合征也是研究慢性疲劳综合征中常见的一种情况。如抑郁性神经症常表现为严重的疲劳及多种躯体性与精神性症状，然而，分辨是抑郁出现在疲劳之前，还是疲劳出现在抑郁之前，是件很困难的事情，但对 CFS 的诊断很重要，因此有必要进行鉴别。

与抑郁有关的症状为：①食欲下降伴随体重下降，或食欲增加伴随体重增加；②失眠或嗜睡；③情绪亢奋或低落；④对日常活动丧失兴趣或性欲下降；⑤缺乏精力或感觉疲

劳；⑥自卑感或不恰当的犯罪感；⑦思考或集中注意力的能力减退；⑧经常有厌世或自杀的想法。以上8个症状中出现5个表明有抑郁；出现4个表明可能有抑郁。

另外神经衰弱也与CFS的某些症状如疲劳及情感认知症状有相似或交叉，在CFS的研究初期，研究者们曾将二者等同对待，但随着研究的深入，发现其尚不能完全等同。神经衰弱是一种精神神经疾病，它的疲劳与各种不愉快的情绪或心情密切相关，是长期心情紧张、烦恼、苦闷压抑等引起的，休息不能消除这种疲劳，当心情舒畅时，疲劳可减轻及消失。神经衰弱性疲劳的特点为：①具有弥散性，干什么都觉得累。②带有明显的情绪性。③不伴有欲望和动机的减退，病人常苦于"力不从心"或"心有余而力不足"，有抱负，有追求，不甘心混日子。最典型的是疲劳与精神兴奋二者相结合，病人在感到疲劳的同时，心里想得却很多，欲念十分活跃。④既有体力疲劳又有精神疲劳。

第五节　现代医学对慢性疲劳综合征发病机理的认识

在一个世纪之前，疲劳被视为是一个很少有人进入的、未被探索的领域。近十年来，除对其流行病学、临床特征等的研究有较大进展外，在该病的发生机理方面进行了较为深入的探索。

一、慢性疲劳综合征的发病原因及危险因素

关于慢性疲劳综合征的发病原因有很大的争议。很多调查者提示CFS的发病与病毒感染、过敏、接触有毒化学物质或杀虫剂、睡眠紊乱及心理社会应激因素等有关，另外一些人则坚持CFS本质上是精神疾病。但大多数人的观点集中在持续的病毒感染或心理社会应激因素，或者两者的结合，近几年人们开始重视家庭、遗传因素在CFS发病中的重要性。

（一）病毒感染

由于有些CFS病人表现为急性发作，有流行性趋势，伴有流感样症状如发热、咽痛、淋巴结肿痛等，因此，早期许多研究认为CFS是由病毒感染引起的，并有人将其称为"病毒后疲劳综合征"，同时把研究的焦点集中在病毒及其标记物的测定上。但这些研究未能发现一致的或很容易重复的结果。后来的一些调查结果仍表明病毒感染与CFS的发生有联系，如Theorell等的调查表明，CFS发病前或疾病最严重之前有明显的感染。但以后很多报道表明，CFS由病毒感染引起的任何证据都是不充分的，因此，不能完全依赖病毒标记物及抗体的测定来诊断CFS。如Evengard等在1999年的研究不支持伯纳病毒（BDV）在CFS的病机中有作用；美国CDC在2000年进行了一项病例对照研究，探讨CFS病人与对照组之间的人疱疹病毒（HHV－6A，HHV－6B，或HHV－7）是否有差异。选取了26例CFS病人和56例匹配的非疲劳的对照者。用酶联免疫法检测了对HHV－6的血清反应性，全部为阳性。上述指标在两组间无显著差异。从该研究来看没有任何证据可说明活动的或潜在的HHV－6A、HHV－6B、HHV－7感染，或这三者之间的结合与CFS之间有联系。但也有人从病毒感染与细胞因子及认知功能之间的关系角度推论，病毒感染可导致CFS。如Capuron L. 等认为，病毒感染与认知损害有关。他们运用了一系列神经精

神测试，发现出现过流感样症状者，在进行一些特殊记忆任务方面，较对照组差，并认为这种缺损可能是由于感染期间释放的细胞因子所致。而最近关于流感的研究工作，提示急性症状与血中的 IL－6 的水平相关。大脑的不同结构中存在有细胞因子的受体，并且可以调节下丘脑－垂体－肾上腺轴（HPA），因此病毒感染后所致升高的细胞因子可影响 CFS 的病机。

总之，自 20 世纪 80 年代以来，有关 CFS 与病毒的关系进行了很多研究，提示有多种病毒［如 EB 病毒、柯萨奇病毒、人类疱疹病毒、细小病毒、巨病毒、伯纳病毒（BDV）等］与 CFS 有联系，但尚未有一个病毒被明确认为是 CFS 的致病原因。给病毒感染与 CFS 之间的关系下结论似乎需要一个很长的过程。

（二）心理、社会应激因素

应激与疾病的关系已日益受到医学界的重视，尤其是心理、社会因素导致的精神应激。近年来，国外许多调查发现，CFS 与应激的关系密切，如 CDC 在亚特兰大的病例－对照研究中发现，CFS 病例组中有较多人在 CFS 发作前一年有应激性事件；另外 CDC 在 New Jersey 的 2 个病例－对照研究中，也表明应激为 CFS 发病的一个重要的危险因素。还有研究表明，CFS 发病的危险性明显与应激源的数目相关，3 个或是 3 个以上的应激源尤其容易导致 CFS 的发生。Masuda 等调查了健康对照组、非 CFS 慢性疲劳组（慢性疲劳但不满足 CFS 标准）及 CFS 组患者的心理行为反应与细胞免疫的功能情况，发现 CFS 病人较非 CFS 慢性疲劳组及健康对照者有较多的生活应激事件，并且不能很好地应对应激，其免疫功能也较前两组显著下降，与应激生活事件相关。Theorell 等的调查表明，发病前或疾病最严重之前有明显的负性生活事件。De Rijk AE 等认为，日常生活中感受到的外界刺激因素的数量大（超载）和质量低（吸引力）是 CFS 发生的危险因素。

（三）家庭及遗传因素

与成年人相比，对于儿童及青少年的不明原因的持续性疲劳的研究比较少，而儿童及青少年中的慢性疲劳可以说是很严重的，并被认为是英国学校中缺席最为常见的原因。另外，临床上有这样一种印象，那就是持续性疲劳的发生具有家庭性。Farmer 等认为，以下 3 条是值得进一步探讨疲劳的发生是否具有家庭性的理由：感染有在家庭发生的趋势；基因因素可能导致易感性；态度、信念及文化方面可在家庭中“传导”（如异常疾病行为）。因此在学龄双胞胎儿童中做了大样本的流行病学调查，探讨疲劳的症状是否具有家庭性。结果提示，儿童的疲劳具有高度的家庭性，并且这种家庭性可能包括基因的作用。无论对于持续一周还是至少一月的疲劳，共同的环境或共同的基因与环境的结合的作用都不能被结论性地排除掉。本研究的缺陷是通过问卷形式获得的，疲劳的概念可能不确切，并且限定在两个短时期内，构成对于理解这些症状是否与儿童或成人的慢性疲劳综合征有联系的障碍，但有一个线索，那就是本研究中偏头痛、睡眠困难及心理干扰因素与疲劳有显著相关性。而这些症状都被包括在 1994 年的标准之中。总之，本研究提示，家庭因素值得做进一步的、更详细的探索。Hickie 等运用双胞胎的研究方法观测精神病痛（抑郁、焦虑）、疲劳与免疫功能（皮肤的迟发超敏反应）之间的关系。认为当前有关人类的精神神经免疫学结论应该予以修订，应重视个体基因类型，遗传和环境因素均为疲劳的危险因素。Hickie 等认为，慢性疲劳是独立于现有的焦虑和抑郁概念的一种很严重形式的病痛，其病因具有独立性，与基因有关。

（四）其他因素

1. 过敏因素

以往的一些报道认为，CFS 的发生与过敏因素有关。如 Komaroff 等的研究发现，CFS 病人中有 50% ~70% 经常有遗传性过敏症或过敏性疾病；Noble 等的调查表明，CFS 病人有较多的过敏性鼻炎及哮喘。这种一致的发现提示，易过敏的病人的免疫功能较对照组易于失调。

2. 化学因素

Nawab 等的研究表明，CFS 对接触化学物质敏感，并且讨论了化学敏感与 HPA 轴之间的可能关系。

3. 睡眠因素

由于 CFS 病人经常抱怨睡眠质量差及不解乏的睡眠，Huller 等认为，CFS 病人白天的疲劳及其他症状可能是由于他们的睡眠异常所致。Whelton 等关于 CFS 病人睡眠的研究强调睡眠紊乱在一些 CFS 病人的病因学方面的作用，但是由于病人样本是在自我报告的睡眠问题的基础上选择的，具有特殊睡眠紊乱（如阻塞性睡眠性呼吸暂停）的病人被包括在里边，重症抑郁与焦虑的病人未被剔除，而此类疾病经常属于 CFS 的病例，并且伴有显著的睡眠紊乱，因此没有澄清是否睡眠紊乱具有较广泛的病因学上的重要性。Ann 等经过对单纯的 CFS 病人较系统的客观研究，提出 CFS 病人的睡眠异常与症状之间无因果关系。一种可能性是睡眠紊乱可能为 CFS 的一种附带现象（偶发症状）。如果病人已经试图通过延长晚上在床上的时间及白天睡觉来克服疲劳，那么观察到的低效率的睡眠可能就是这种行为的后果。如果病人有入睡困难及夜里醒的现象，服用一些镇静药或白天睡一会儿，从睡眠保健的角度或许会有些帮助，但这种干预需要评定。总之，如果排除抑郁、焦虑及发作性睡眠、阻塞性睡眠性呼吸暂停外，本研究结果不支持睡眠异常在 CFS 的病因学中有很大的重要性，并认为以往的研究过高地评估了睡眠的作用。

4. 身体的总体情况

有人认为，身体的总体情况与 CFS 的发病有关。如 Noble 等人通过对满足 CFS 标准的抑郁病人及相匹配的不满足 CFS 标准的相应的精神疾患病人的生命期内及发病前的身体健康史作了调查。结果显示，CFS 患者存在有显著的肠激惹综合征（IBS）、感染性单核细胞增多样综合征及疱疹，并且有较多的患者有过敏性鼻炎及哮喘；发病前身体健康情况有明显的下降。这些结果提示，总体的健康因素可能参与了一些 CFS 病人的发病机理。也就是说，在很大比例的 CFS 病人中，其病因不仅仅与一个简单的躯体系统（如免疫系统）的缺陷有关。这与以往有关 CFS 病人的家庭健康病史的研究是一致的。

二、慢性疲劳综合征患者神经内分泌、免疫等系统的变化

（一）神经内分泌系统

Wesseley 提出疲劳可能是中枢性的，而非外周性的，受此观点影响，研究的焦点已经

注意到该病的神经内分泌基础上来。

1. 下丘脑－垂体－肾上腺轴

CFS是以严重的源于中枢的躯体及脑力疲劳为特征，相似的临床表现可见于下丘脑－垂体轴功能低下所引起的紊乱。很多研究表明，HPA轴的功能激活减弱为CFS病人神经内分泌的基本特征。Demitrack等人对一群符合CDC标准的CFS病人的HPA轴进行了动态评定。发现CFS病人的皮质醇基础水平及尿中24小时的游离可的松值明显低于对照组。晚上的促肾上腺皮质激素（ACTH）水平较高。在服用促肾上腺皮质激素释放激素（CRH）后，ACTH的释放是迟钝的（减弱的）。运用不同剂量的ACTH刺激可的松（CORT）分泌，发现：①低剂量（0.003μg/kg）可导致CFS病人较强的CORT反应；②而给予大剂量（1μg/kg）时，病人可的松的释放减弱。前者说明由于ACTH水平的降低引起肾上腺皮质受体的超敏感性，后者暗示减少的总分泌的储备再次反映了低水平的神经营养性的ACTH和（或）肾上腺的萎缩。作者将这些发现解释为一种轻微的中级（中枢性的）的肾上腺的不足，可能是由于CRH或其他HPA轴刺激物的不足引起。Demitrack等人于1998年的研究再次证明CFS存在有HPA轴的活动减弱，部分的可能是由于中枢神经系统的驱动功能减弱引起的。该发现与CFS的病理生理的一致处可以被这样的观察结果支持：该病的发生与发展过程被躯体和情绪应激因素加剧，并且这种HPA轴的失调与忧郁症不同，而与纤维肌痛综合征的特征一致。Scott等用CT检测了一组HPA轴功能低下的病人的肾上腺，与健康对照者相比，CFS病人的左右肾上腺的大小减少了50%以上。提示不仅对阐述其病机，且对提供可能的治疗策略有意义。Heim等认为，对当前有关应激研究的概念呈现出的一个挑战是：许多研究提供了令人信服的证据，那就是在一些与应激有关的状态中肾上腺的机能是减退的，如创伤后应激失调、健康者生活在慢性应激条件下、CFS、纤维性肌痛、风湿性关节炎等。可能的机理包括HPA轴上几个水平上的失调。另外，像遗传方面的易感性、以往的应激经历、应对及人格方式可能决定神经内分泌的异常表现。几个研究者就可的松低下的产生及生理学的含义提出了理论性的概念。该作者基于研究以往的发现，提出在创伤者及慢性应激个体中，可的松的有效性的持续缺乏可能促使产生与应激有关的一些躯体性紊乱。该病理生理模型对于一些经典的精神躯体性疾患的预防、诊断及治疗有重要的意义。

Bearn等与Scott等人的研究中未发现ACTH、可的松的基础水平（下午）与健康对照组之间有差异，而Dimitrack的研究发现，CFS病人的ACTH水平增高（晚上），分析可能与采样的时间有关。Kavelaars等的研究也未观察到基础值及促肾上腺素皮质激素诱导的可的松、ACTH在CFS及对照组之间有差异。两组间的去甲肾上腺素的基础值相似，但CFS病人的肾上腺素值显著高于对照组。

现有很多证据表明，五羟色胺（5－HT）与ACTH的释放机制有联系。Dinan与其同事运用5－HT的受体阻断剂（ipsapirone），发现CFS病人出现由5－HT介导的ACTH的释放明显减弱。其他一些研究暗示，CFS病人的5－HT机理是其介导的泌乳激素的释放。其中一些研究者将CFS的发病机理指向5－HT系统活动的失调，如Cleare等比较了CFS、抑郁与健康对照三组病人的HPA轴和中枢5－HT的功能。基础水平的可的松浓度以抑郁为最高，CFS为最低，对照组居中，有显著差异。在泌乳激素对选择性的5－HT释放剂D－苯氟拉明的应答中，以抑郁最低，CFS最高，对照组居中，有显著差异。泌乳激素与可的松应答及可的松的基础值之间呈极显著的负相关。这些数据确认了抑郁与肾上腺皮质功能亢进症及减低的中枢5－HT的神经传递关联，并提示CFS可能与肾上腺皮质功能低下症及增加的5－HT功能有关联。CFS与抑郁的相反的应答可能与它们的行为功能障碍的相反模式有关。但也有一些认为不是。如Yatham等观察了CFS病人与健康对照者泌乳激素与可的松对D－苯氟拉明的应答，发现两组病人的基础值及苯氟拉明所致的激素应答均无差异。CFS病人的抑郁分值与激素应答之间也无差异。该研究结果不支持5－HT在CFS中的作用。另外，色氨酸为5－HT的前体，与疲劳、睡眠有关。以结合或游离的方式存在于血中。血浆中游离色氨酸增加，进入脑的色氨酸比例就增加，从而使5－HT的水平相应提高（而5－HT可致中枢疲劳）。中枢疲劳与临床上CFS及术后疲劳有关联。血浆中游离色氨酸与支链氨基酸（BCAA）比例的增高可导致从血脑屏障入脑的色氨酸增多。Castell等人的研究观察到CFS病人运动前血浆中游离色氨酸的浓度明显高于对照组，但在运动中或运动后无变化，这可能标志病人脑中异常高水平的5－HT使病人处于持续性的疲劳。对照组在最大运动后游离色氨酸显著增加，60分钟后恢复到基础线。CFS病人色氨酸浓度在运动中未改变，标志着脑5－HT受体的敏感性增加。因此有人推测通过补充BCAA去中和病人增多的游离氨基酸，可改善病人的临床症状。

阿片肽系统不像5－HT系统，它对HPA轴的活动主要起抑制作用。如果用了阿片肽的阻断剂后，可了解中枢阿片肽的情况。在阿片肽过度抑制的情况中，运用阻断剂后，就会出现ACTH和（或）可的松的释放回弹。Scott等人观察了CFS病人及健康对照者服用阿片肽的阻断剂纳洛酮后，ACTH与CORT的反应。发现ACTH与可的松的基础值无差异，病人的ACTH的释放较对照组明显减弱，而可的松无明显差异。本研究有效地否定了这种可能性，那就是对HPA轴的激活剂反应较弱不是由于阿片肽的抑制活动增强的结果（也即原来的假设“CFS病人HPA轴活动的减弱是由于增强的阿片肽的过度抑制的结果”不成立）。并进一步提示，中枢阿片肽可能是减少的。对于内源性阿片肽及受体的检查（至今还没有在CFS病人中探索过）对于澄清问题可能会有帮助。内源性阿片肽有缓解疼痛的作用，其作用的减小可能可解释CFS病人出现的肌痛、头痛等症状。总之，本研究中CFS病人出现的垂体－肾上腺激活的异常不能被过多的中枢阿片肽的抑制所解释。

Pall等认为，病毒或细菌的感染导致一种或多种细胞因子（如IL－1β、IL－6、TNF－α及IFN－γ）的分泌增加，使氧化氮合成酶（NOS）增多，氮氧化物水平升高，与超氧化物离子反应，生成大量过氧亚硝酸盐。持续性的过氧亚硝酸盐可降低HPA轴的活性，最终表现为低水平的糖皮质激素（类似的现象在自发性免疫性疾病中也有）。

Capuron等认为，病毒感染与认知损害有关。在其研究中运用了一系列神经精神测试，发现出现过流感样症状者，在进行一些特殊记忆任务方面，较对照组差。作者认为这种缺损可能是由于感染期间释放的细胞因子所导致。大脑的不同结构中存在有细胞因子的受体，并且可以调节下丘脑－垂体－肾上腺轴（HPA），反过来影响CFS的病机，因此引起一些研究者关于细胞因子在CFS中起中心作用的争议。

2. 下丘脑－垂体－性腺轴（HPG）

CFS有的出现神经内分泌的紊乱，该病多见于女性，因此，有人推测该病可能与生殖腺的类固醇激素的异常有关。Korszun等检测了雌二醇、孕酮、卵泡刺激素（FSH）、黄体生成素（LH），并详细分析了未绝经妇女排卵期LH的情况。结果表明，上述指标于两组之间无明显差异。因此该研究未发现 HPG 轴存在有促性腺激素分泌及性激素水平异常的证据。

3. GH－IGF－Ⅰ轴

Allain 等研究 CFS 病人在基础水平及用胰岛素致低血糖的下丘脑刺激后是否出现生长激素－胰岛素样生长因子轴（GH－IGF）的异常变化。通过比较非抑郁的 CFS 病人与正常对照组之间 GH（生长激素）、IGF－Ⅰ（胰岛素样生长因子－Ⅰ）、IGF－Ⅱ（胰岛素样生长因子－Ⅱ）、IGFBP－1（胰岛素样生长因子 BP－1）、胰岛素、C－肽的水平，结果表明，CFS 病人的 IGF－Ⅰ、IGF－Ⅱ基础水平削弱，GH 对低血糖的应答减低，胰岛素水平较高，IGFBP－1 水平较低，本研究提供了有关 CFS 病人 GH－IGF 轴异常的初步的数据，还不能明显地看出这些变化是否为 CFS 基本病理过程的组成部分。Moorkens 的研究调查了非肥胖的 CFS 病人及匹配的对照者的 GH、ACTH 及可的松对胰岛素致低血糖的反应，夜里的 GH、ACTH 及可的松的水平，血中 IGF－Ⅰ（胰岛素样生长转化因子）、促甲状腺激素（TSH）、泌乳素、游离甲状腺素的浓度。发现 CFS 病人中 GH 对胰岛素致低血糖的应答减弱，夜里 GH 的峰值降低，这些变化未导致 IGF－Ⅰ的差异。CFS 病人血中 TSH、泌乳素增加，该发现支持 CFS 病人多巴胺的功能降低。由于 GH 不足状态与 CFS 具有一些共同的特征，一些初步的研究已表明 CFS 中存在有 GH 的功能障碍。但 Cleare 的研究观察了 CFS 病人血中胰岛素样生长因子Ⅰ、Ⅱ，24 小时尿中的 GH 的分泌、GH 功能的动态变化等，结果与对照组均无差异，因此关于 CFS 病人的 GH 不足的结论缺乏证据。本研究还运用以前认为有效的低剂量的氢化可的松对病人进行治疗，显示其对以上任何指标及 GH 的功能只有很小的作用。纤维性肌痛（FM）与 CFS 有很多相似的临床特征，两者存在重叠诊断。有研究表明，FM 病人 IGF－Ⅰ的水平较低，并认为 GH－IGF－Ⅰ轴的紊乱可解释肌肉疼痛与睡眠差之间的联系，因此，Buchwald 等的研究观察了 CFS、CFS－FM、FM 病人及正常对照者血清中 IGF－Ⅰ与 IGFBP－3 的水平，结果发现各组间也无差异。

4. 褪黑激素

Korszun 等认为，CFS 与 FM 主要影响妇女，认为两者均有神经内分泌的异常，并且认为生理节奏的同步紊乱为他们的病因。松果体素与生理节律有关，并且外源性的褪黑激素已被广泛用于 CFS 与 FM 病人的治疗。因此观察了患有 CFS 与 FM 的绝经前妇女血中的褪黑激素与可的松的特征及关系。结果发现，FM 夜间血浆褪黑激素水平显著高于对照组，但 CFS 与对照组之间无差异；FM 与 CFS 的可的松与褪黑激素在时间方面的分泌方式与对照组间无差异。其他几项与神经内分泌轴失调有关的疾病出现有血浆褪黑激素水平浓度的升高。褪黑激素水平的升高可能为对应激导致的下丘脑破坏的易感性增高的标志。本研究数据未显示出褪黑激素可作为 FM 与 CFS 病人的替代疗法。

5. β－内啡肽

Prieto 等研究了 35 个 CFS 病人与 25 例健康对照者的单核细胞功能，发现 85% 的病人存在以低水平的吞噬细胞溶解指数、减低的 HLA－DR 抗原表达等为特征的单核细胞功能障碍；当将病人的单核细胞与阿片肽拮抗剂纳洛酮一起孵育后，上述有关值显著上升。这些发现不仅提示增高的阿片肽活性通过经典的受体机理作用于 CFS 病人的单核细胞，也是人类疾病中通过阿片肽调节免疫功能的一个生动的例子，反映了内源性阿片肽涉及 CFS

的病理机制。Conti 等的研究发现，CFS 患者外周血单核细胞中 β－内啡肽的浓度明显低于健康对照者。并认为该发现可能反映了以往报道的有关 CFS 病人存在慢性免疫活化的状况。外周血单核细胞中 β－内啡肽的浓度似乎是中枢神经系统阿片肽体内平衡的镜子，因此推测，CFS 的典型疲劳和虚弱与中枢神经系统低水平的 β－内啡肽含量有关。

（二）免疫系统

以往的研究表明，多数 CFS 患者存在免疫系统功能的紊乱，尤其是细胞因子与 CFS 症状的出现关系密切。因此，有人也将 CFS 称为“慢性疲劳免疫功能障碍综合征”，这种异常在不同的研究及个体中存在差异。

1. 体液免疫功能

有关 CFS 患者免疫球蛋白改变的报道存在矛盾。有些报道指出，CFS 患者的 IgA、IgG、IgM 普遍降低，用免疫球蛋白治疗后症状改善或未改善；有些则指出 CFS 患者的 IgG 升高。另外的研究发现，一些 CFS 患者存在免疫球蛋白的亚类缺陷（如 IgG1、IgG3），这种缺陷可能与病毒的再活化有关。但也有人报道，CFS 患者与对照组之间的 IgG 亚型无差异。

2. 细胞免疫功能

主要表现为细胞免疫功能的低下。如 NK 细胞（自然杀伤细胞）的数目或活性的降低，提示 CFS 病人的非特异免疫功能低下。并有人分析 CFS 患者 NK 细胞功能的下降可能与不成熟亚群的 NK 细胞优先增殖和激活、调节性细胞因子 IFN－γ 含量减少及遗传因素等有关。另外有报道，T 细胞的效应细胞功能、淋巴细胞增殖功能、单核细胞吞噬抗原能力下降及 T 细胞亚群的数目与比值发生改变。上述细胞免疫功能的下降，可导致机体的清除能力和应答外来抗原的能力下降，从而使病毒可长期潜伏体内或外来抗原不能被清除。T 细胞亚群数目及比值的变化可进一步通过细胞因子导致细胞免疫和体液免疫功能的改变。

3. 细胞因子

以往的很多研究表明，CFS 病人的细胞因子出现异常变化（升高或下降）。细胞因子的增高是免疫功能激活的标志之一。一个有吸引力但尚未被证实的假说为：慢性免疫激活状态可导致细胞因子的释放增多，这些细胞因子可扰乱神经递质的功能而导致 CFS 的一系列症状。细胞因子可能是感染因子与 CFS 症状之间的联结，用细胞因子治疗疾病可出现周身疲乏无力、肌肉关节酸痛等与 CFS 病人表现相似的症状；大脑的不同结构中存在有细胞因子的受体，并且可以调节下丘脑－垂体－肾上腺轴（HPA）。从神经变态反应角度考虑，如果病毒感染导致细胞因子的释放增多，可影响中枢神经系统的功能而出现精神症状及记忆力下降、集中注意力有困难等认知功能的损害。另外，有些细胞因子（如 IFN－γ 对 NK 细胞功能和 T 细胞效应功能有上调作用）水平的下降可导致细胞免疫功能的下降。上述细胞因子改变所致表现与 CFS 患者的表现很相似，因此，人们一直认为细胞因子在 CFS 的病理中占有很重要的位置。如 Gupta 等的研究发现，CFS 病人血清中 TNF－α、IL－6 的释放增多，而 IL－10 的自发与刺激致释放均被抑制。Cannon 等于 1999 年的研究表明，在基础条件下，CFS 与增高的 IL－6 分泌有关，并认为细胞因子的失调在 CFS 的病机中不是一个单一或占主导地位的因素。尽管 NK 细胞功能的下降对于 CFS 不是特异的，但是为目前看到的最为一致的免疫功能改变。NK 细胞改变的临床意义仍然不是很清楚，被认为在抗病毒感染中起中心作用。

4. 免疫系统与其他系统之间的关系

近年来，人们开始注重研究 CFS 患者免疫系统的改变与其他系统之间的关系。如 Kavelaars 等观察了 CFS 病人神经内分泌介质与免疫系统之间的相互作用。检测了免疫系统对糖皮质激素激动剂地塞米松和 β_2 - 肾上腺素的受体激动剂间羟叔丁肾上腺素的敏感性。地塞米松可抑制病人及健康对照者的 T 细胞的增殖，然而在 CFS 病人中地塞米松对 T 细胞增殖的最大作用显著低于对照组。β_2 - 肾上腺素受体的激动剂抑制肿瘤坏死因子 α 的产生和增强由单核细胞分泌的 IL - 10 产生，本研究的数据显示 β_2 - 肾上腺素受体激动剂对 CFS 病人上述两种细胞因子的调节作用也减弱。未观察到基础值及促肾上腺素皮质激素诱导的可的松、ACTH 在 CFS 及对照组之间有差异。两组间的去甲肾上腺素的基础值相似，但 CFS 病人的肾上腺素值显著高于对照组。所以得出：CFS 伴随有其免疫系统对神经内分泌系统调节作用的相对抵抗。这些数据提示，应将 CFS 看成为是一种神经内分泌 - 免疫交互（交流）不足的疾病。Bounous 等认为，CFS 与感染有联系，并且 CFS 中有很大比例的病人表现出体液与细胞的免疫异常，最一致的发现为淋巴细胞对促细胞分裂剂的应答减弱。作为抗氧化剂的谷胱甘肽（GSH）是允许淋巴细胞表达其完整的潜能而不被氧化基积累所妨碍的一种基本物。因此，免疫细胞的持久挑战可导致细胞 GSH 的削减。由于 GSH 也是有氧收缩的要素，因此免疫系统与肌肉系统之间对于 GSH 前体的竞争就会发生。可以想象到，免疫系统对于宿主生存的需要的优先权使得不断减少的 GSH 前体倾向于免疫系统，从而剥夺骨骼肌系统有充足的 GSH，表现为肌肉的无力。

总之，免疫系统的紊乱是 CFS 患者的一个突出表现，并且与病毒感染有联系。至于病毒感染与免疫功能之间的关系，可能是感染本身降低和（或）扰乱了免疫性，从而导致了该病的发生；也可能是 CFS 病人免疫系统的功能改变（妥协、低下）导致了病毒的再活化及反复的感染。给病毒感染、免疫功能的改变与 CFS 之间的关系下结论需要一个很长的过程，但是继病毒感染和其他与疲劳有关的应激因素之后，从整体研究上评定免疫、神经内分泌和行为因素的作用，可能是理解 CFS 的一个有效的方法。

（三）其他系统

Richards 等检测了病人与对照组血液中有关氧化应激的指标（如全血数、血沉、正铁血红蛋白、平均红细胞容积、2,3 - 二磷酸甘油磷酸、平均红细胞容积等），同时完成了症状的问卷。结果发现病人的丙二醛（malondialdehyde）、正铁红蛋白和平均红细胞容积明显升高；多元回归分析发现正铁血红蛋白为区分病人与对照者的一个主要成分，并且是与 CFS 的症状（包括疲劳、肌肉骨骼症状、疼痛和睡眠紊乱）变化有关的一个主要指标；2,3 - 二磷酸甘油磷酸与认知症状和睡眠紊乱有关。本研究提示，由于过多的自由基形成导致的氧化应激与 CFS 的病理有关，并且与症状表现相联系。

Chaudhuri 等认为，CFS 病人的易被体力或脑力应激诱发的波动的疲劳和其他症状可能被离子通道的异常所解释。Machale 等用 SPM 技术观察到 CFS 病人脑部一些区域（如丘脑、苍白球）的灌流增加，与抑郁相似，但不完全一样。丘脑的过度活跃可能与 CFS 及抑郁病人对活动的注意力增加有关。

三、慢性疲劳综合征的可能发生机理

通过上述有关 CFS 机理的研究可看出，病毒感染不能被认为是 CFS 的病因，CFS 病人中的一系列异常发现，说明中枢神经系统有牵连，包括免疫异常、垂体与下丘脑参与的迹象、一些神经递质在血浆的基础值的异常、脑部的灌注异常等。CFS 的症状可能会逐渐根据中枢神经系统的功能障碍所解释。上述的改变同时说明现在有增加综合研究 CFS 的必要。假设多数研究仍发生在已经患有很多年 CFS 的病人中，对于决定患者报告的生物与精神改变是主要的或次要的是不可能的。免疫改变、病毒感染、HPA 轴功能低下、行为改变及归因方式被认为与后来的疲劳状态有关，它们的相对作用可以通过对疾病的前瞻性的群组研究得到很好的探索。因此，有人提出，目前的证据表明，CFS 是多因素决定的及非同质的，并且根据精神状态和症状的发生可分成很多亚型，对于研究 CFS 机理具有挑战性的目标为解决脑或躯体问题的原型。

综合以往有关 CFS 发病机理的研究结果，认为 CFS 可能是由内、外多种因素导致的神经、内分泌、免疫系统紊乱的结果。其主要特征为免疫功能的紊乱和 HPA 轴的激活减弱。其发生机理可归纳为两条主要的途径：

（一）机体感染病毒或潜伏在体内的病毒再活化，导致免疫激活，进一步影响到中枢神经系统的功能，使 HPA 等神经内分泌轴的功能发生紊乱

现代研究已表明，免疫系统对中枢神经系统的影响，主要是通过细胞因子，因为这些细胞因子可作用于脑的不同结构，或对 HPA 轴等进行影响，从而使患者出现很多行为的改变。同时，细胞因子可使病人出现疲劳、肌肉关节酸痛等。

（二）各种应激因素作用于人体，影响到中枢神经系统的功能，使有关神经递质的水平发生改变

如阿片肽减少，5 - HT 增多，多巴胺功能低下等，进而使 HPA 轴（表现为 HPA 轴的激活减弱，肾上腺皮质功能低下）、生长激素（功能减弱）、泌乳激素（分泌增多）等神经内分泌的功能发生紊乱，出现相应的行为、精神的改变；神经递质与激素的改变，又可作用于免疫系统，使免疫功能紊乱；免疫功能低下，可继发病毒感染或病毒的再活化等。HPA 轴是维持机体内稳态的基本因素，除有广泛的觉醒作用外，对刺激的耐受性、敏感性及疼痛、记忆、睡眠等有调节作用；垂体 - 肾上腺激素在中枢的基本作用点为：边缘系统经中脑环路，上行到网状激活系统，参与下丘脑 - 垂体 - 肾上腺皮质对情绪和精神的调节作用。CRF 的释放受到 NE 的抑制性调节和胆碱能、5 - HT 的兴奋性调节。泌乳激素（PRL）的分泌受生长激素（GH）与 DA 神经的抑制性调节，受 5 - HT、TRH 及内源性阿片肽的促使性调节，各种原因导致其分泌增多，可出现抑郁、精力不足、焦虑及对应激的耐受力减低等。生长激素与泌乳激素一样，被用来研究中枢神经系统中神经递质的功能，其分泌不足，可出现类似 CFS 的一些表现。

上述两条途径之间又可相互影响，因此，其作用机制是多向的、复杂的。CFS 发生机制示意图如图 7 - 2 所示。

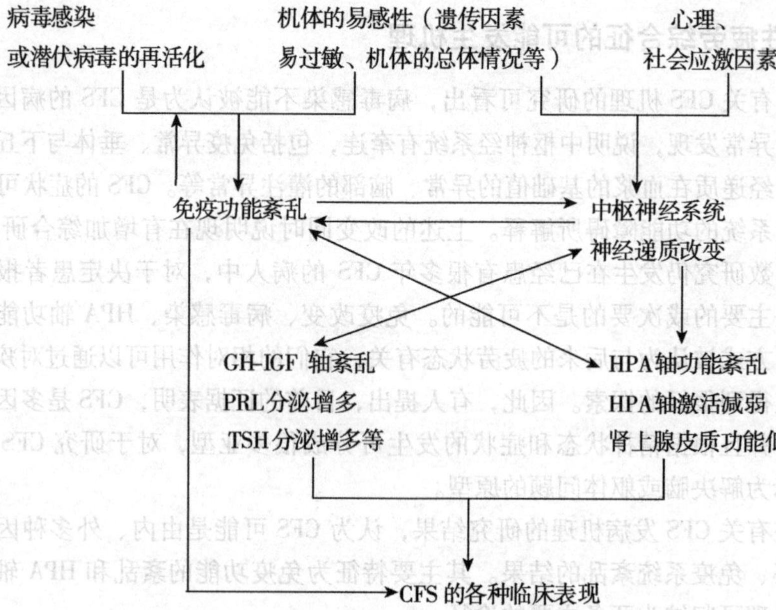

图 7-2　CFS 的发生机制示意图

第六节　慢性疲劳综合征的治疗

国内外文献中报道的 CFS 治疗方法大致有西药疗法、中医药疗法、替代疗法、运动疗法、行为认知疗法等方面，但因 CFS 的病因及发病机理复杂，还没有确切的病因病机理论，因此，这些治疗措施的疗效还有待于进一步验证。国内外文献中报道的治疗措施大致有以下几种：

一、西药治疗

文献中记载较多的治疗药物主要有以下几种。

（一）抗病毒药物及免疫调节剂

因 CFS 病人有明显的流感样症状，所以早期怀疑是病毒性疾病而使用抗病毒药物治疗，但在一项双盲安慰剂对照研究中，发现抗病毒药阿昔洛韦（Acyvlovir，主要对抗 EB 病毒）和安慰剂在治疗 CFS 疾病时没有表现出明显差异。因以后的研究不支持 CFS 与病毒之间的相关性，而认为免疫系统的紊乱可能是 CFS 的病因，因此侧重于用治疗免疫功能低下的药物治疗 CFS。有研究表明，免疫调节剂可以改善 CFS 的功能状态，减轻 CFS 病人的严重无力症状。随后的研究又报道，Ampligen（不匹配双链 RNA）与安慰剂相比能持续改善功能状态、认知水平和活动后耐力达 48 周，并有减少人类疱疹病毒的作用。但是，长期的跟踪资料表明，Ampligen 的治疗作用仍然有限。另外一些免疫调节剂，如免疫球蛋白、转移因子、γ 球蛋白、干扰素及可的松等证明对 CFS 病人无明显的疗效。

（二）抗抑郁剂

一些研究表明，抗抑郁治疗对 CFS 有效。有研究报道抗抑郁药 TCA 可以降低 Beck 抑郁问卷和 CFS 症状的分数。但 TCA 抗抑郁治疗也带来了一些副作用，包括镇静及疲劳加重。研究发现，氟西汀（抗抑郁药）的这些副作用更小一些，但用氟西汀每日 20mg，对 CFS 的各种症状包括对疲劳严重程度、抑郁、功能受限、睡眠紊乱、认知功能等方面无明显的效果。

我国有学者采用舍曲林 25～50 mg/d 治疗。伴睡眠障碍、焦虑者给予抗焦虑药，常用阿普唑仑 0.4～1.2 mg/d 或氯羟安定 1～3mg/d，并结合支持性心理疗法治疗 CFS 患者。研究结果显示，用药后 CFS 患者的主观症状显著改善，SCL－90 量表分数明显降低，尤以躯体化、抑郁、睡眠障碍的改善更为突出，一些没有抑郁症状的 CFS 患者在治疗后，疗效相当或更好一些。但此研究没有对照研究。

（三）其他药物

1. 血压调节剂

因为有研究显示，CFS 病人组比正常对照组有更高的低血压发生率，因此认为低血压神经调节剂对 CFS 有效。但这一结果需要进一步的安慰剂对照研究。

2. 氢化可的松

由于研究显示，慢性疲劳综合征患者的肾上腺皮质功能轻度低下，血中氢化可的松的含量下降。因此，研究者通过补充小剂量的氢化可的松以观察能否改善 CFS 的疲劳症状。研究表明，在一些慢性疲劳综合征患者，小剂量氢化可的松在短期内可降低疲劳程度。但此研究指出，该结果还需作长期治疗和随访研究，以确定这种治疗效应是否具有真正的临床意义。

二、中医药治疗

CFS 虽然是 1988 年才被正式命名，但关于“疲劳”一症及其发生机理在《黄帝内经》时代就有丰富的描述；本草与方书中记载有很多能够“益气力”、“长肌肉”、“坚筋骨”、“解劳乏”的药物及方剂；历代中医文献中对与 CFS 症状群类似的病证不仅早就有认识，并积累了丰富的治疗经验；除药物外，中医学还有针灸、按摩、推拿、导引等形式多样的治疗疾病的手段。中医药治疗手段的丰富性及中医药治病的整体观使得中医药在 CFS 的治疗上具有优势，关于慢性疲劳综合征的中医药治疗将在后面的章节中专门叙述。

三、非药物治疗

从文献记载的情况看，主要有以下几种。

（一）维生素、矿物质、氨基酸类

一些研究者通过补充维生素、矿物质、氨基酸治疗 CFS，但在一项双盲安慰剂对照研究中发现，注射叶酸及维生素 B_{12} 对 CFS 无治疗作用。有研究者对 26 名 CFS 患者使用口服还原型烟酰胺二核苷酸（NADH）治疗，在 0、4、8、12 周对他们进行评估，并进行 4

周的药物清洗阶段后进行评估，结果显示无明显的副作用，其中 8 人有效。认为 NADH 可作为 CFS 的辅助治疗方法。

（二）镁补充剂

在双盲安慰剂对照研究中发现，肌肉注射镁硫酸盐（magnesium sulphate）可以明显提高能量、减少疼痛、减少情绪反应。但未见到这一研究结果的重复报道。

（三）必需脂肪酸

此方法是基于脂肪酸代谢异常可能在 CFS 的发病中起作用的假说之上的。在随机双盲安慰剂对照研究中发现，必需脂肪酸（如鱼油、樱草油）治疗 CFS 有效，在 3 个月的追访中发现使用必需脂肪酸可以改善疲劳、不适、眩晕、集中注意力困难及抑郁等症状，报道中无功能状态的评估。

目前，上述非药物治疗的疗效尚不肯定，在一项用必需脂肪酸与安慰剂对照研究中发现药物组症状有改善，但与安慰剂组比较无差异，与以往研究显示的用 Efamol Marine 治疗 CFS 症状 80% 改善有矛盾的结果。

（四）运动疗法

许多研究表明，CFS 患者的体力活动能力比正常人明显下降，甚至很小强度的体力活动都会使许多 CFS 患者的疲劳及其他相关症状加重，尽管 CFS 患者的体力活动受限，而且一些 CFS 患者也会因体力活动加重病情，但是一些研究显示，没有适当的体力活动对 CFS 患者也会产生不良的影响，如无体力活动的 CFS 患者植物神经系统和内分泌功能异常，而卧床时间延长或不活动会使 CFS 患者体位性（直立型）心动过速和（或）低血压症状加重。

有假设认为，CFS 患者完全地避免体力活动会减弱患者对强体力活动的忍耐力，从而使 CFS 患者的相关症状持续存在。而且研究表明，在大多数 CFS 病例中，休息并不能缓解症状，而运动对 CFS 患者会产生积极的生理与心理效应。基于此观点，一些研究者在监督下对一些 CFS 患者实行适量的训练干预，观察体育训练对 CFS 产生的影响，观察结果基本都认为逐级加量的运动对 CFS 患者的生理及心理产生积极的影响，如改善 CFS 患者的肌肉无力，提高运动耐力，改善 CFS 患者的生理症状，增强应对应激的能力，缓解 CFS 患者的心理紧张，增加了控制疾病和虚弱性症状的能力。逐级锻炼法目前被认为是针对 CFS 患者较有效的治疗手段。

但对于严重的 CFS 患者提倡在安全范围内的锻炼作为治疗方案的组成部分，可以起到一些改善生理、心理症状的作用，且无证据显示锻炼会对 CFS 患者带来负面影响。

（五）心理与行为疗法

近年来，研究者们采用心理与行为辅助疗法治疗 CFS 取得了一定的疗效，是目前比较认同的 CFS 治疗方法。如英国的研究者在 278 名慢性疲劳综合征患者中，随机挑选了 93 人给予认知行为疗法；对 94 人给予支持疗法；对 91 人进行自然对照。分别在 8 个月、14 个月时进行多维评定，评定项目有疲劳程度和功能损害。结果显示，在 8 个月时有 241

人完成了试验（认知行为疗法组 83 人、支持组 80 人、自然组 78 人）；在 14 个月时认知行为疗法针对疲劳程度的控制及对功能损害的控制方面均明显比其他两种方法有效，且认知行为疗法对患者的疲劳程度及自我感觉的改善均有较明显的效果。

在众多心理疗法中，行为疗法尤其受到重视。行为疗法（behavior therapy）又称认知行为治疗，是基于现代行为科学的一种非常通用的新型心理治疗方法，是根据心理学理论和心理学实验方法确立的原则，对个体反复训练，达到矫正不良行为的一类心理治疗。行为治疗家认为适应不良性行为是通过学习或条件反射形成的不良习惯，因此可按相反的过程进行训练。认知行为治疗的关键在于找出不良认知的原因及提供适当的学习或训练方法，通过矫正促使心理障碍好转。目前，这一治疗方法正逐步得到重视。

行为疗法理论认为，人的行为，不管是功能性的还是非功能性的、正常的或病态的，都经学习而获得，而且也能通过学习而更改、增加或消除。

行为疗法与其他心理疗法的区别在于：行为疗法是以心理学中有关学习过程的理论和实验所建立的证据为基础的。与传统的心理治疗相比，它具有更高的科学性和系统性，可以进行客观的科学检验、演示和量化，即使重复试验也可得出同样可靠的结果，有一整套定型化的治疗形式，有坚实的理论根据和大量的实验证明。所以临床效果更为显著和稳定。

第七节　慢性疲劳综合征的预后和转归

自从国际上普遍接受 CDC1994 年修订的 CFS 诊断标准以来，追踪其预后的研究报道很少，关于 CFS 预后的调查文献国内尚未见报道，从国外的文献看，能涉及 CFS 预后的研究主要包括两个方面，一种是有关某种药物或非药物治疗 CFS 的疗效观察，另一种是观察其自然病程。

一、治疗手段对慢性疲劳综合征预后转归的影响

对于药物或非药物对 CFS 预后转归影响的观察评定方法有所不同，一些研究者直接将某种药物与安慰剂作对比，经过一段时间的治疗后，观察疗效；另一些研究者制定不同的观察期，观察使用某种药物后身体功能与心理状况的变化。结果显示完全恢复正常的病例极少，一部分人的症状得到改善，但也有一些病例病情未出现变化。具体内容可归类为以下几方面：

（一）使用某种药物治疗后，能使 CFS 的功能状态改善，但与安慰剂对 CFS 的作用无差异

如 Rowe PC 等研究表明，Fludrocortisone acetate（醋酸可的松）可使 CFS 患者总体健康量表分值提高。Strayer 等研究表明，用免疫调节剂可以改善 CFS 的功能状态，减轻 CFS 病人的严重无力的症状。随后 Strayer 等人又报道 Ampligen（不匹配双链 RNA）能持续改善 CFS 功能状态、认知水平和活动后耐力达 48 周。但是因这些药物对 CFS 的作用与安慰剂对照无差异，所以这些药物对 CFS 预后的影响作用尚不能肯定。

（二）药物干预能改善CFS的症状

如Behan等在随机双盲安慰剂对照研究中发现，必需脂肪酸（如鱼油、樱草油）治疗CFS有效，在3个月的追访中发现，可以改善疲劳、不适、眩晕、集中注意力困难及抑郁，报道中无功能状态的评估。

（三）药物对CFS的预后无明显的影响

一些免疫调节剂，如免疫球蛋白、转移因子、γ球蛋白、干扰素及可的松等对CFS病人无明显的疗效。

（四）认知行为干预对CFS症状或功能状态的改善比药物治疗或不经任何治疗的情况好

如Prins JB等对241名患者做随机对照研究［83名接受CBT（认知行为疗法），80人接受支持疗法，78人为自然病程］治疗14个月后，认知行为疗法对疲劳的严重程度及功能损害的缓解比其他两组明显，支持疗法组与自然病程组间无明显差异，在认知行为疗法组中，35%的人疲劳的临床症状有明显的改善。Powell等用随机对照试验将148名患者分成对照组（常规药物治疗）及于预组（电话干预组、会面式干预及家庭自行训练组），结果显示干预组比对照组在身体功能方面（SF－36）有明显的改善。而疲劳、睡眠、无力和情绪方面的改善两组无差异。Chalder等对11～18岁儿童CFS病人进行认知行为疗法，6个月后进行评定。结果显示20个病人完成治疗。18人在6个月中完成所有的评定，按照预先设定的标准其中15人病情改善（在社会调整、抑郁状态和恐惧方面有稳定的改善）。

尽管药物或非药物干预会使CFS患者表现出不同的预后转归情况，但对CFS患者出现这种预后转归情况的观察期限一般较短，多为12周以内，未见药物或非药物对CFS预后转归产生影响的远期观察报道。

二、慢性疲劳综合征自然病程的预后转归情况

（一）对儿童、青少年CFS患者自然病程的预后转归进行观察后，认为大多数儿童及青少年尽管只是缓解症状，但持续功能受限的情况较少，因而认为儿童CFS的预后较满意

如Bell DS等以问卷形式，对1984年1月至1987年12月诊断为CFS的35名儿童及青少年患者（其中女性24人，男性11人，发病时平均年龄12.1岁，8人急性发病，27人慢性起病）调查发病后13年的病情变化。收集的资料涉及CFS发病后的其他疾病的诊断，儿童缺课的天数、目前症状的有无及严重程度。结果显示无一例在发病至调查期间被诊断为其他疾病，其中13人认为疾病消除，15人认为好转，4人认为疾病无变化，3人认为比早期发病时病情加重。目前的症状情况及病情恢复程度与患者的生活质量密切相关。在缺课时间多于两年的8名患儿中，有5名在调查时仍有慢性疲劳综合征的表现。缺课时间与调查时的疾病严重程度和疾病造成的社会影响有关。他们认为80%的儿童及青少年尽管只是缓解症状，但疾病预后较满意。20%的患儿在发病后13年仍有较严重的症

状表现和活动能力的受限，在这组慢性疲劳综合征的患儿中，只有少数导致持续的躯体症状及功能受限。Garralda ME 等调查 25 名 CFS 青少年患者从发病至平均 45.5 个月的情况，最严重时，身体功能受到严重障碍（卧床时间延长且缺课时间达到三分之二），平均缺课时间是一学年。有三分之二的儿童在观察期间的 38 个月时疾病恢复并开始进行正常的活动，且无一例发展成为其他的疾病。儿童的严重疲劳状态能引起严重持续的功能障碍，但大多数儿童能够恢复。

（二）对成年人 CFS 患者自然病程的预后转归进行观察后，认为成年人的预后不良，完全恢复的病例很少，且其预后转归情况与调查开始时患者的发病状态有关

1. 成年人 CFS 的症状随着时间的推移有所改善，且症状的改善有相关性，但功能损害持续存在

如 Tiersky La 等对 35 名病人在初诊后（病程在 24～63 个月）追踪评估 41.9 个月，结果显示 CFS 患者的注意力、情绪、疲劳程度和疲乏无力随着时间的流逝而有所改善。而且，这些方面的改善有相关性。精神病学的状况、年龄和症状的持续时间和预后有重要关系。认为 CFS 的预后不良，大部分患者仍有功能的损害，随着时间的推移尽管有显著的改善但却不能消除。

2. CFS 患者的预后转归情况与患者年龄、调查开始时的症状程度、躯体功能、社会功能、情绪状态有关，但无明显的人群特征

Joyce 等对 CFS 的系统回顾研究显示，完全恢复的病例少于 10%，高龄、复合症状表现是预后不好的危险因素。Melby D 等为评定与 CFS 的康复有关的人群或临床特征，对 177 名 CFS 患者（平均病程为 9 年）进行问卷调查以评定其恢复率。包括功能状态与心理状态。结果显示 12% 的人报告疾病恢复，在调查开始时身体功能及社会功能好、焦虑程度低、强迫症状轻的患者恢复的可能性更大。CFS 的恢复没有明显的人群特征。此研究支持以往认为 CFS 的恢复率低的调查，在疾病发病时症状不严重的患者预后更好一些。然而，在恢复及未恢复人群中有许多症状的严重程度相似，提示目前还无法正确评估 CFS 病人的预后与一些因素的相关性。Taylor 等随机选择 1995～1997 年间的大样本人群 CFS 病人，以电话问卷的形式评估 CFS 的症状。结果显示，以往疲劳严重的患者目前疲劳也较严重，一部分以前疲劳严重的患者疲劳程度加重，情绪恶化更严重或剧烈运动后疲劳持续状态时间更长。说明过度用力后疲劳的程度不同慢性疲劳综合征的预后也不同。Hartz 等调查了 199 名特发性疲劳，年龄在 18 岁或 18 岁以上、病程超过 6 个月的患者。收集信息包括疲劳、人口统计学特征、患其他疾病情况、生活方式、睡眠习惯、心理学特征、CFS 的疾病特征。测试从研究开始时至两年后的疲劳严重程度的变化，以探讨此变化与研究开始时（基线）的危险因素的关系，以及这种变化与在跟踪期间除了疲劳外的其他症状改变之间的关系。结果显示：在调查开始时有以下特征的，疲劳程度有更明显的改善：这些特征包括无明显的思维不清晰、躯体症状更少而过去没有被诊断为 CFS 的、不经常被惊醒、睡眠时间较少、已婚等。不清晰的思维、抑郁、肌肉疼痛、入睡困难的改善与疲劳改善密切相关。此研究提示，特发性慢性疲劳与预后相关的一些特征，与疲劳同时改变的一些症状可能与疲劳有一定的关系。

第八节 中医对疲劳和慢性疲劳综合征的认识及其治疗

一、中医关于疲劳的概念及其发生机理的认识

中医学中未将疲劳作为一个独立的病名，文献中也没有关于疲劳的专论，疲劳是作为一个症状散见于历代文献中的。

（一）现代中医学对于疲劳的认识

《汉语大词典》指出：疲倦：疲乏，困倦。疲乏：疲劳，困乏。因此，疲劳与疲乏、疲倦为近义词。现代中医学中具有权威性的著作《中医症状鉴别诊断学》指出："疲乏是指精神困倦，肢体懈怠的临床症状。"并认为"疲乏是临床上极为常见的症状，几乎各种急慢性病证，均可出现不同程度的疲乏"。以疲乏作为主症的常见证候有暑热伤气、脾虚湿困及气血两虚。

中医现代临床中，将病人的疲劳感常描述为"疲乏无力"、"倦怠乏力"、"神疲乏力"、"周身无力"、"四肢无力"等。多见于气虚、阳虚、暑淫、湿淫、七情证候（忧伤）、劳逸所伤（过劳）、各脏腑气虚等证中。

（二）古代文献中对于疲劳的认识

1.《黄帝内经》有关疲劳的描述

与躯体疲劳（体力上的疲劳感及肢体活动的减少、减弱等）类似的症状描述在《黄帝内经》中有比较详细的记载，具体如下：

（1）解㑊：四肢懈怠，懒于行动；懈怠乏力之意。

（2）解堕（懈惰）：指松懈无力或怠惰无力。

（3）懈怠：《灵枢·海论》："脑为髓之海"，"髓海有余，则轻劲多力，自过其度，髓海不足，则脑转耳鸣，胫酸眩冒，目无所见，懈怠安卧"。

（4）怠堕（惰）：指身体倦怠懒惰。《素问·风论》："脾风之状，多汗恶风，身体怠堕，四肢不欲动……"

（5）体重：指身体的沉重感。"肝虚、肾虚、脾虚，皆令人体重烦冤。"

（6）四肢不用：指四肢不能正常的活动。《灵枢·本神》："脾气虚则四肢不用。"

（7）四肢不举：指四肢不能举动。《素问·玉机真藏论》："夫子言脾为孤脏……太过则令人四肢不举。"《灵枢·本神》："脾愁忧而不解则伤意，意伤则乱，四肢不举。"

另外，《黄帝内经》中所言"安卧"、"嗜卧"也有因感到疲乏而不想活动或活动减少的含义。

2.《黄帝内经》以后的文献中，对疲劳也有阐述

如《难经》云："饮食劳倦，其痛身热而体重嗜卧，四肢不收，其脉浮大而缓。"《世医得效方·身疼》云："男子妇人气血劳伤，四肢倦怠，肌体羸瘦，骨节烦疼。"《东垣十书》云："……脾主四肢，脾胃虚则怠惰嗜卧，四肢不收……。"《丹溪心法》云："脾胃

受湿，沉困无力，怠惰好卧。”《古今医统》云：“脾胃一虚，则谷气不充，脾愈无所禀。脾运四肢，既禀气有亏，则四肢倦怠，无力以动，故困乏而嗜卧也。”《血证论》云：“身体沉重，倦怠嗜卧者，乃脾经有湿。”《医学传心录》云：“脾胃倦，则怠惰嗜卧。神思短，则懒怯多眠。六君汤主之。”

综合上述文献记载，躯体疲劳的脏腑病机与脾肾肝均有关，尤与脾虚所致气血不足，或湿邪阻滞的关系最为密切。

临床上，疲劳一症不仅仅是气虚证病人的主诉，可见于很多疾病，而教材中主要将其列于气虚之下。可见，为了符合临床实际，今后还应加强对疲劳的研究，并根据其发生的形式、持续时间的长短及其他特点进行详细辨别，以提高临床疗效。

二、慢性疲劳综合征的中医疾病学概念

中医文献中虽未见有与 CFS 发病及表现完全一致的疾病名称的记载，但有些疾病的病因、病机及症状描述与 CFS 有类似之处，在临床诊治中可作为参考。临床上多根据不同 CFS 患者主要临床表现，将其归类为不同的中医病证进行治疗。如：由于 CFS 是以虚弱性的，甚至使人丧失能力的疲劳为根本特征，认为该病为虚弱性病证，属虚劳范畴；由于 CFS 病人的发病与情志不畅有关，且伴有明显的情绪障碍和精神症状，将其归类为郁证、脏躁；由于一部分 CFS 患者的疲劳及精神神经症状发生于外感之后，认为与张仲景所言“百合病”相似；通过分析其发病、病理、诊断等情况，有人得出该病与脾胃内伤病相似的结论；也有人认为其表现与属于半表半里的少阳病相符；如果病人以情绪障碍（抑郁寡欢或急躁易怒，情绪不稳等）、健忘、注意力不能集中、用脑不能持久，甚至思维困难及睡眠紊乱（失眠或嗜睡）的表现为主，有学者认为与中医的“神劳”等类似。另外，根据 CFS 患者具体的突出症状（如头痛、关节痛、肌力减弱、头晕、失眠、嗜睡、健忘等），在治疗时还可分别参照“头痛”、“头晕”、“痹证”、“痿证”、“多寐”、“不寐”及“健忘”等中医病证。目前，有关中医药论治“疲劳”的文献报道中，对于 CFS 的称谓有“疲劳综合征”、“疲劳症”等的不同，病名的运用有很大的随意性，不利于临床规范。我们认为，在中医临床研究中可采用 CDC“慢性疲劳综合征”或“慢性疲劳”的名称，以区别于一般的或其他疾病导致的疲劳，并应在今后广泛临床调查的基础上，结合中医辨证学理论，再进一步分类，确定其内涵，以便于临床规范及疗效的提高。

三、慢性疲劳综合征的中医病因病机

（一）体质薄弱，感受外邪，损及内脏

禀赋薄弱，体质不强，使邪气乘虚而入，缠绵不解，脏腑功能日渐受损而发病。

（二）郁怒不畅，肝失条达，诸症丛生

肝主疏泄，调畅气机，与情志关系最为密切。情志不遂，气机郁滞，进一步使脾失健运，气血津液运行失常，日久可导致脾气亏虚，气血乏源；或痰湿内阻；或气郁日久，化火伤阴等。

（三）烦劳过度，气血阴阳耗损，脏腑组织器官失养

体力、脑力、房劳过度及不良的起居生活习惯，均可损伤人体正气，导致疾病。在当今充满竞争及人际关系复杂的社会中，尤以紧张、生气、忧郁、思虑过度，损伤肝、心、脾为多见。

（四）饮食不节，过饥过饱，损伤脾胃

或因节奏快，不能按时饮食，或因饮酒过度，偏食生冷、辛辣及油腻，均可损伤脾胃，使其化生精微、气血及运化水湿的功能受到影响。

总之，CFS 主要是各种原因导致的心、肝、脾、肾受累及气血阴阳失调而成，本病以虚为本，临床上以虚证及虚实夹杂证多见。虚主要是阴阳气血不足，组织器官失养，出现体力及脑力的虚弱、疲劳；实主要是脏腑功能失调，导致外感邪气或气郁、痰湿或湿热内阻，使机体出现倦怠感及其他兼夹症。

而肝与脾的功能失调在慢性疲劳综合征的发生、发展及康复过程中起着重要的作用。根据中医理论，脾为后天之本，其生理功能为主运化、主升清与主肌肉及四肢，与机体营养物质的消化、吸收、转输、利用及肌肉的形态、运动能力有关。而肝为“罢极之本”，肝主筋，故肝脾与肢体活动、肌肉力量有直接关系。其次，脾主思，与记忆关系密切，因此，思虑过度，可直接损伤脾气，导致脑力的衰弱，记忆、思维的异常。肝主疏泄，调畅气机，从而维持各脏腑器官功能活动的正常。若肝的疏泄失常，就会影响其他脏腑功能，进一步影响到精血的化生，使筋骨失养，导致疲劳的进一步加重。

四、慢性疲劳综合征的常见中医证候及其论治

中医认为，CFS 是由于外感、七情、过劳、饮食等因素导致脏腑、气血、阴阳功能紊乱的结果，其症状范围广，涉及多脏腑、多系统，临床上应对其症状表现特点进行详细询问，并结合舌象、脉象、面色等具有中医特色的一些症状与体征进行辨证论治。总体而言，CFS 的病理以脏腑气血阴阳的虚损为本，可兼有外邪、气郁、痰湿或湿热等的不同，因此，临床表现以虚证及虚实夹杂多见。现将 CFS 的常见证候及治疗方药归纳如下：

（一）内虚外感

主要表现为神疲乏力，发热，微恶风寒，咽痒不适或略有疼痛，头痛，周身肌肉关节酸痛，淋巴结肿痛，苔薄或腻，脉浮或濡或缓，或濡数，重取无力。或伴有头脑昏沉，记忆力下降，醒后不解乏等。治宜扶正祛邪，用败毒散、麻黄附子细辛汤、小柴胡汤等加减化裁。

（二）肝郁脾虚

主要表现为神疲乏力，四肢倦怠，不耐劳作，头部及周身窜痛不适，抑郁寡欢，悲伤欲哭，或急躁易怒，情绪不宁，注意力不能集中，记忆力减退，胸胁满闷，喜长出气，头晕，低热，睡眠不实，纳食不香，腹部胀满，大便溏软或干稀不调，月经不调，舌胖，苔白，脉弦缓无力等。治宜健脾益气，调肝解郁，用补中益气汤合逍遥散化裁。

（三）脾虚湿困或湿热内蕴

主要表现为神疲乏力，四肢困重，酸痛不适，头重如蒙，困倦多寐，胸脘痞塞满闷，纳呆便溏，舌胖，苔白腻，脉濡细。或低热缠绵不解，淋巴结肿痛，苔黄腻，脉濡数等。治宜健脾燥湿，或健脾化湿清热，用六君子汤或《脾胃论》之清暑益气汤（黄芪、苍术、升麻、人参、神曲、陈皮、白术、麦门冬、当归、炙甘草、青皮、黄白、葛根、泽泻、五味子）加减化裁。

（四）中气不足，清阳不升

主要表现为神疲乏力，气短懒言，自汗，食后困倦多寐，头晕健忘，身体发热，劳累后发生或加重，食少便溏，舌淡苔薄白，脉细弱等。治宜补中益气，升阳举陷，用补中益气汤加减。

（五）心脾两虚

主要表现为精神疲倦，四肢无力，劳则加重，神情忧郁，不耐思虑，思维混乱，注意力不能集中，心悸健忘，胸闷气短，多梦易醒，食欲不振，头晕头痛，身痛肢麻，面色不华，舌质淡，脉细弱等。治宜益气补血，健脾养心，用归脾汤加减。

（六）脾肾阳虚

主要表现为精神萎靡，面色苍白，肢软无力，腰膝冷痛，困倦嗜睡，懒言易汗，畏寒肢冷，食少便溏，或遗精阳痿，性欲减退，舌质淡胖有齿痕，苔白，脉沉迟无力等。治宜温中健脾，益肾壮阳，用右归丸加减。

（七）肝肾不足，虚火内扰

主要表现为形体虚弱，神疲乏力，腰膝足跟酸痛，潮热盗汗，头晕头痛，耳鸣眼涩，心烦易怒，失眠健忘，口干咽痛，淋巴结肿痛，午后颧红，大便干结，遗精早泄，月经不调，舌红，少苔或无苔，脉弦细数等。治宜补益肝肾，滋阴清热，用知柏地黄丸加减。

五、文献中报道的治疗疲劳和慢性疲劳综合征的中医药疗法

（一）中药

文献中针对慢性疲劳综合征主症——疲劳的干预，因证的不同而使用不同的经典方或自拟方，在检索到的171篇慢性疲劳综合征的临床文献中有63篇涉及使用中药治疗慢性疲劳的文献，文献中共列出28个经典方剂，其中使用补中益气汤或逍遥散的文献报道较多，占文献中所列方的35%，位于首位。

（二）针灸、推拿、拔罐等

在检索到的用针灸方法有效干预慢性疲劳的20篇文献中，共涉及31个常用穴位，其中使用频率较高（以文章篇数计）的除足三里、百会、关元、三阴交等外，主要为背部

腧穴。而针对慢性疲劳的按摩疗法文献共8篇，主要涉及穴位按摩、双手或双足反射区系统按摩及头面部、四肢部、背部和胁肋部等全身推拿按摩和背部膀胱经手法按摩等。

拔罐干预慢性疲劳的文献报道较少，在检索到的一篇文献中采用了背部膀胱经区域的走罐疗法。

上述三种疗法，在取穴部位上有相同之处，均涉及背部的腧穴，而背部为人体足太阳膀胱经、督脉所过之处。五脏六腑之气输注于背部的背俞穴，而背俞穴位于足太阳膀胱经上，是治疗五脏六腑疾患的要穴。督脉为“阳脉之海”，总督一身之阳气，足太阳膀胱经与督脉有直属的经脉相连。因此，从理论上讲，背部经穴对于疏通背部经气、协调脏腑具有重要的作用。

（三）传统运动疗法

我国许多传统的运动健身项目，如气功、太极拳及各种健身操等，都可用于慢性疲劳综合征患者的干预中。这些方法改善CFS患者的疲劳状态或负性情绪的作用可有以下几个方面：①通过良好、轻松的锻炼环境，为其提供除工作、生活、学习之外的群体运动环境，帮助其消除外来压力的影响；②通过主动、积极的锻炼，消除其繁杂的疲劳性心理因素，减轻心理压力因素的影响；③通过有效的有氧呼吸运动调整，改善机体和脑组织的缺氧状态；④轻柔、和缓、协调的锻炼，既保证锻炼康复的有效性，又能够减少过度运动造成的损伤，以提高锻炼质量。

第九节　亚健康与慢性疲劳综合征的关系

亚健康是一个新兴的概念，目前，研究者对亚健康概念及范畴的认识还存在一些混乱。鉴于疲劳是亚健康状态的最常见的表现之一，又是慢性疲劳综合征的主症，因此，很多研究者将亚健康与慢性疲劳综合征划等号，并将由美国CDC（疾病控制中心）制订的有关慢性疲劳综合征的诊断标准作为亚健康的诊断标准。

实际上，亚健康不等同于慢性疲劳综合征，亚健康是指人体处于健康和疾病之间的一种健康低质状态及其体验。其范畴涉及以下几个方面：①身心上不适应的感觉所反映出来的种种症状，如疲劳、虚弱、情绪改变等，其状况在相当时期内难以明确；②与年龄不相适应的组织结构或生理功能减退所导致的各种虚弱表现；③微生态失衡状态；④某些疾病的病前生理病理学改变等。总括起来，亚健康分为躯体亚健康、心理亚健康、社会适应性亚健康等类型，涉及的范围是很广泛的。其中，疲劳性亚健康是亚健康状态的常见表现形式，它与慢性疲劳综合征虽然有部分相似症状表现，但两者在症状持续时间、症状群表现特征的界定上存在不同。慢性疲劳综合征是被美国疾病控制中心于1988年正式命名并确定诊断标准的一种以慢性疲劳为主要特征的疾病，其症状持续时间被界定为6个月以上，该病的症状群除疲劳表现外，还包括睡眠紊乱、异常情绪表现及类流感样症状。亚健康是20世纪90年代由我国学者正式提出的，由于亚健康的表现复杂多样，目前虽难以制订出详细的有关亚健康的诊断标准，但中华中医药学会亚健康分会通过国家中医药管理局政策法规司资助立项的课题，在全面系统回顾国内外相关亚健康研究文献的基础上，该项目课题组先后组织了全国从事亚健康研究的专家学者近百人进行讨论和论证，形成了《亚健康中医临床指南》，其中将亚健康的症状持续时间界定为3个月，由于其症状表现复杂多样，故对每一种亚健康类型的症状表现特征没有特定的界定，只从躯体、心理、社会适应性三方面进行分类。因此，亚健康虽然多表现有慢性疲劳，但不是特指满足一定特殊标准的慢性疲劳综合征，其范围更加广泛；慢性疲劳综合征已被正式纳入目前的疾病分类中，满足目前慢性疲劳综合征诊断标准者，不能再被认为是亚健康状态。

虽然亚健康不等同于慢性疲劳综合征，但从中医学角度来讲，其发生机制均涉及多脏腑的功能失调，故在中医辨识及干预方面存在许多相同之处。

综上所述，亚健康与慢性疲劳综合征不能划等号，但鉴于亚健康发生机理的复杂性及表现形式的多样性，使得辨别亚健康与慢性疲劳综合之间的确切差异性有一定的困难，有待于进一步研究。

（王天芳　薛晓琳　何跃华　贾明珠）

第八章 亚健康的综合干预

近年来随着人们健康意识的不断增强，亚健康也越来越受到人们的广泛关注，如何行之有效地帮助人们解决亚健康带来的问题就摆在了我们的面前。由于亚健康并不仅是医学问题，它涉及心理学、社会学、哲学、人文科学等多个领域，所以只有从心理、行为、生活方式等各个方面采取综合干预措施，才能真正远离亚健康。亚健康的综合干预非一朝一夕能够取得立竿见影的效果，要实现提高全民健康水平的目标，尚需全社会的长期努力。

第一节 亚健康综合干预的意义与原则

“干预”，其本意为参与、过问（别人的事）。《韩非子·用人》载：“明君使事不相干。”《三国志》中有“车驾南巡，未到宛，有诏，百官不得干预郡县”之表述。现代对干预的解释，应当包括了解、沟通、指导、使转变等意义。因此，“干预”一词，应具备互动、综合、广泛的内涵。亚健康综合干预是指人们通过健康教育、调整生活方式、改善心理状态以及中医食疗、中药辨证调摄和自我保健养生等综合手段对亚健康的干预过程。

一、亚健康综合干预的意义

虽然亚健康是介于健康和疾病之间的第三状态，但是我们却不能忽视，因为如不采取切实有效的预防措施，就会导致人们从亚健康向疾病的最终转化，甚至是致命的疾病，最终会导致人死亡。如果能对亚健康的危险因素进行综合干预，就可以从根本上提高人们的生活质量，解除亚健康状态对人类健康的威胁。

日本是最早对亚健康人群进行群防群治的国家，该国国民的住院率和住院时间均居世界首位，他们住医院不单纯是为了治病，而是防病，是对人的亚健康进行干预，取得令人信服的成果，因而，该国是世界上人平均寿命最长的国家。

有资料表明，我国处于职业巅峰期（40～64 岁）的人群受到心脑血管和肿瘤等慢性疾病影响的比例比发达国家大。目前，我国的高血压患者约为 1.6 亿人，每年耗掉医药费近 3000 亿人民币。现在，每 15 秒就有一位中国人被心脑血管病夺去生命，每 22 秒就有一人因此而丧失工作能力。公众健康已经成为影响我国经济发展，影响未来生产要素竞争力的一个重要因素。而这些疾病大部分与不良生活方式有关。本来疾病是可以预防的，但由于全民预防意识不强，没有在亚健康阶段采取必要的防治措施，才导致了严重的疾患。因此，慢性病的发生和防治应从亚健康预防开始。由于亚健康的病因是多方面的，也应多方面进行干预。

从现代流行病学角度看，通过综合干预亚健康，不仅可以提高全民健康水平和健康意识，而且，通过改变不良生活方式，合理膳食，注意体质锻炼以及掌握科学保健技能，也有助于降低一些慢性病及传染性流行疾病的发病率，节约了医药卫生资源，也全面提高了人们的生活质量。

二、亚健康综合干预的原则

我国政府和卫生行政部门非常重视亚健康的干预工作，2005 年 1 月卫生部颁发了《全国健康教育与健康促进工作规划纲要（2005 ~ 2010 年)》，提出加强领导，规范管理；以点带面，推动落实；加强部门协调，动员社会参与；加强能力建设，促进学科发展以及督导监测，考核评价的指导策略。中华中医药学会成立了亚健康分会，并发布了《亚健康中医临床指南》，亚健康综合干预的概念正是在这一前提下提出来的。亚健康不仅涉及医学、社会学、心理学等学科，也和营养学、体育运动以及各地的风俗习惯、文化传统有着密切的关系，这就决定了亚健康的干预不是单一的生物医学干预，也必然包括行为干预、心理干预、运动调摄、饮食调养、健康教育等多方面内容。

（一）积极开展健康教育，提高全民健康意识

健康教育（health education）是通过信息传播和行为干预，帮助个人和群体掌握卫生保健知识，树立健康观念，自愿采纳有利于健康的行为和生活方式的教育活动与过程。即把卫生科学知识普及到广大人民群众之中，给人民群众以认识健康与疾病的自然、社会心理因素和保健的观念、方法和技能，潜移默化地影响人们的卫生价值及与保健有关的行为方式和生活方式，同时唤起人们对个体卫生和社会卫生的自觉性和责任感，积极投入以群众参与为中心的卫生保健活动，促进和提高人们的健康素质，达到身体上、精神上及社会适应上的完美状态。最终达到消除或降低疾病的危险因素、促进健康、预防疾病、加速康复、提高生活质量的目的。

（二）改变不良生活方式，筑牢健康五大基石

据世界卫生组织报告，全球人类死因中因不良生活方式所引起的疾病占 60%，其中发达国家高达 70% ~80%，发展中国家也达到 50% ~60%。在我国已公布的前三位死因分析中发现，在心血管疾病中不良生活方式与生物因素的比例为 45.7%:29.0%，脑血管疾病为 43.3%:36.0%，恶性肿瘤为 43.6%:45.9%，这三类疾病占全部死因的 67.6%。由此可以看出，不良生活方式对人体健康的危害。针对人们不健康的生活方式，1992 年世界卫生组织在《维多利亚宣言》中明确提出健康四大基石——合理饮食、适量运动、戒烟限酒、心理平衡。欧美发达国家以健康四大基石为普及内容，开展了广泛的实验。结果证实，通过调整生活方式，可使高血压的发病率下降 55%，脑卒中下降 75%，糖尿病下降 50%，肿瘤下降 33%，危害中老年人的主要慢性病可减少一半以上。美国疾病控制中心 1996 年报告指出，健康四大基石使美国人的预期寿命延长了 10 年。可见，建立健康的生活行为方式，是预防慢性病的最佳选择。鉴于睡眠对人体健康的重要性，于 2005 年 5 月 17 日武留信等人在《人民日报》上提出健康五大基石，即在四大基石的基础上补充

了充足睡眠。因此，五大基石就是我们提倡健康生活方式的核心。

（三）适时缓解紧张压力，有效消除心身疲劳

随着现代生活节奏的日益加快，社会竞争、就业、人际关系紧张等，使人们承受着越来越重的心身压力，如不能及时调整心态、化解压力，精神长时间处于紧张状态，就会引起各种疾病。国内外研究证明，过度紧张和压力过大容易引发心脏血管病、恶性肿瘤、胃肠功能紊乱和机体免疫功能低下等，尤其是连续24小时的紧张和压力过大得不到缓解时可引发心脏猝死等高危事件。因此，适时缓解过度的紧张和压力，是人们走出亚健康，恢复健康状态的关键。

（四）以中医理论为指导进行辨证调摄

《黄帝内经》曰："是故圣人不治已病治未病，不治已乱治未乱。夫病已成而后药之，乱已成而后治之，譬如渴而穿井，斗而铸锥，不亦晚乎。"中医这种"治未病"的理论，也就是现代亚健康的治疗理念。中医理论指导下的预防性调摄内容丰富，可根据具体表现特征与轻重，予以相应的干预措施，如中药、针灸、推拿按摩、药膳、传统养生方法等，方便实用，对于阻止向疾病发展或干预其进程都确有实效。

（五）依个体情况开展心理疏导与行为指导

对于存在有精神心理不适，或社会交往困难的亚健康者，可根据具体情况给予心理疏导，或认知行为方面的指导。引导他们树立积极健康、奋发向上的人生观、价值观，正确对待生活和工作中的压力与挑战，不断提高自身的心理承受能力，改善心理素质。积极引导他们参与或从事各种活动，使他们产生兴趣，扩大生活范围。实践证明，适量运动是保持与促进身心稳定与健康的积极有效方法，锻炼方式可采取步行、快走、游泳、慢跑、太极拳、登山等。

第二节　亚健康的综合干预与中医养生学

中医养生学是中医学的重要组成部分，它的基本思想是强身防病，防微杜渐治未病，强调预防医学的重要性，与亚健康状态的干预思想不谋而合。中医养生学经过数千年的发展，形成了具有独特的东方色彩和民族风格的养生理论和手段。中医养生的理念和方法是亚健康综合干预的重要内容。

一、中医养生学的基本概念

养生是根据人类生命发展的规律，采取能够保养身体，防御疾病，增进健康，延年益寿的手段，所进行的保健活动。

中医养生学是在中医理论指导下，研究中国传统的颐养身心、增强体质、预防疾病、延年益寿的理论和方法，并用这种理论和方法指导人们保健活动的实用科学。中医养生学是中医学的重要组成部分，是中国古代劳动人民与历代医学家在长期的实践中反复探索，

不断充实和完善而形成的。说到医学，人们最先想到的是疾病及疾病的诊断和治疗，其实这只是医学的部分功能。一般来讲，医学包括三个方面内容，即保健与预防医学、临床医学、康复医学。中医养生学相当于西医学中的保健医学和预防医学，它的主要服务对象是健康及亚健康人群，但是，患病人群和功能障碍人群同样需要养生学的指导，以便取得更好的治疗和康复效果。所以，从另一角度来说，中医养生学是适用范围最广的医学，也是最贴近人们生活的医学。

在中医理论指导下，结合实践经验，养生家吸取各学派之精华，提出了一系列养生原则。如形神共养、天人相应、顺应自然、协调阴阳、和调脏腑、通畅经络、节欲保精、益气调息、动静适宜等，使养生活动有章可循、有法可依。常用的养生方法更是丰富多彩，有精神养生、饮食养生、运动养生、起居养生、环境养生、睡眠养生、房事养生、针灸养生、推拿养生、刮痧养生、气功养生、药物养生等。各种养生方法都方便易行，效果显著，对于提高人民的生活质量，预防疾病，延年益寿起到了非常重要的作用。

二、中医养生学的特点

（一）独特的理论体系

中医养生理论，都是以“天人相应”、“形神合一”的整体观念为出发点，去认识人体生命活动及其与自然、社会的关系。特别强调人与自然环境及社会环境的协调，讲究体内气化升降，以及心理与生理的协调一致。人类生活在自然界中，人体的生理功能、病理变化又不断受到自然界的影响，并在能动地改造和适应自然环境的斗争中，保障和维持着机体正常的生命活动，也就是说人与自然界是一个不可分割的整体，即“人与天地相应”，所谓“相应”，是说自然界的运动变化常常直接或间接地影响着人体，而人体受自然环境的影响也必然相应地发生生理上的适应或病理上的反应。人不仅是自然万物之一种，更重要的还是社会之一员，社会环境的各种因素都可影响人体的健康，正是基于这方面的认识，医学的模式从生物医学模式转变为“生物－心理－社会医学模式”，人既影响社会，又受社会诸多因素的影响。人体本身也是统一的有机整体，人体的经络系统把人体五脏六腑、四肢百骸都联结成统一的有机整体，它们之间息息相关，在功能上是相互协调、相互为用的，并进行着统一的活动，而在病理上彼此又是相互影响的。

（二）辨证调摄

中华民族是最讲养生的民族，早在先秦时期，人们就开始了对保健强身，防病抗衰老的养生理论和方法的探讨，历代的养生方法很多，诸如精神调摄，饮食营养，起居，运动，针灸，按摩，以及药物调养等，这些养生方法对强壮身体，调节情志都起着很好的作用，但是我们在选择养生方法时，应针对各个个体的不同特点采取不同的养生方法，做到有的放矢，体现中医辨证施养的养生思想。历代养生家都主张要因人、因时、因地不同而分别施养，尤其重视四时养生。《黄帝内经》说：“智者之养生也，必顺四时而适寒暑，和喜怒而安居处，节阴阳而调刚柔，如是则避邪不至，长生久视。”清楚地表明，顺应四时而养生是维护健康、延年益寿的基本大法。四时调摄体现在日常生活的各个方面，包括起居、情志、饮食、运动等。

春季气温开始回升，万物生机萌发，人的阳气也顺应自然而升发。此时应晚睡早起，舒缓形体。由于春天有乍暖还寒的特点，衣服不可骤减，以免感受风寒。春季肝气偏盛，最易克伐脾土，在饮食上要注意养护脾胃，要少食酸味食品，适当增加甜味食品，多吃新鲜水果和蔬菜。情志上，中医认为春季五行属木，内应于肝。春季肝气偏盛，容易动怒，而大怒伤肝会诱发许多疾病。《黄帝内经》认为，肝喜条达，任何时候都要避免怒气，使情志舒畅，这点在春季尤其重要。积极参加户外活动，如踏青、慢跑、打拳、做操、放风筝等有氧运动都是春季适宜的运动。

夏季天气炎热，日照强烈，降雨频繁，空气潮湿。这个季节里，应该晚睡早起，适当午睡，避免过度贪凉和久处空调房间。饮食上宜清淡爽口、少油腻，适当选具有酸味、辛香的食物，节冷饮，还要格外注意饮食卫生，防止病从口入。夏季五行属火，内应于心，心火偏盛而容易情绪激动，心情烦躁，好与人争，所以在夏季要清心寡欲，避免恼怒，遇事冷静，善于克制。夏天仍须坚持体育锻炼，可根据气候特点，选择游泳、散步、太极拳等项目。

秋季由热转寒，天气由湿润逐渐变得干燥，是一个阳消阴长的阶段，人们应早卧早起。秋季虽有凉意，但不要过早添加衣物，否则不利于身体对变冷的适应。饮食宜滋润，少辛燥，适当增加温食，少进寒凉之物。同时秋季燥邪偏盛，容易伤人津液，导致阴虚阳亢，情绪更易波动。所以秋季要保持乐观、洒脱的生活态度。为适应气候之变，可进行耐寒锻炼，如游泳、爬山、慢跑、打拳、做操等。

冬季是一年中最寒冷的季节，阳气潜藏，阴气最盛，人的新陈代谢也相对缓慢。冬天应早睡晚起，避寒就温。衣着应注重御寒保暖，特别注意足部和背部的保暖。冬季阳气内敛，宜温补阳气，宜食羊肉、核桃、韭菜、鳝鱼等。冬季日照时间短，人们的情绪低落，容易出现抑郁、悲凉的情绪。国外有研究表明，冬季北半球高纬度国家抑郁症的发病率增高。在冬季要尽可能增加户外活动，沐浴阳光，驱散心中的阴霾。

（三）综合调养

人类健康长寿并非靠一朝一夕，一功一法的摄养就能实现的，而是要针对不同的个体及同一个体的各个方面采取多种调养方法，持之以恒地进行综合调养，才能达到养生的目的。自古以来历代医家就非常重视综合调养。如吴师机强调外养与内养相结合，提倡用膏药外贴等理疗法进行养生保健。他认为外治之理同内治之理，也可收到与内服汤丸相同的效果。他还认为养生保健不能单纯依靠药物，如果注意调节生活起居，陶冶性情，对健康则更有益处。现代随着科学的发展，社会的进步，养生保健科研机构的建立，养生的方法和手段也越来越多，面对种类繁多的养生方法，人们在具体选用养生方法时，应从自身及周围的具体情况出发，在辨证施养原则的指导下进行综合调养，如可进行药物养生与非药物养生相结合，内调与外养相结合。

（四）适应范围广泛

养生保健实可与每个人的一生相伴，人在未病之时，患病之际，病愈之后，都有养生的必要。未病之时可通过一系列的养生保健活动，防止疾病的发生，做到未病先防；得病之后，借助于适宜的养生活动，增强体内正气，可做到驱邪外出，促进机体早日康复；病愈之后，邪恋正虚，养生保健必不可少，可起到病后防复的作用。不仅如此，对不同体质、不同性别、不同地区的人也都有相应的养生措施。因此，养生学的适应范围是非常广泛的。

三、中医养生学在亚健康干预中的重要性

中国有着独特的文化传统、价值取向、民族性格、生活习俗，中国的亚健康人群也有着自身的特点，这就决定了中国的亚健康干预和健康促进必须要有民族的特色。中医养生学有着其他学科不可比拟的优势，正是承担这一重任的最佳选择。

（一）为亚健康综合干预提供了理论基础

中医养生学的文献浩如烟海，散见于上至先秦，下至当代的医学、哲学、宗教、历史、文学、农学、民俗等著作，又有许多养生学的专著，还形成了众多学术流派，有道家养生、儒家养生、医家养生、释家养生和武术家养生之分。如道家重身轻物，淡泊名利，主张避世、无为，追求长生不老；儒家以“仁”为最高境界，强调道德教化，积极入世，追求齐家、治国、平天下；释家主张出世，强调在自觉的基础上而“觉他”，追求普度众生；武家重视技击；医家注重针药等。总之，中医养生已经形成了独特的理论体系，对这些宝贵经验加以总结、整理，并结合西医学的理论技术及经验，为最终建立具有中国特色的亚健康干预理论奠定基础。

（二）为亚健康综合干预提供了有效途径和手段

自古以来，人们把养生的理论和方法叫做养生之道。中医养生之道最为丰富多彩，是经过了数千年的传承、发展，融汇了多个民族、不同地域养生手段形成的。从古至今，各种养生方法达数千种之多，大体上有调摄精神、气功、导引、按摩、药膳、药茶、药浴、房室养生、琴棋书画、旅游远足等诸多门类。从神与形、动与静、收与散、食与药等方面入手，上至人格修养、道德情操，下至起居饮食、衣食住行，深入到人们生活的方方面面。总之，众多的养生方法丰富了亚健康的干预手段，为亚健康的干预提供了更多选择。

第三节 亚健康的综合干预方法和手段

亚健康的综合干预是一个新的概念，健康教育、心理干预、行为干预等在我国也刚刚起步。我国是一个有着悠久历史的文明古国，几千年文明的积淀留下了许多宝贵经验，从修身养性、饮食卫生、运动锻炼、起居保健等各个层面提出了很多深刻的见解，为我们今天的亚健康综合干预准备了丰富的资源。如何把古代的文化遗产和现代的亚健康综合干预结合起来，走出一条适合国人的亚健康综合干预之路，需要我们不断地探索和研究。

一、健康教育

生命的核心在于健康，健康的关键在于教育。健康教育的最终目的是提高人民健康水平，让亚健康状态的人转变到健康的状态。工作的重点应放在让人们少得病上，而少得病

不仅可节约大量的医疗费用开支，而且可减少疾病对人体健康的影响和对生命的威胁，减少群众的病痛。

许多发达国家通过健康教育改变人们的生活方式，从而大大降低了缺血性心脏病和中风的发病率、死亡率，如芬兰的北卡利里亚执行以预防冠心病为主的健康教育项目 15 年后，总吸烟率从 52.96% 下降到 35%，奶制品的改变使血清胆固醇水平下降 11%，中年男性缺血性心脏病死亡率下降 38%。美国约翰斯霍普金斯大学开展的高血压健康教育随访研究，在控制体重、血压以及提高依从性方面取得了巨大成功，使总死亡率降低了 57.3%。

（一）健康教育的概念

1988 年，第十三届世界健康教育大会认为：健康教育是研究传播保健知识和技术，影响个体和群体行为，预防疾病，消除健康危险因素，促进健康的一门学科。健康教育是从预防为主和健康促进的观点出发，通过有计划、有组织、有系统的社会教育活动，促使人们转变旧的观念和态度，自觉地采纳有益于健康的行为和生活方式，消除或降低危险因素的影响，改善生活环境，预防疾病，促进健康和提高生活质量。

健康教育的主要目的是促使个体或群体改变不健康的行为和生活方式，尤其是组织行为改变。然而，改变行为与生活方式是艰难、复杂的过程。许多不良行为并非属于个人责任，因为许多不良行为或生活方式受社会习俗、文化背景、经济条件、卫生服务等影响，更广泛的行为涉及生活状况，如居住条件、饮食习惯、工作条件、市场供应、社会状况等。因此，要改变行为还必须增进有利健康的相关因素，如获得充足的资源、有效的社区领导和社会的支持以及自我帮助的技能等，此外还要采取各种方法帮助群众了解他们自己的健康状况并做出自己的选择以改善他们的健康，而不是强迫他们改变某种行为，所以，健康教育必须是有计划、有组织、有系统的教育过程。

（二）健康教育的原则

1. 科学性

健康教育的主要任务是传播医学科学知识，因此，健康教育内容要有科学依据，要实事求是，反对那些没有科学依据的宣传，这样才能真正增长知识，提高自我保健能力。

2. 针对性

每个人都有不同的健康基础、经济状况、宗教信仰、生活方式，这就要求健康教育内容要有针对性，应针对不同人群选用不同的方式、内容进行健康教育。千篇一律的教育方法不能适合不同的人，实际上是起不到指导健康的作用的。

3. 艺术性

健康教育要具有一定的艺术感染力，要通过艺术加工，让人们感兴趣，才能保证健康教育起到积极作用。

4. 实效性

与治疗疾病相同，健康教育也是实效性很强的工作。健康教育绝不是泛泛地讲课，发发图片与材料，而是讲求实效。通过健康教育，帮助人们改变不良习惯和行为，引导人们建立健康行为，是健康教育的落脚点和追求的目标。

（三）健康教育的常用方法

1. 制作健康教育传播材料

各类图、文、声、像等卫生健康教育宣传资料是对群众进行健康教育的有效载体，能收到明显的传播和干预效果，群众喜闻乐见。

2. 组织健康教育传播活动

组织宣传咨询活动，组织大众传播媒介开展广泛的宣传教育；设立健康咨询热线、健康教育门诊等开展人际传播；通过直接或间接参与健康教育传播活动可以动员群众参与影响他们生活、健康的决策，促进群众养成健康行为与生活方式。

二、心理调适

心理调适是运用中、西医心理学的原则与技巧，通过语言、表情、姿势、行为以及周围环境的作用，对亚健康状态者进行启发、教育、劝告、暗示，以及中医养生、保健知识与方法传授等，对心理亚健康进行干预的过程。《灵枢·师传》中“告之以其败，语之以其善，导之以其所便，计之以其所苦”就是对心理调适的精辟释义。心理调适的具体方法多种多样，下面将常见的方法简述如下。

（一）语言开导法

语言开导法是指采用语言交谈方式进行疏导，来消除不良情绪和情感活动等的一种方法。该方法应用范围极广，是最常使用的方法。劝导时应该以准确、生动、灵活、亲切、适当、合理的语言进行劝导，以矫治其心理误区，排除心理障碍，使其心理状态从消极向积极转化。《素问·移精变气论》云：“古之治病，惟其移精变气，可祝由而已。”《灵枢·贼风》曰：“其祝而已者，其故何也？岐伯曰：先巫者，因知百病之胜，先知其病之所从生者，可祝而已也。”“祝由”的本意是祝说病之缘由，即分析病因，探病之本，实为一种精神疗法。

（二）移情易性法

移情易性法也就是通过分散注意力，或通过精神转移，排除其内心杂念，改变其不良情绪。《临证指南医案》指出：“情志之郁，由于隐情曲意不伸，……郁症全在病者能移情易性。”移情易性的具体方法很多，可根据不同人的心理、环境和条件等，采取不同措施，进行灵活运用。《北史·崔光传》说：“取乐琴书，颐养神性。”《千金要方》亦说：“弹琴瑟，调心神，和性情，节嗜欲。”可见古人早就认识到琴棋书画具有影响人的情感，转移情志，陶冶性情的作用。实践证明，情绪不佳时，听听适宜的音乐，观赏一场幽默的相声或喜剧，苦闷顿消，精神振奋。

（三）暗示解惑法

暗示解惑法亦即意示法，是指采用含蓄、间接的方式，对其心理状态产生影响，以诱导其无形中接受治疗性意见；或通过语言等方式，剖析本质、真情，以解除其心中的疑惑，从而达到改善多疑、抑郁等不良情志因素的目的。

暗示解惑疗法主要是使用语言来意示或借物意示。语言暗示，即巧妙运用语言，暗示某些有关疾病的情况，使其无意中加以了解，从而消除心因，改善不良的情感状态。借物暗示指借助于一定的药物或物品，暗示出某些现象或事物，以解除患者心理症结的方法。安慰剂的作用就属于这一途径。进行此术必须谨慎从事，切不可被看出任何破绽，否则就难以收到理想效果。

（四）宁神静志法

宁神静志法，就是通过静坐、静卧或静立以及自我控制调节等，达到“内无思想之患，外不劳形于事”，抛弃一切恩怨情愁，以一念代万念。它在实践中有两种作用，一是强壮正气，防病保健；一是增强抗病能力，祛病除疾。

早在《素问·上古天真论》中就说：“恬淡虚无，真气从之，精神内守，病安从来。”意思是平时注意精神调摄，情志平和，则人体真气和顺，气血顺畅，阴阳平衡，机体健康也可抵御病邪。后世医家在继承前人思想理论的基础上，通过临床实践，将宁神静志在养生和防治疾病中的积极作用进一步发扬光大。南北朝医家陶弘景在《养性延命录》中指出：静志安神必须提倡十二少，戒除十二多。即：“少思，少念，少欲，少事，少语，少笑，少愁，少乐，少喜，少怒，少好，少恶。行此十二少，养生之都契也。多思则神殆，多念则志散，多欲则损志，多事则形疲，多语则气争，多笑则伤脏，多愁则心摄，多乐则意溢，多喜则忘错昏乱，多怒则百脉不定，多好则专迷不治，多恶则憔煎无欢，此十二多不除，丧生之本也。”

（五）全德养性法

此法指遵循自然和人生之理，加强自身身心和道德修养，陶冶性情，正确认识人生和社会，提高自身的社会调适能力，它可从根本上帮助改善心身素质，预防或阻止心身病症的发生发展。古人把道德修养作为养生调摄的一项重要内容。如儒家创始人孔子在《中庸》中就指出：“修身以道，修道以仁”，“大德必得其寿”。唐代孙思邈在《千金要方》中亦说：“性既自善，内外百病皆悉不生，祸乱灾害亦无由作，此养性之大经也。”明代的《寿世保元》中说：“积善有功，常存阴德，可以延年。”明代王文禄也在《医先》中说：“养德、养生无二术。”由此可见，古代养生家很重视养生和养德。他们的养性、道德观，虽有历史的局限性和认识上的片面性，但其积极的一面对道德修养、摄生延年还是颇有益处的。现代实践证明，注意道德修养，塑造美好的心灵，助人为乐，养成健康高尚的生活情趣，获得巨大的精神满足，是保证身心健康的重要措施。

（六）情趣易性法

情趣易性法是指培养和发展多种兴趣爱好，借此以分心怡情，调养情性。正当而较为广泛的兴趣爱好，可以改变人们单调枯燥的生活方式，增加心理宣泄和保持平衡的途径，使之精神上总有着某些良好的寄托，避免陷入强烈或持久的情感波动状态，它对于个体形成健康稳定的心身素质很有益处。

古代医家归纳出读义理书，学法贴字，浇花种竹，听琴玩鹤，登城观山，寓意弈棋等都有助于移易情性，修心养身。尤以诗琴书画特别受到重视，历来被视作修性怡神的重要组成部分。以书画为例，《寿世保元》认为："诗书悦心。"《老老恒言》则曰："笔墨挥洒，最为乐事。"文豪欧阳修更以"学书为乐"。培养书画雅趣，能激起对大自然、对人生的热爱，置身于美好的意境中，从而有利于陶冶性情，改善心身素质。通过对作品的欣赏，还能培养其高尚的情操。随着人生境界的提高，逐步获得促进内在情感与周围环境相协调、相适应的能力，以趋于"一切荣辱得失俱不足为吾心累"的超然脱俗之境界，实现身心平衡。

（七）交往活动法

积极与人交往，共同从事某种有意义的活动（包括工作、学习、劳动和娱乐），作为一种心理调适手段，对于那些离群索居，忧郁之人具有改善情性，陶冶情趣，增进身心平衡的积极作用。与人接触和交往是人类基本的社会需求。动物的"社会剥夺"实验表明，被隔绝交往的猴子远比正常交往情况下的猴子有更为强烈的恐惧反应，它们在情绪上和行为上多有损伤，精神上是不完善的。对人的研究同样发现这种结果。王承璐在《人际心理学》一书中提到：良好的交往活动具有"心理保健功能"，"通过相互交往，诉说各人的喜怒哀乐，增进了彼此的情感共鸣，从而在心理上产生一种归属感和安全感，尤其当人处于危急、孤独、焦虑的情况下，特别需要与人交往"。通过与人交往，常能健全自我意识，体现自我价值，增强自信心，从而提高或改善心理素质。

三、饮食调摄

"人以水谷为本"，饮食是生命活动的物质基础。良好的饮食习惯及合理的营养（每日摄入量适宜、营养素搭配比例合理）是保证身体健康、预防疾病的首要因素。饮食调理得当，不仅可以保持人的正常功能，提高机体的抗病能力，还可以治疗某些疾病；相反，若饮食不足或调理不当，就可诱发某些疾病，如冠心病、脑卒中、糖尿病、肥胖症、血脂异常和癌症等疾病的病因大都与不科学的饮食习惯密切相关。因此，饮食的合理调摄是亚健康干预中的重要环节。饮食调摄中要注意以下几个方面：

（一）饮食有节

饮食有节就是饮食要有节制。包含两层意思，一是指进食的量，一是指进食的时间。所谓饮食有节，即进食要定量、定时。

1. 定量

定量是指进食量要适中。进食定量，饥饱适中，恰到好处，则脾胃可以承受，消化、吸收功能运转正常，人体可及时得到营养供应，可以保证各种生理活动。反之，过饥或过饱，都对人体健康不利。时下越来越多女性，为了保持身材而减少体重，有意改变饮食习惯，节制饮食，一日三餐少量进食或仅以水果蔬菜充饥，基本不吃含糖和脂肪等易于增肥的食物，长时间处于半饥饿状态，久而久之，就会对心理和生理产生不同程度的影响。轻则无精打采，疲乏无力，注意力不集中，记忆力减退，重则发展成为神经性厌食症，甚至危及生命。同样，过量饮食对健康也会有重大影响，早在《素问·痹论》就认识到"饮食自倍，脾胃乃伤"，是说不加节制地摄入食物，暴饮暴食，就必然影响到脾胃的消化功能。有研究表明，长期饱食容易引起记忆力下降，思维迟钝，注意力分散，应激能力减弱等亚健康状态。

2. 定时

定时是指进食应有较为固定的时间。有规律的定时进食，可以保证饮食物在机体内有条不紊地被消化、吸收，并输布到全身。如果食无定时，或零食不离口，或忍饥不食，打乱胃肠消化的正常规律，都会使脾胃失调，消化能力减弱，食欲逐渐减退，有损健康。我国传统的进食习惯是一日三餐。若能经常按时进餐，养成良好的饮食习惯，则消化功能健旺，对身体大有好处。

总之，进食定时定量是饮食调摄的一个重要原则。另外，一日之中，机体阴阳有盛衰之变，白天阳气盛，活动量大，故食量可稍多；夜幕阳衰阴盛，即待寝息，以少食为宜。因此有“早餐好，午餐饱，晚餐少”的说法，值得借鉴。

（二）全面均衡

饮食物种类多种多样，所含营养成分各不相同，只有做到各种食物合理搭配，才能构成平衡饮食，满足机体各种营养需要，满足各种生理功能的基本要求。中华饮食文化自古就注重全面的营养观，早在两千多年前，《素问·藏气法时论》中就指出：“五谷为养，五果为助，五畜为益，五菜为充，气味合而服之，以补精益气。”《素问·五常政大论》也说，“谷、肉、果、菜、食养尽之”，主张谷物、水果、蔬菜、肉类的合理搭配，与现代营养学所倡导的饮食金字塔十分接近。中国营养学会根据国情，提出食物多样，谷类为主，多吃蔬菜、水果和薯类，常吃奶类、豆类或其制品的建议，值得推行。

我们提倡平衡膳食，广泛食用多种食物，每天的食品应包括以下五大类：①谷物及薯类：如米、面、杂粮、马铃薯等，主要提供糖类、蛋白质、膳食纤维及B族维生素。②动物性食物：如肉、禽、鱼、奶、蛋等，主要提供蛋白质、脂肪、矿物质、A族和B族维生素。③豆类：如大豆及其豆制品，主要提供蛋白质、脂肪、膳食纤维、矿物质和B族维生素。④蔬菜水果类：如胡萝卜、南瓜、西红柿等，主要提供膳食纤维、矿物质、维生素C和胡萝卜素。⑤纯热能食物：如动植物油、各种食用糖和酒类，主要提供能量、维生素E和必需脂肪酸。这五大类食物均应根据个人生理需要、饮食习惯、经济收入和当地物产等适量摄取。在同一类食物中尽可能多选一些不同品种进行调剂。例如各种粮食的营养成分不尽相同，品种切忌单一，最好是粗细杂粮混食，兼食豆类和薯类。

（三）饮食卫生

讲求饮食卫生，防止“病从口入”，自古以来，就一直为人们所重视。如《论语·乡党》中就指出：“鱼馁而肉败不食，色恶不食，臭恶不食。”张仲景在《金匮要略》中进一步指出：“秽饭、馁肉、臭鱼食之皆伤人。”告诫人们腐败变质的食物不宜食用，食之有害。只有新鲜、清洁的食品才是人体所需要的。饮食卫生特别是不要吃发霉的花生、玉米、大豆、薯类等，以免食入黄曲霉素引起癌症。同时要少吃用盐腌制的咸鱼、咸肉、卤虾酱、腐烂发霉的酸菜以及加入亚硝酸盐的火腿、香肠等（最好同时多吃一些富含维生素C的食物）。尽量不吃含人工防腐剂、合成甜味剂及合成色素的食品。因为有些添加剂含有化学致癌物（国家对允许使用的添加剂种类、最大使用剂量等都有明确规定，合理使用才能确保安全）。

（四）因人而宜

饮食的调摄也需要因人、因时、因地而宜，尤其要注意因人而宜，辨证调摄，至少要辨别虚实寒热，脏腑盛衰。“虚则补之，实则泄之，寒者热之，热者寒之”，这不仅是中医治疗疾病的基本原则，也是指导饮食疗养的基本原则。如气虚之人，应以补气健脾为主，可常食大枣、扁豆、粳米等，不宜苦寒、辛烈之品；阳虚之人，应以温补壮阳为主，可常食羊肉、狗肉、韭菜、胡桃、虾等，不宜生冷寒性之品；阴虚之人，宜滋补养阴，常食粥、汤、银耳、鸭、乳制品等，不宜辛热香燥食物；多痰之人宜健脾化痰湿，应多食萝卜、山楂、冬瓜、赤小豆、莴苣等，不宜肥甘及滋补饮食；阳盛之人宜清泄内热，宜多食芹菜、黄瓜、绿豆、苋菜等，不宜温热辛燥、肥甘厚味等。

四、戒烟限酒

（一）戒烟

烟草中的组成成分及其烟雾中含有烟碱、3,4-苯并芘、亚硝胺、一氧化碳、尼古丁、焦油等多种有害物质。人体吸入烟雾后对呼吸道、心血管、胃肠道、肝、肾等器官组织均有不同程度损害，其中最直接影响的是呼吸系统。吸烟者患慢性支气管炎的几率是不吸烟者的8倍，并且国内外研究都已经证明吸烟是肺癌的罪魁祸首；其次，吸烟也是缺血性心血管疾病的主要危险因素；此外，吸烟对妇女危害更大，据外国学者调查，吸烟妇女月经紊乱发生率比不吸烟者高2倍，过早绝经者高20倍。吸烟妇女怀孕后，流产、早产和合并症的发生率比不吸烟妇女高。

鉴于吸烟对人体有百害而无一利，所以，戒烟应坚决、彻底，且越早越好，通过戒烟，可以大大降低心脏疾病、脑卒中、慢性支气管炎、肺气肿及肿瘤发生的危险。戒烟的方法很多，常用的有戒烟糖、戒烟茶、戒烟贴剂和针灸等。在开始戒烟的时候，可能会出现一些不适应的感觉，如精神不振、烦躁、食欲不佳、周身酸痛、唾液增加等。但这些多是可以克服的，最主要的还是要有决心。只要自己有决心戒烟，无论多么难受或不适都不怕，经过一段时间的调整，所有不适的感觉就会消失，随之而来的是情绪稳定，心情舒畅，身体逐渐向好的方向发展。

（二）限酒

过量饮酒，对人的胃肠、心脏、肝脏、肾脏等都会有不良的影响，容易导致一些疾病的发生，最常见的有慢性胃炎、中毒性肝炎、心肌肥大、尿路结石、痛风性关节炎、急性胰腺炎等。酒精还会在不知不觉中悄悄损害脑细胞、微血管，使人感觉迟钝、注意力不集中、情绪变化无常，影响人的思维和注意力，到了一定程度就可能出现脑萎缩、脑缺血、脑动脉硬化、老年性痴呆。长期滥饮酒类对性功能也有损害。男性酒精中毒者中，大约40%有阳痿，女性酒精中毒者中，30%到40%存在性兴奋困难。而且女性酒精中毒者更容易衰老，并且会过早绝经。另外，过量饮酒还会使热量过剩，导致肥胖。虽然这些问题并不一定在短时间出现，也不会在同一个人身上同时出现，但是，酒精的毒副作用的确是导致亚健康状态的一个重要因素。

大量饮酒有害健康，但偶尔饮酒或长期少量饮酒，对健康影响不大，甚至可以起到活血化瘀的作用，有益健康。科学研究证实，每天饮用天然的红葡萄酒不超过3两（约含乙醇50g左右），对人体健康有利，可以起到对心血管系统的保护作用。在美国佛罗里达以邻居为对照的一项研究说明，男性成人少至中量饮酒可减少致命性冠心病发作。1977年，Yano从居住在美国夏威夷的日本人的资料中也得出同样结果。饮酒者患致命性及非致命性冠心病为非饮酒者的30%～70%。据研究，饮酒主要是通过提高血浆中高密度脂蛋白来减少冠心病的。另外，还与酒精有抑制血小板的聚积作用有关。由于每个人对酒精的耐受度差异很大，故应根据具体情况适当限制酒的饮用量，以免造成身体伤害。

五、睡眠调理

睡眠是消除疲劳、恢复体力的主要形式，又是调节各种生理功能的重要环节，也是维持生命的重要手段。人的一生约有1/3的时间在睡眠中度过的，可以说睡眠与生存有着同等的意义。睡眠对亚健康人群的主要好处是：①消除疲劳。睡眠时，人体精气神皆内守于五脏，五体安舒，气血和调，体温、心率、血压下降，呼吸及内分泌明显减少，从而使代谢率降低，体力得以恢复。②保护大脑。大脑在睡眠状态中耗氧量大大减少，利于脑细胞能量储存，可以恢复精力，提高脑力效率。③提高免疫力。睡眠时能产生更多的抗原抗体，增强了机体抵抗力，睡眠还使各组织器官自我修复加快。在睡眠调理中应注意以下几方面：

（一）养成良好的睡眠习惯

1. 睡前准备

睡前应做到如下几点：①睡前不宜吃得过饱。中医自古就有“胃不和则卧不安”之说，因为睡眠时，消化功能减弱，多吃会加重消化系统负担，使睡眠不深。②睡前也应做到不吃刺激性和兴奋性食物。如浓茶、咖啡、巧克力等，它们中都含有咖啡因——一种具有兴奋中枢神经作用的生物碱，并且其利尿作用往往在半夜里引起膀胱膨胀，导致噩梦，干扰睡眠。③睡前热水洗脚。它不仅清洁卫生，而且对大脑有良好的刺激，可改善脑血循环，消除疲劳，帮助入睡。④睡前刷牙。晚上刷牙比早上更重要，睡前刷牙是良好的卫生习惯，不仅可以清洁口腔，保护牙齿，而且对安稳入睡也有好处。⑤睡前不作剧烈运动，否则会影响入睡。

2. 按时作息

定时上床，按时起床，形成固定的睡眠节奏，到时候自然就入睡，睡足就按时醒。这个生物钟往往很有效。一旦形成觉醒和睡眠的节律，就不要轻易破坏它，尽量使作息时间与该节律同步化，才能保持大脑清醒，感觉良好。如拨乱了生物钟，常常会造成疲劳和失眠。

3. 睡觉时必须注意睡眠的姿势、方位、环境等

睡眠的姿势是否正确直接影响睡眠的效果。一般认为，以“右侧曲卧”为佳。这样，既可避免心脏受压，又可增加肝的血流量，全身肌肉也能较好地放松。仰卧或俯卧都有或多或少的弊端。此外，睡眠时一定要露头，切忌蒙头。蒙头睡觉使人呼吸不畅，并会吸入被褥中的浊气，有碍健康。关于睡眠的方位，养生家多主张东西向，以顺应自然之气。忌北向寝卧，以免损伤人的阳气。

4. 睡眠起卧规律要与四季对应

因为随四季的变化，人体也相应地有阴阳消长转化，人们应根据这种变化合理安排作息。除此之外，一天之中起卧也应有规律，即要使睡眠模式符合一日昼夜晨昏的变化。中医认为，子午之时，阴阳交接，极盛极衰，体内气血阴阳极不平衡，必欲静卧，以候气复。据统计表明，老年人睡子午觉可降低心、脑血管发病率。

（二）保证充足的睡眠时间

睡眠时间往往与个体的年龄、性格、体质、习惯、工作环境等有关，如果用精确的时间长短来衡量是否充足，可能有些机械。正常的睡眠长度应以醒后疲劳感消失，周身舒适，头脑清醒，精力充沛，能胜任一天的工作和学习为标准。大部分成人应保证 8 小时睡眠，儿童为 12～14 小时。一些老年人的新陈代谢减慢，体力活动减少，则睡眠时间较一般成年人少。诚然，足够的睡眠有益于健康，但也应有一定的限度，过之则有害，中医学有“久卧伤气”之说。有资料证明，成年人每晚睡眠时间超过 10 小时的死亡率比只睡 7～8 小时的高 80%，而睡眠不足 4 小时比睡眠 7 小时死亡率高 80%。因此，适量的睡眠才有助于健康。

六、中医辨证调摄

中医学是植根于中国的本土医学，除了对于疾病的治疗有着独到的方法外，对于疾病的预防也很重视。中医早在数千年前就曾提出过“未病学”的概念，即机体处在一种潜在的疾病状态或疾病易感状态。《黄帝内经》中就提出“圣人不治已病治未病”的观点，强调了预防的重要性，与指导亚健康的思想有异曲同工之妙。中医在未病阶段的调治与疾病阶段的治疗一样，有着丰富的辨证论治经验和良好效果，无论是传统内服方药治疗，还是针灸、按摩都是中医干预亚健康的重要方法。

（一）中药

中药调护是中医养生的重要内容。当人体处于亚健康状态时，人体内的阴阳已经失去平衡，脏腑气血的运行也发生紊乱，虽然还没有到诊断某种疾病的程度，但单纯依靠饮食、运动等方式调节收效较慢时，就可以考虑适当使用一些中药来调节。中药的使用在亚健康干预和疾病的治疗中不尽相同，在强调辨证的基础上，亚健康干预要注意剂量要轻、疗程要短、用药个体化的原则。

亚健康状态的表现是多种多样的，通过社会调查和对文献的统计分析，亚健康常见中医证候主要有肝气郁结、肝郁脾虚、心脾两虚、肝肾阴虚、肺脾气虚、脾虚湿阻、肝郁化火、痰热内扰 8 个证型。按照中医辨证养生的原则，提出中药调护的建议：肝气郁结型首选方剂为逍遥散、肝郁脾虚型首选方剂为加味四逆散、肝郁化火型首选方剂为丹栀逍遥散或加味逍遥丸、痰热内扰型首选方剂为黄连温胆汤、脾虚湿阻型首选方剂为参苓白术散、心脾两虚型首选方剂为归脾汤、肝肾阴虚型首选方剂为六味地黄丸、肺脾气虚型首选方剂为玉屏风散。

中药在实际应用中被制成许多剂型，包括丸剂、散剂、汤剂等，其中在亚健康干预中，有一种剂型近年来为一些消费者所钟爱，这种剂型就是膏滋。膏滋的立方用药，与一般处方相仿，也是按照中医辨证施治的原则进行处理的，是扶正固本的一种独特剂型。膏滋是按照中医处方，将中药再三煎熬，去渣，煎出汁液，然后再用微火浓缩，加入蔗糖、饴糖、冰糖、蜂蜜、阿胶等继续煎熬至透，制成的稠厚半流体状内服剂。部分膏滋因内有动物胶类，还要加黄酒矫味。根据不同需要，有些膏滋还加入黑芝麻、核桃仁等物料，成膏后口感更好。

膏滋与其他剂型相比，有明显优越性：一是体积小、含量高、便于服用，即使出门在外，由于携带方便，服药不会间断，能做到坚持服药；二是根据患者不同体质特点和不同症状、体征而组方，充分体现了辨证论治和因人而宜的个体化治疗原则，比常规中成药针对性强；三是口感好，不伤脾胃，适宜久服；四是膏滋药味相对较多，一般在20~40味左右，因此兼顾面广，具有调理滋补作用，特别适用于亚健康者长期服用。正因为膏滋具有上述优点，并具有补虚和疗疾两方面的独特作用，因此千百年来深受医家和百姓信赖，国内大部分地区至今仍保留着冬令进补服用膏滋的习惯。然由于膏滋多采用糖类及鹿角胶、阿胶等胶类作为基质，性偏滞腻，最适合在冬春之季服用，天气炎热时易霉变腐败，不易保存，因此夏秋季可根据病情制成丸、散剂为宜，以便于长期服用。

另外，中药的一种独特用途就是制成药膳。药膳是将药物和食物相配合，使之既有食物的营养作用，又有药物的治疗作用。这是中国饮食文化和中医学结合的产物，起到了良好的食疗效果，针对亚健康状态的调整，其作用也是非常重要的。可根据人体的各项表现，阴阳变化和辨证，采用药膳。如贫血失眠者，可服用红枣桂圆莲子汤；记忆力减退者，可选用枸杞炖羊脑；神疲乏力，可服用黄芪母鸡汤；腰酸畏寒，年老便秘，可选用苁蓉炖羊肾。该方法优点在于能使患者坚持长期服用，在不知不觉中得到调养。

（二）针灸按摩

针对亚健康的调治应体现自然、安全、有效、无副作用的原则，具有中医特色的针、灸、按摩恰恰体现了这一原则，通过刺激经络和腧穴，调节机体脏腑、气血、经络的阴阳平衡，泻其有余，补其不足，使机体处于“阴平阳秘，精神乃治”的健康状态。针、灸、按摩属于中医三种不同类型的治疗方法，均以施手法为主，各有所长，针刺有补有泄；灸法长于温补、温通；按摩侧重于筋骨关节。下面对三种方法分别予以介绍。

1. 针刺

针刺就是用毫针刺激一定的穴位，并采取提、插、捻、转等手法，在得气基础上辅以各种补、泻手法和平补平泻手法进行治疗，使人体新陈代谢机能旺盛起来，达到强壮身体，益寿延年的目的。

对于亚健康的针刺选穴，可选单穴，也可选用几个穴位为一组进行。欲增强某一方面机能者，可用单穴，以突出其效应；欲调理整体机能者，可选一组穴位，以增强其效果。在实践中，可酌情而定。

另外，针刺也有禁忌，遇过饥、过饱、酒醉、大怒、大惊、劳累过度等情况时，不宜针刺；孕妇及身体虚弱者，不宜针刺。

目前在亚健康状态时，采用针刺疗法较多，而且效果肯定。如黄质诚采用智能电针加经络氧调治亚健康状态32例，穴取百会、印堂，斜刺8分，两针柄分别接ZCEA智能电针。又取内关、足三里，用平补平泻手法直刺，再配以鼻塞吸氧，氧流量 5L/min，30 分钟后停吸氧，并起针，有效率 100%。

2. 灸法

灸法就是在某些特定穴位上施灸，通过温热和药物的渗透力来达到和气血、调经络、养脏腑、益寿延年的目的。

灸法一般多用艾灸。艾为温辛、阳热之药。其味苦、微温、无毒，主灸百病。点燃后，热持久而深入，温热感直透肌肉深层，一经停止施灸，便无遗留感觉，这是其他物质所不及的。因而，艾是灸法理想的原料。

艾灸从形式上分，可分为艾炷灸、艾条灸、温针灸三种，其中以艾条灸为最常用。艾灸时将点燃的艾条或艾炷对准穴位，使局部感到有温和的热力，以感觉温热舒适，并能耐受为度。

艾灸时间可在 3~5 分钟，最长 10~15 分钟为宜。一般说来，春、夏二季，施灸时间宜短，秋、冬宜长；四肢、胸部施灸时间宜短，腹、背部位宜长；老人、妇女、儿童施灸时间宜短，青壮年则时间可略长。

3. 按摩

按摩是运用手、手指的技巧以及各种器械，在人体一定的经络穴位上，进行推、按、点、拿、拍、搓、捏、揉等动作，通过手法和器械的局部刺激作用，起到疏经活络、松弛肌肉、行气活血等作用，达到预防、健身、抗衰老的目的。何晓等做过手法治疗亚健康的研究，他们发现按摩可促使机体解除疲劳，调节紊乱，提高免疫力，而且安全有效。谢慧君等根据亚健康辨证分型的不同，应用不同的手法论治，如心脾不足用一指禅点按鱼际，揉按头面部及腹部，震按虚里，捏脊等以调补心脾；肝肾阴虚按百会、肩井，横擦腰骶，搓摩胸胁等以滋水涵木，临床取得满意效果。

七、运动健身

运动健身即通过健身运动调整人体的身心状态。生命在于运动，运动是人类生命活动过程中的一种重要形式。运动是健康长寿之本，通过运动既能够舒畅情志，流通气血，舒筋健骨，又能锻炼毅力，增强身体素质。现代研究表明，运动能延缓骨的老化，增强心血管功能，延缓肺功能的减退，提高消化功能，延缓神经系统的衰老等。同时，通过运动锻炼，可使人感到心情舒畅，消除消极情绪，脱离病态心理。许德顺等针对目前大学生存在的心理亚健康现象，提出了改善大学生神经衰弱、心理抑郁、情感偏差、缺乏信心、急躁、易怒等心理亚健康状态的运动处方，如针对神经衰弱型，选择一些舒缓神经的运动，如健身慢跑、广播操、跳绳、骑自行车、交谊舞、气功、放松功、太极拳、木兰拳、毽球等；针对缺乏信心型选择一些简单易做的运动，如跳绳、俯卧撑、广播操、跑步等体育项目。结果表明，所提出的运动处方对改善大学生心理亚健康有良好的干预效果。

（一）运动健身的原则

1. 因人而宜

各种运动方式的选择也和练习者的禀赋、年龄、职业、性格都有密切关系。如禀赋强者，精血充足，体质健壮，可以选择以动为主的运动，但是要避免强力运动，耗伤元气；

禀赋弱者，气血多亏虚，体质较差，适宜选择以静为主的功法，先强肾健脾，再练习运动量大的功法。肥胖之人，多痰多湿，“好逸恶劳”，稍动即疲，应该以练形为主，如五禽戏、八段锦等；形瘦者多属于阴虚体质，肝火易动，情绪急躁，应以练意为主，着重补肝肾，适合放松功、内养功等静功。周君来等提出运动处方是调节亚健康状态的科学方法。运动处方是在身体检测的基础上，根据锻炼者身体的要求，按照科学健身的原则，为锻炼提供的指导方案。体现了因人而宜的运动方案，因为只有根据参加健身活动者的体质、健康状况，以运动处方的方式确定运动形式、运动强度、运动持续时间、运动频率并严格遵循运动处方以及运动的基本原则进行活动，才能完成从亚健康到健康的有效转变，从而达到强身健体的目的。

2. 因时而宜

《黄帝内经》所说“智者之养生也，必顺四时而适寒暑”，“春夏养阳，秋冬养阴”，都是论述调摄要结合四季的特点进行。春时阳生，夏时阳盛，春夏二季，人体阳气逐渐升发，健身功法要顺应自然界阳气外达的趋势，以练形为主，振奋阳气，使阳气外达，同时注意不要使阳气宣发太过。秋时阳收，冬时阳藏，秋冬二季，人体阳气逐渐封藏，阴气渐盛，所以秋季宜静，以敛阴护阳；冬季宜动，以运阳气于肌腠，抵御外界寒气。

3. 循序渐进

孙思邈在《千金要方》中指出：“养性之道，常欲小劳，但莫大疲及强所不能耳。”强调了运动调养要适量不疲，循序渐进，不可急于求成。操之过急，往往欲速而不达。特别是气功类的功法，如果过于闭息凝神，则容易走火入魔，引发精神障碍。

4. 持之以恒

健身功法繁多，如果贪多求全，朝三暮四，经常变换功法，不能持之以恒，则收效甚微，一事无成。同时运动调养并非一朝一夕之事，贵在持久坚持才能达到锻炼身心的目的。

（二）运动健身项目的分类

可以根据运动的形式把运动项目分为三类：①耐力性项目：包括快走、健身跑、骑自行车、游泳、登山、乒乓球、篮球、网球、羽毛球、上下楼梯、跑台阶等。耐力性项目一般属于周期性、节律性的运动，它们对提高心脏耐力和改善心血管的功能有良好的作用，可以有效防治冠心病、糖尿病、肥胖等病。②力量性项目：包括各种持器械体操和抗阻力训练（沙袋、实心球、哑铃、拉力器等），它的训练目的是消除局部脂肪和增强肌肉力量。一般适合于骨骼肌和外周神经损伤引起的肌肉力量减弱。③放松项目：包括医疗步行、医疗体操、太极拳、气功、松功、易筋经、秧歌等。通过这些活动，可以使人体的精神、气血、脏腑、筋骨得到濡养和锻炼，达到“阴平阳秘”的平衡状态，起到有病治病，无病健身的作用。现代研究已经证实，这些运动可治疗神经、循环、呼吸、运动等系统的多种疾病，对年老体弱者，尤其适宜。

（三）常用运动健身项目

运动项目广泛，下面重点介绍散步、健身跑、瑜伽、五禽戏、八段锦、太极拳和气功。

1. 散步

散步是一种仅需腿部功能正常就能进行的，且对于任何人来说都是安全的运动。散步的好处往往因其形式简单而被人忽视。实际上，一个人每天若散步 1 小时，每周坚持 5 次，半年后，其心血管功能就增强 50%。对多食少动的肥胖者来说，每天连续散步 30 分钟以上，就能达到减肥目的。散步对于脑力劳动者和老年人来说更为适宜，经常散步可增强新陈代谢，改善消化和心肺功能，增强神经系统调节功能，促进血液循环和多余脂肪的分解，有助于降低血压，减少冠心病的发生。另外，美国心理学家研究证明，短短几分钟的散步就有明显的消除紧张的效果。

散步时，应做到全身放松，心情愉快，从容和缓，量力而行。散步的时间一般选择在清晨、饭后或睡前。

2. 健身跑

健身跑指的是慢跑，它和散步有相似之处，只是步伐较快，适合于各种年龄的人。十分有利于消除大脑疲劳，增强心功能和肺活量，促进人的新陈代谢，加速体内多余脂肪和胆固醇的消耗，进而达到增强体质，提高抗病能力的目的。跑步锻炼需要注意掌握运动量。一般地讲，健康青壮年的运动强度，应该使心率达到 130～135 次/分，维持 20～30 分钟，每周至少 3 次。老年人的最适当运动量为：运动时最高心率 = 170 - 年龄。在跑步锻炼中，身体情况时刻发生变化，因此，必须经常进行自我观察，掌握运动量，预防过度疲劳，检查锻炼效果。

3. 瑜伽

瑜伽发源于古老的印度，来自梵文 YOGA 的译音。原意为马车套在马身上，有驾驭牛马的意思。引申意义为统一、相应、对位、结合、和谐、克服、自我克制、自持、自制。从狭义上讲是一种健身、养心的锻炼方式。瑜伽分为很多种派系，其中最普遍的是哈他瑜伽，它可以通过呼吸法来调息、体位法来调身、冥想法来调心，从而达到身心相应（人与自然相应）、开发灵性（达到身心灵和谐）、回归自然（找到真实的自我）。瑜伽的体位法起源是根据动植物而来的，能够对全身各生理系统，以及每个器官起到按摩和激发的作用。经常练习可以调节人体各种腺体激素的平衡，舒缓体内神经，改善睡眠，消除疲劳，使人保持一种祥和、平静、年轻向上的心态；它还能活化脊椎，改善脊柱畸形，纠正轻微的椎间盘错位（如驼背、探颈等不良体态）；同时强化各大肌肉群的力量，从而达到健身美体的作用。

4. 五禽戏

禽，在古代泛指禽兽之类动物，五禽，是指虎、鹿、熊、猿、鸟五种禽兽。五禽戏是模仿虎、鹿、熊、猿、鸟五种动物的动作和神态来进行健身的一种体育运动，为汉末医学家华佗所创。《三国志·华佗传》记载："人体欲得劳动，但不当使极尔。动摇则谷气得消，血脉流通，病不得生，譬犹户枢不朽是也。是以古之仙者为导引之事，熊颈鸱顾，引腰体，动诸关节，以求难老。吾有一术，名五禽之戏，一曰虎，二曰鹿，三曰熊，四曰猿，五曰鸟，亦以除疾，兼利蹄足，以当导引。体中不快，起作一禽之戏，沾濡汗出，因上著粉，身体轻便，腹中欲食。普施行之，年九十余，耳目聪明，齿牙完坚。"

五禽戏模仿虎之威猛、鹿之安详、熊之沉稳、猿之灵巧、鸟之轻捷以锻炼身体，可增强体力、行气活血、舒筋活络，也可用于慢性病的康复治疗。一般可练全套，也可选练其中的1~2节。如虎戏可醒脑提神、强壮筋骨；鹿戏可明目聪耳、舒筋和络、滑利关节；熊戏可健腰膝、消胀满；猿戏可提高人体对外界反应的灵敏度，还可防治腰脊痛；鸟戏可增强呼吸机能，提高人体平衡能力。经常练五禽戏的人，都会感到精神爽快，食欲增进，手脚灵活，步履矫健，睡眠安稳。

5. 八段锦

八段锦是我国民间广为流传的一种健身术，由八种不同动作组成，故名“八段”。在古代，只有上等丝织品才可以称之为“锦”，由于这套功法有极好的祛病保健效果，而且编排精巧，动作优美，所以古人把它比喻为“锦”。八段锦又有“文八段”和“武八段”之分，“文八段”多为坐式，强调静思、集神与呼吸吐纳；“武八段”多为立式及骑马式，侧重肢体运动。由于八段锦不受环境场地的限制，随时随地可做，术式简单，易记易学，运动量适中，老少皆宜，强身益寿作用显著，故一直流传至今，是广大群众喜爱的健身方法。

练八段锦时首先要体态安详，肌肉、关节以及意识放松，在意识的主动支配下，逐步达到呼吸柔和、心静体松，同时松而不懈，适当用力，松紧配合适度，有助于平衡阴阳、疏通经络。在意念的引导下，徐徐而动，动作舒适自然，意随形生，形随意转，每个动作以及动作之间充满了对称与和谐，体现出刚柔相济，阴阳相生，形神合一的境界。

八段锦的每一段都有锻炼的重点，而综合起来，则是对五官、头颈、躯干、四肢、腰、腹等全身各部位进行了锻炼，对相应的内脏以及气血、经络起到了保健、调理作用，是机体全面调养的健身功法。

6. 太极拳

太极拳是我国的国粹之一，据考证创造于明末清初，迄今已有300多年的历史。太极拳融合了阴阳学说和中医基本理论的经络学说，将意识、呼吸、动作三者结合在一起。古人认为，阴阳两者相互不离，相互消长，相互转化，产生了万物，万物中都包含了此理。在太极拳中，表现为动静、刚柔、虚实、开合等对立统一的状态。

练习太极拳，要求意守丹田，平心静气，动作一气呵成，绵绵不绝，意、眼、身、形、气融为一体。意是指意念，在意念的支配、统领下，手、眼、身体、呼吸相互配合，共同完成太极拳的一组动作，并不单纯是肢体的运动，需要大脑协调周身的每一条肌肉，这也间接地对神经系统起着训练的作用，从而提高了神经系统紧张度，活跃其他系统与器官的机能活动，加强了大脑方面的调节作用。

太极拳的动作以松柔入手，练劲养气，可缓可快，柔中寓刚，刚中有柔。太极拳结合导引术、吐纳术以后，就能在练拳时不但进行骨节和肌肉的活动，而且能使动作与呼吸协调，从而增强内脏锻炼，因此，尽管逐步加大运动量以至爆发力量，也能够在练拳时汗流而不气喘，拳套熟练后能够“神色不变”，“面不改色气不喘”。也就是大家说的“内宜鼓荡，外示安逸”，即体内气血运行，推动意念带动周身的动作，而外表则平静如水，姿态安详平和。

从中医学来看，它能调和阴阳，疏导气血，通畅经络，充实内脏，从而使“阴平阳秘”，“精神内守”，“正气存内”。而从现代运动医学的视角来看，经常练太极拳的人，肌肉都比较发达，肺活量高，心脏血管系统、呼吸系统、骨骼系统等各方面指标都比不练太极拳的人强。经常练太极拳的人，体内五羟色胺代谢水平较正常人要高2~3倍，又使血浆皮质素分泌量减少一半。这意味着人体衰老过程变慢，免疫系统功能强化，新陈代谢增强。所以太极拳运动是防止现代文明病的有效良方，是推迟人类衰老的良好途径。

7. 气功

气功是中国传统文化的精华内容之一，是中华民族的瑰宝。在医学领域，气功疗法是传统中医药学的重要组成部分，已有数千年的发展历史，至今仍应用于临床，且越来越引起现代医学和科学的重视。

（1）气功疗法因中医学术与气功学术相结合而产生：气功是调身、调息、调心融为一体的心身锻炼技能。此概念包含四层意思。第一层是气功锻炼的操作内容，即调身、调息、调心，通常简称为“三调”。其中调身是调节肢体活动，调息是调节呼吸活动，调心是调节心理活动。第二层是三调的操作目的，也就是三调操作应达到的状态，即融为一体，通常简称为“三调合一”。在三调合一的状态中，三调已无各自独立的存在，而是融合为统一的境界。应当指出，三调是否合一是气功锻炼与一般体育运动的主要区别，一般体育运动的操作内容也由三调构成，但三调各自独立，不要求三调合一。第三层是气功锻炼在现代学科分类中的位置，即心身锻炼，既是生理的也是心理的。这说明气功是心身两方面的锻炼，能够区分气功学与心理学。第四是气功学科的知识类别，即属于技能性知识。说明气功锻炼是技能性知识，不仅强调了气功锻炼的操作性和技巧性，将其与理论性的知识区分开来，还区别开了气功与宗教，因为技能性知识靠熟练去掌握，宗教则需要由信仰而进入。

中医学术与气功学术有本质的内在联系，它们的古典哲学基础，即其世界观和方法论的基础一致。二者的应用目的也有相通之处，气功锻炼的养生和治疗效果自古以来一直为中医所采用。传统中医药学将气功作为一种疗法的历史可以追溯到中医药学产生之初的远古年代。在中医学史上，历朝历代卓有成就的大医家几乎都精通气功学术，如春秋战国时期的扁鹊，汉代的华佗，隋代的巢元方，唐代的孙思邈，明代的李时珍等。中医古籍中包含有众多的气功学术文献。仅《黄帝内经》中明确提到导引、行气等气功理论及治疗的就有 8 篇。例如《素问·上古天真论》说：“余闻上古有真人者，提挈天地，把握阴阳，呼吸精气，独立守神，肌肉若一，故能寿蔽天地，无有终时，此其道生。”这短短 42 字高度概括了古典气功的基本理论和方法，从中可以看出现代气功三调合一观念的雏形。在浩如烟海的中医古籍中搜寻，记载和论述气功疗法内容最多的医学著作是隋代巢元方的《诸病源候论》，这部由隋代太医令巢元方所著的讨论疾病分类的著作也是一部医学气功的专著，因为其中对各类疾病的治疗只用气功疗法，而未提及任何方药。现代的气功疗法就是在继承医家气功学术的基础上，随着时代的发展，逐渐融入现代科学理论与技术而推陈出新的中医疗法，其性质与针灸疗法、推拿疗法相当。

（2）正确选择气功功法是气功疗法的核心和基础：气功历史悠久，分布地域宽广，气功功法分散在医、儒、道、释、武、艺等各领域，其流派众多，加之新近发现、创编的功法，种类更为繁多。据上世纪 80 年代的统计，当时有名称的功法超过 2000 种，其中在一个省市以上地区流传过的就有三四百种。气功疗法在功法的选择上博采众家、不拘一格，除古代的医家功法之外，凡能够发挥养生和治疗目的气功功法，无论其起源于佛家、道家、儒家或其他各家，均予选用。因此，气功疗法所使用的功法非常多样，有动功，有静功，也有动静结合的功法。由于种类多、来路杂，鱼目混珠的情况时有发生。因此，应该提请采用气功疗法者，一定要注意选择适当的气功功法。目前选择功法可以参考2005年由中国中医药出版社出版的《中医气功学》教材，该教材是新中国成立以来第一本、也是目前唯一一本供高等中医院校使用的气功类规划教材。该教材介绍了临床上常用的10余种气功功法，以及气功疗法临床常见适应病证的气功处方。此外，2002年由国家体育总局组织编创的4种健身气功易筋经、五禽戏、六字诀、八段锦也可以选择使用，因为健身气功与医疗气功在功法方面并无严格界限，可以互相借鉴和应用。

（3）应用气功疗法干预亚健康状态的优越性：亚健康状态被普遍认为是由于心理、生理、社会等多方面因素导致机体的神经、内分泌、免疫系统协调失衡、功能紊乱状态。气功疗法干预亚健康状态的独到之处在于其恰到好处的、明确的针对性，体现于如下四个方面：①气功疗法是一种主动疗法，亚健康状态的形成与生理、心理、社会因素有关，即与生活方式有关，而改变生活方式必须主动。对亚健康状态的干预如果只采用被动疗法，其效果肯定会受到局限，只有积极调动主观能动性，才能够有更好的疗效。气功疗法在这一点上，远远走在其他疗法的前面，可以说，气功疗法是一种积极调动主观康复能力的临床应用技术。②亚健康状态基本上属于身心功能性失调，尚未有器质性病变，而气功疗法对人体的干预属于功能性干预。气功锻炼的调身、调息、调心都是功能性调节，因此对于亚健康状态能够产生直接效果。③亚健康状态的主要症状、机制包括生理、心理两个方面，而气功的三调也包括心身两方面，其中调身、调息属生理方面，调心属心理方面，故采用气功疗法干预亚健康状态完全是有的放矢、针锋相对。④气功疗法擅长于保持远期疗效，因为一旦掌握了气功锻炼的方法，学会了所选定的功法，练功者可以长期自行锻炼，逐渐改变身心的内外环境，达到标本兼顾的目的。亚健康状态的干预十分需要保持远期疗效，由于它还不是疾病状态，往往采用各种疗法解除症状并不很困难，但巩固疗效则是一个难点。气功疗法恰恰对这一难点又是克星。综上所述，在正确认识气功疗法的基础上，将其引入对亚将康状态的干预，实属明智之举。

八、娱乐保健

所谓娱乐保健，是指通过轻松愉快、活泼多样的活动，在美好的生活气氛和高雅的情趣之中，使人们舒畅情志，怡养心神，增加智慧，动筋骨、活气血、锻炼身体，增强体质，寓养生于娱乐之中，从而达到养神健形、益寿延年的目的。

娱乐活动内容丰富，形式多样。例如：琴棋书画、花木鸟鱼、旅游观光、艺术欣赏等皆属之。下面将适用于亚健康调摄的几种娱乐活动简述如下。

（一）音乐疗法

音乐疗法是指将音乐具有的生理、心理和社会效应，有目的、有计划地用于一些亚健康人群的康复和机能改善中去的一种方法。音乐疗法是治疗亚健康状态的有效方法之一，对失眠、情绪低落、疲倦、烦乱、紧张不安、易激动等症状的改善作用十分明显。尤其是群众性音乐体育活动。

陈济川认为，群众性音乐体育是指在音乐的参与下，普通人所能从事的体育活动的总称。所包括的项目种类较多，主要有体操类（广播操、健美操、韵律操、武术操、职业操、形体操和保健操等）、舞蹈类（民族传统集体舞、现代集体舞、现代交谊舞及其他如吉特巴、街舞、北京平四、迪斯科等）。群众性音乐体育融音乐和体育于一体，具有促进身与心健康的双重价值，充分体现生理健康与心理健康的和谐统一。据有关专家论证，人在进行音乐体育运动时，一方面，通过神经及神经体液调节，促进人体分泌一些有益于健康的激素、酶和乙酰胆碱物质，起着调节血流量、促进血液循环、增加胃肠蠕动、促进唾液分泌、加强新陈代谢等作用；另一方面，脑的左半球逐渐受到抑制，而右半球逐渐活跃，进而取得支配地位，正是这种大脑的兴奋与抑制区域的变化，促进了人的情绪高涨。也就是说，在音乐体育运动中，人体通过大脑的整合和认知，调节人体的生理唤醒水平，从而缓解单一的紧张状态。因此，群众性音乐体育活动是防治亚健康简便有效的重要手段。

虞子敏等根据辨证施曲、对症选曲的原则，对亚健康人群进行音乐疗法。音乐处方分为舒畅心态类：《江南好》、《莫愁啊莫愁》等；振奋精神类：《步步高》、《金蛇狂舞》等；镇静安神类：《渔舟唱晚》、《塞上曲》等；解除忧郁类：《喜洋洋》、《春天来了》等；解除疲劳类：《锦上添花》、《假日的海滩》等；催眠入睡类：《摇篮曲》、《仲夏夜之梦》等；增进食欲类：《花好月圆》、《欢乐颂》等。结果表明，音乐的生理效应促使机体生理唤醒水平下降，紧张状态得以缓解，音乐的心理效应通过对心理的影响而达到调节情绪，改善行为能力的作用，从而纠正了人体偏离的状态。

（二）放风筝

风筝，在我国历史悠久，古代也称之为“鹞子”、“纸鸢”。古人对于放风筝的养生作用已经有了很深的认识。宋代李石的《续博物志》上说：“春放鸢，引线而上，令小儿张口仰视，可以泄热。”这是因为放风筝时，可以呼吸新鲜空气，清醒头脑，促进新陈代谢。在放风筝时，或缓步，或迅跑，缓急相间，张弛有变，活动周身关节，促进血液循环；放风筝时昂首翘望，极目远视，能调节眼部肌肉和神经，消除眼的疲劳，防治近视眼，达到保护视力的目的；同时这一姿势，使颈椎得到活动，与长期伏案工作时颈椎的状态正好相反，可以纠正颈椎变直甚至反向的曲度。

（三）垂钓

姜太公是有记载以来最早的垂钓者，然而他可能没有意识到垂钓是一项有益于身心健康的养生保健体育活动。

垂钓时全神贯注，使人入静，与中医养生学“静养神”的观点一致。垂钓不时抛竿、提竿、换饵、站立、下蹲、前俯后仰的多次反复，是一种全身的有氧运动，如此动静结合，就使人体内脏、筋骨及肢体都得到了锻炼，是理想的养生方式。垂钓的环境多为湖滨、溪畔、河旁，绿树青草，空气中含有较多负氧离子。人们脱离喧嚣的环境，呼吸新鲜空气，可使人头脑清醒。垂钓使人回归大自然，沐浴阳光，日光中的红外线，则能给人以温暖，使人体血流畅通，改善血液循环，促进新陈代谢；紫外线照射皮肤可以合成具有活性的维生素 D，促进钙的吸收。

（四）对弈

对弈最早是指下围棋，现在指广泛的棋类运动，包括围棋、象棋、国际象棋和其他棋类项目，也可推而广之，把桥牌运动包括进来。“善弈者长寿”是中国古代医学家作出的结论。下棋时要求平心静气，全神贯注，意守棋局，杂念尽消，达到精神上的“静”的境界；同时对弈时要经过周密的计算，提高大脑的思维能力，又是蕴藏在静中的运动。这种动静结合的活动，可以防止大脑的过早衰老，起到预防老年性痴呆症的作用。此外，对弈可以“以棋会友”，促进人际交往，提高社会适应能力。

（五）书法

与中医学一样，中国的书法艺术也是中国的国粹。长期以来人们并没有认真地把书法作为养生之道来看待，但是人们在创作一幅书法作品的同时，也在不知不觉地受益于其养生作用。历史上许多著名的书法家都很长寿，就是很好的例证。

书法是心灵的艺术，书法艺术讲究用“意念”驱动形体，纸上的点划起伏，其实就是意念在笔端的表现，这正体现了中医养生学形神共养的统一性。“神为形之主”，静以养神，养神则保形。在落笔之前，人们全神贯注，意守丹田，恬淡少欲，心神内定，有效地减少了心理对于生理的干扰，使体内阴阳平衡。其作用不亚于气功、打太极拳对意念的控制。人在挥笔泼墨时，要“莹神静虚，端己正容，秉笔思生，临池志逸”，这样既练静功，又练动功，静中有动，动中有静。

“形为神之宅”，形体的养护在于动，动以养形。执笔时，指实、掌虚、腕平的姿势；书写中悬腕、悬肘，不断前落后顾、左撇右捺、上折下弯的运动，不但调节了手臂的肌肉和神经，而且使指、臂、肩、背、腰、腿部也得到运动。这样，很自然地通融全身血气。身体内气血畅达，五脏和谐，百脉疏通，使体内各部分功能得到调整，使大脑神经兴奋和抑制得到平衡，促进血液循环和新陈代谢，精力自然旺盛。所以说，每天习字、作书，要不断转换动作和灵活运用指、腕、肘、肩、身等，实际上是在进行着一种轻柔而又有力度的有氧健身运动。

（六）旅游

旅游是娱乐调养的内容之一。历代养生家多提倡远足郊游，而道家、佛家的庵、观、寺、庙也多建立在环山抱水、风景优美之处，以得山水之清气，修身养性。旅游不仅可以一览大好河山之壮丽景色，而且还能借以舒展情怀，心胸开阔，锻炼身体，增长见识，是一种有益于身心调养的活动。

当人们投身于大自然，领略自然风光的同时，可以呼吸新鲜空气。新鲜空气中负氧离子含量高，研究表明，负氧离子含量若小于每立方米25个，人就会头痛、恶心、眩晕、疲劳；而含量若大于每立方米1万个，人就会因代谢活跃，心情舒畅，精力充沛，食欲增加；若大于每立方米10万个以上，就可用来治疗某些疾病。可见，空气是否清新对人的健康很重要。同时，在远足跋山涉水之中，不仅观赏了大自然的奇妙风景，领略了美好的环境，也活动了身体筋骨关节，锻炼了旅行者的体魄，使人气血流通，利关节而养筋骨，畅神志而益五脏。

（王斌　吴秀艳　刘天君）

第九章　亚健康的研究展望

目前，对亚健康状态的研究受到预防医学、社会学、心理学等多学科的广泛关注，所使用的研究方法也较丰富，本章对近年来基础与应用方面的研究进展进行归纳，重点介绍亚健康相关研究技术方法和评价体系。

现行亚健康研究领域涉及的方法和技术分为微观和宏观两类，微观的实验研究多数是围绕人体整体或脏器结构变化的原因进行探讨，集中在生化检测技术之下的微观生理指标的变化，如红细胞功能变化、免疫状况改变、微循环改变、病原微生物影响等引起人体的功能下降或机能减退的机理探索；宏观方法又分为基础理论和临床研究两方面，前者一般集中在现代医学为基础的疾病前期或潜临床状态的研究，中医未病理论的内涵研究和延伸发展，后者则有许多流行病学调查研究和临床干预效果的观察，通过流行病学调查可以揭示地区性或特定人群的临床特征和影响因素，临床干预方法多为物理治疗或中医药治疗，体现多种方法综合干预特点，因此其评价研究较为困难。

虽然亚健康状态的概念模糊，缺乏广泛认可的定义，但近年来学术界都在共同努力探索并形成了诸多共识，特别是在诊断和测量的方法上有所突破，进一步的评价技术和评价指标体系建立已列入国家重点研究项目之中。

一、理论研究状况

（一）概念及定义

亚健康状态的理论研究是从概念研究开始，与健康研究紧密结合进行。公认的观点是亚健康概念集社会文化属性和科学属性于一体，是人文含义较浓的抽象词汇，阐明其内涵、外延，以及与中医“未病学”的关系是研究重点。

亚健康概念的由来是源于人们对健康概念的深入理解。1948 年，联合国世界卫生组织在制定的《保健大宪章》中指出，健康不仅是没有疾病和虚弱症状，而且包括身体、心理和社会适应能力的完整状态。之后，20 世纪 80 年代中期前苏联学者 N. 布赫曼（Berkman）根据世界卫生组织有关健康的定义和标准及其他一些相关研究发现，生活中有许多人存在着一种似健康非健康、似病非病的中间状态，称之为“第三状态”、“灰色状态”。我国学者王育学最早在 1992 年提出“亚健康”一词，最早见于专业报刊始于 1996 年的 1 月，当时《健康报》开辟了“亚健康学术探讨”的专栏，并相继发表了王育学等学者所撰写的《疲劳综合征与亚健康状态》的一系列文章。为了更准确地对这部分人群进行定位和调研，把“亚健康”初步定义为：介于健康和疾病的中间状态，在相当高水平的医疗机构经系统检查和单项检查，未发现有疾病，而病人自己确实感觉到了躯体和心理上的种种不适，这种情况，我们就称其为“亚健康”。2005年中华中医药学会成立了亚健康分会，该分会组织国内亚健康研究领域的专家，经过一年多的研究和论证，编制了《亚健康中医临床指南》，并于2006年10月正式发布，其中指出：亚健康是指人体处于健康和疾病之间的一种状态。处于亚健康状态者，不能达到健康的标准，表现为一定时间内的活力降低、功能和适应能力减退的症状，但不符合现代医学有关疾病的临床或亚临床诊断标准。

（二）分类与范畴

对亚健康的分类有多种观点，多数学者认为与健康概念相对应，亚健康可分为躯体亚健康、心理亚健康、社会交往亚健康、道德亚健康。躯体亚健康状态总的特征是持续的或难以恢复的疲劳，常感体力不支，懒于运动，容易困倦疲乏。但由于还伴有多种躯体表现，故又分了亚型，如疲劳性亚健康、睡眠失调性亚健康、疼痛性亚健康等。心理亚健康又分为焦虑性亚健康、抑郁性亚健康、恐惧或嫉妒性亚健康、记忆力下降性亚健康、情感亚健康等。社会交往亚健康又分为青少年社会交往亚健康、成年人社会交往亚健康、老年人社会交往亚健康等。

亚健康的范畴主要有以下几方面：①身心上不适应的感觉所反映出来的种种症状，如疲劳、虚弱、情绪改变等，其状况在相当时期内难以明确；②与年龄不相适应的组织结构或生理功能减退所导致的各种虚弱表现；③微生态失衡状态；④某些疾病的病前生理病理学改变。因此，亚健康状态涉及的医学范畴有以下可能性：①某种或某些疾病的临床前状态（如高血压、高血脂、糖尿病、肿瘤、肥胖等），可进一步向该疾病发展；②某些疾病经治愈后仍存在的各种虚弱与不适；③人体处于衰老时期，由于组织结构老化及生理功能减退所导致的各种虚弱表现；④机体身心功能的轻度失调，存在有相对独特的表现特征，其发生机理尚未明确，多与现代医学的各种“综合征”有关。

（三）与未病学的关系

未病思想的提出已经有2000多年，目前作为一门学科提出并得到广泛认可。古代未病包括四种状态，即无疾病状态；有疾病的先兆或小病（疾）状态；已病的早期状态；疾病初愈未复发状态。而现代学者在未病学中对其四种状态进行了释义，健康未病态指机体尚未产生病理信息，亦即人体没有任何疾病时的健康状态；潜病未病态指机体内病理信息隐匿存在的阶段，尚无任何临床表现，未达到临床“显化”程度；欲病未病态是潜病未病态的继续发展，指存在于机体中的病理信息越来越多，已有所表露，已经达到疾病发病的临界状态或呈现少数先兆症状或体征的小疾小恙状态，在临床上尚无定性的依据明确诊断其病证类型的未病态；传变未病态指在疾病的发展过程中，身体某一脏器已经出现了明显病变，根据疾病的传变规律及脏腑之间的生理病理关系，病邪可以进一步传入其他脏腑而使之发生病变，在病邪处于某一脏腑未发生传变时，对于可能出现病变的脏腑的未病状态，称为传变未病态。

亚健康概念的提出体现了古代“上工治未病”的防病思想，属于未病学的研究范畴。亚健康状态与现代未病学中的潜病未病态和欲病未病态的内涵接近，而未病学内涵更加丰富，外延更加广泛。在实际研究中，既不能将二者完全等同，又不能完全分割。不论是未病学还是亚健康，均体现了人们从对疾病的治疗向疾病预防转变的观念，是人们对健康追求的方法和手段，体现了更加积极的预防医学观。二者之间存在密切关系。

亚健康的研究可丰富和发展未病学，未病学来源于传统中医理论，亚健康则是现代社会的产物，亚健康理论研究的兴起，大大激活了未病学的内在动力。一方面随着临床实践的深入，以及广大群众防病治病、健身强体、心怡安康要求的提高，促使未病学在原有基础上前进；另一方面，新兴科技的发展正与未病学的思维框架相吻合，尤其是亚健康理论的提出，更与未病学研究目的相一致。

总之，未病学思想给临床治疗提供了一个崭新的思路，使人们越来越认识到临床治疗中多年来被动防御的局面是影响人类健康长寿的根源，只有深化预防研究的内涵，深刻理解健康、疾病，以及疾病演变规律，才能够把握健康，享有天年。

（四）与慢性疲劳综合征的关系

疲劳是亚健康状态最常见表现之一，也是慢性疲劳综合征的主症。目前，国内一些学者在提到亚健康时，都将其与慢性疲劳综合征划等号，将慢性疲劳综合征的诊断标准作为亚健康的诊断标准。本书编委会认为虽然亚健康和慢性疲劳综合征在某些症状表现上有相近之处，但两者在概念、范畴及表现上均存在不同，亚健康不等同于慢性疲劳综合征。

首先，二者概念范畴不同，慢性疲劳综合征是疾病范畴，虽然缺乏特异性实验室指标，仅为症状诊断，但有明确的诊断标准，在未形成慢性疲劳综合征阶段，可以属于疲劳性亚健康。其次，二者流行特征不同，人群发病率不同，预后也不同。慢性疲劳综合征不易恢复，亚健康状态经过调整，容易恢复到健康状态。另外，二者临床表现有交叉，都以疲劳为主，表现为耐力下降，在中医调理、预防干预原则、具体方法和手段方面有许多共同点。

从西医学的角度看，慢性疲劳综合征有特定的诊断标准及临床表现特征。它是以慢性疲劳为主要特征，并伴有其他躯体症状及认知功能损害和情绪障碍的一组症候群。该病以中青年女性多见，其发病可以散发，也可呈暴发形式流行。疲劳的特征是虚弱性的、严重的，可使人丧失能力，影响到躯体及脑力的功能活动，导致工作、教育、社会或个人活动水平较前有明显的下降，甚至严重到日常平均活动水平下降50%以上；卧床休息后不能明显缓解。

因此，亚健康虽然多表现有慢性疲劳，但不是特指满足一定特殊标准的慢性疲劳综合征，其范围是较为广泛的；慢性疲劳综合征已被正式纳入目前的疾病分类中，满足目前慢性疲劳综合征诊断标准者，不能再被认为是亚健康状态。

二、评价技术研究进展

近年来，与亚健康诊断评价技术相关的研究较多，主要分两类，一是量化测量的方法，通过自拟的或已有的健康相关的调查问卷和量表进行不同人群的流行病学调查，再对调查数据进行数理统计；另一类是微观检测的现代生物技术，通过人体细胞、血液、器官组织的结构和功能检测进行判断，甚至在基因水平进行探索。

亚健康评价的基本原则是亚健康检测评估应以人体健康的检测与评估标准作为参照；

中医四诊和辨证的分类方法是亚健康辨识评估中的重要内容；量表和问卷测量是亚健康状态评估中必不可少的方法；现代医学检测技术和设备是亚健康检测评估的重要技术支撑。总之，亚健康检测与评估必须体现方法和指标的综合性、系统性和统一性，特别是中西医结合综合优势的发挥是亚健康检测和评估的重要前提。

（一）量表评定方法的应用研究

目前，亚健康的测评在很大程度上依赖于就诊者的主观陈述，量表为这些主观自陈症状的评定提供了较为合理的方法。量表具有数量化、规范化、细致化、客观化的特点，量表的陈述式问答及多维结构能比较客观地反映这些症状的主观性、多维性的特质；量表在实施、计分和分数解释过程中的一致性，减少了主试和被试的随意性程度，尽可能地控制和减少了误差，是较为客观、科学的方法。目前国内外有许多通用的评定疲劳、心理、睡眠及生存质量等的量表，可以作为亚健康主观症状评定的工具，但尚未形成亚健康专用的量表。

在量化测量研究中，结论相对明确的大规模研究有几项，如刘保延等报道，对亚健康判断标准的研究，经过文献调研、专家咨询、临床预调查和课题组反复论证，形成了流行病学调查专用的亚健康调查问卷作为测量工具，包含躯体状况、生活状况、情志状况、精力状况、禀赋状况与生活嗜好、社会环境状况诸领域，124 个条目。也有人提出亚健康的参考诊断标准：在 1 年时间内持续 1 个月以上出现所列 18 种症状中 1 项以上者。这些症状包括躯体症状：疲劳、头痛或头晕、耳鸣、肩或腿麻木僵硬、咽部有异物感；心理症状：心烦意乱、孤独感、注意力不集中、焦虑、多梦、休息不好、记忆力差、活力下降、对周围事物不感兴趣、情绪差；社会适应能力：工作觉得吃力 、同事关系紧张、免疫力下降、容易感冒、到医院看病感觉有病但未确诊。并用专家的 Delphi 法评价亚健康的诊断标准，认为该标准代表性较强，积极性较高，权威性、协调性较好，可用于人群流行病学调查。有人在 SCL－90 症状自评量表的基础上设计调查问卷，内容包括一般情况、亚健康状况、相关因素等，其中亚健康状况分七项：精神状态、睡眠状态、肌肉症状、心血管症状、全身症状、胃肠道症状、其他症状。认为亚健康者的心理状态有明显异常，应用 SC L－90 对亚健康者心理健康状态进行测定，是进行亚健康诊断和评价亚健康严重程度的有效方法。

（二）现代检测技术在亚健康诊断与干预中应用的进展

1. 体液微观筛查技术

目前用于亚健康检测的体液微观筛查技术主要有：血液生化和蛋白谱分析技术、超高倍显微分析技术、尿微量成分分析技术、唾液成分分析技术及精液、前列腺液、阴道分泌物等微观分析技术。

2. 血管健康与心血管病风险测评

目前用于健康检测的主要方法有颈动脉斑块定性、定量分析，血管弹性功能检测，血管内皮功能检测等。

3. 功能影像技术与亚健康状态评价

目前用于健康检测的有专属性乳腺 X 线摄影、全数字化彩色超声、X 线 CT 及 CT 血管成像（CTA）、数字减影血管造影（DSA）、磁共振成像（MRI）及磁共振血管成像（MRA）、正电子发射体层摄影（PET）、单光子发射体层摄影（SPECT）等。

4. 核医学影像学检查

主要包括 PET 和 SPECT、DSA 以及早期开展的甲状腺和肾功能（肾图）放射核素检查。这些技术（特别是 PET 和 SPECT 和 DSA）能在分子、基因、受体、蛋白质及组织形态结构上显示机体的代谢、功能、血流分布及灌注等信息，具有极高的检测敏感性和功能评判价值，是目前公认的最具代表性的功能影像学检测技术。

5. 基本体质状况测评技术

基本体质状况测评技术是指对机体基本活动能力、耐力、储备力和适应能力的测试，亚健康状态者由于其存在与年龄不相称的机体组织结构退化和功能减低、活力下降等，故多表现为不明原因的身体疲劳或虚弱等。

（三）实验研究进展

发达国家对社会心理因素所致的生物学改变及与疾病的相互关系已有较多相关研究，许多研究证明，由于各种社会、心理应激因素所致的亚健康状态可导致机体一系列的生物学改变：

1. 基因表达异常

热休克蛋白的表达就表明机体为了应对不良刺激，可产生相应的保护性反应，具有防止细胞凋亡及提高机体耐受力的功效。纤溶酶原激活物抑制物 -1（PAI-1）是纤溶过程的主要抑制因子，当限制动物的活动，使动物处于应激状态时，PAI-1 表达提高，导致血栓形成。

2. 免疫功能改变

机体的免疫系统极易受各种应激因素的影响，所导致的亚健康状态一般表现为易感冒、易发生各种慢性炎症和溃疡等。目前已有多种评价免疫功能的方法，特别是流式细胞仪和生物芯片技术的广泛应用，使 T、B 细胞功能分析和多种细胞因子的测定更方便快捷，使亚健康状态时机体免疫功能改变的科学评估成为可能。

3. 神经内分泌功能改变

各种不良因素刺激导致的机体亚健康状态，必然会引起下丘脑-垂体-肾上腺轴的功能改变。抑郁症可使神经细胞的生长发育受到影响，表现为神经细胞树突减少，影像学测定显示大脑重塑，体积缩小；当应用抗抑郁药物后可纠正上述变化。因此亚健康状态时机体神经内分泌的改变可以通过影像学和激素测定进行评估。

4. 应激因素对心血管系统的影响

一般认为，吸烟、高血脂、高血压等是心血管疾病的主要诱因；近年来对精神、心理因素的影响逐渐关注，利用正电子发射断层扫描方法可有效显示大脑对精神刺激的反应，精神刺激可诱发短暂的左心室功能障碍，以此可以评估疾病的危险程度。

5. 亚健康与肿瘤的发生发展

由于环境、精神等不良刺激导致的机体亚健康状态可逐渐演变为各种恶性肿瘤已是不争的事实，关键是如何发现并预防这些潜在的危险，以达到肿瘤细胞逆转的目的。活性氧是最常见的致基因突变因素，可通过碱基氧化修饰调节基因的表达，抑癌基因 p53 可通过选择性识别氧化损伤 DNA 而修复基因的氧化损伤。应激因素可激活 Jun 氨基端激酶通路和促细胞分裂蛋白激酶通路，提高肿瘤细胞对抗癌药物的敏感性。抑癌基因 p53 发生突变后，其表达的全长突变型 p53 蛋白也可通过结合作用使转录调控蛋白丧失凋亡抑制作用，进而促进癌变。这些研究结果说明，应激既可促进恶性肿瘤的发生、发展，又可辅助癌症治疗，通过科学的分析应激损伤及相应的生物学改变，可有效防止应激所致的不利因素，并有效利用应激因素防治疾病。

总之，人体在生存过程中，受社会、心理及环境的影响，不可避免地会出现不同程度的应激状态，这些因素虽然不足以马上导致疾病，但不同程度地改变了机体的正常代谢过程，使机体处于健康和疾病的过渡阶段，即“亚健康”状态。利用现代生物科学最新发现和各种生物检测技术对机体的“亚健康”状态进行科学评估，对不正常的代谢过程进行适当干预，可使人类免受疾病的威胁。

三、干预研究的进展

对于亚健康的预防，不仅是医学的问题，也是社会的问题，综合干预是最终策略，其中，运动、音乐、饮食、药物和非药物疗法是主要的手段。

（一）运动对亚健康的作用

以运动锻炼来调节精神，可使人感到心情舒畅，消除消极情绪，脱离病态心理，对中枢神经系统、呼吸系统、消化系统和心血管系统都有良好的改善和治疗作用。肌肉放松，处于适宜的状态，从而达到改善生理功能的效果。运动还可以增加热量消耗，促进脂肪的分解，降低血脂，改善心血管功能，提高机体的免疫能力。亚健康患者进行锻炼可以调节和改善内分泌的功能，提高脂质过氧化酶的活性，使身体各器官、系统的功能活动更加协调。还可以抑制脂肪细胞的积累，减少脂肪细胞的体积，动员脂肪进入三羧酸循环，促进其氧化分解，降低体内胆固醇的含量而起到改善和预防动脉硬化的作用，改善心脏的功能，使机体恢复健康。

运动处方是调节亚健康状态的科学方法。运动处方是在身体检测的基础上，根据锻炼者身体的要求，按照科学健身的原则，为锻炼提供的指导方案。因为并非所有的运动都能取得良好的效果，只有根据参加健身活动者的体质、健康状况，以运动处方的方式确定运动形式、运动强度、运动持续时间、运动频率，并严格遵循运动处方以及运动的基本原则进行活动，才能完成从亚健康到健康的有效转变，从而达到强身健体的目的。

（二）音乐对亚健康状态的调整作用

音乐与健康密切相关，音乐疗法是治疗亚健康状态的有效方法之一，对失眠、情绪低落、疲倦、烦乱、紧张不安、易激动等症状的改善作用十分明显。尤其是群众性音乐体育活动，它融音乐和体育于一体，具有促进身与心健康的双重价值，充分体现生理健康与心理健康的和谐统一。据有关专家论证，人在进行音乐体育运动时，一方面，通过神经及神经体液调节，促进人体分泌一些有益于健康的激素、酶和乙酰胆碱物质，起着调节血流量、促进血液循环、增加胃肠蠕动、促进唾液分泌、加强新陈代谢等作用。另一方面，脑的左半球逐渐受到抑制，而右半球逐渐活跃，进而取得支配地位，正是这种大脑的兴奋与抑制区域的变化，促进了人的情绪高涨。也就是说，在音乐体育运动中，人体通过大脑的整合和认知，调节人体的生理唤醒水平，从而缓解单一的紧张状态。因此，群众性音乐体育是防治亚健康简便有效的重要手段。

（三）中医药调治

中医学早在数千年前就曾提出过“未病”的概念，即机体处在一种潜在的疾病状态或疾病易感状态。《黄帝内经》曰：“圣人不治已病治未病，夫病已成而后药之，乱已成而后治之，譬犹渴而穿井，斗而铸锥，不亦晚乎？”说明对亚健康问题早有认识，并强调了疾病科学预防的重要性。中医在未病阶段的调治与疾病阶段的治疗一样，有着丰富的辨证论治经验和良好效果。

1. 病因病机研究

亚健康状态主要表现为躯体与心理上的不适感觉，从预防医学、临床医学，尤其是精神、心理学的临床中得以发现，中医认为主要病因为七情内伤、气机紊乱、脏腑阴阳气血失调，其次为饮食不节、劳逸损伤所致。姚亚南认为，其病变多涉及心、肝、脾（胃）、肾等脏器，病机多为心神不宁、脾胃虚弱、肾气亏耗、气血不足；其次为肝郁气滞、阴虚火旺。马云枝认为，亚健康状态的病因病机除了饮食不节、起居无常、情志不遂、劳逸无度、年老体衰等导致的脏腑气血阴阳失调以外，更应从中医体质学的方面认识亚健康状态。中医学认为，人的体质是由先天遗传和后天获得所形成。除了健康体质外尚有病理性体质，如气虚体质、血虚体质、痰湿体质等，具备病理性体质的人，体内阴阳气血已经失调，心理性格也不健康，但尚未发展成疾病，正处于病与未病之间的亚健康状态，由于病理性体质是其相关疾病发生的主要物质基础，具有发生相关疾病的倾向性，也在一定程度上决定了疾病发生以后的发展与转归。因此可以根据个体体质的不同进行辨证，早期给予相应的中药治疗，有助于阻断亚健康状态发展到疾病状态。

2. 中医证候学研究

在对亚健康状态诊断研究的同时，其中医证候学研究也有进展，与既往证候相关的理论总结与临床病例观察不同，2001 年北京市科学技术委员会为课题“亚健康状态中医基本证候流行病学调查”立项，由中国中医科学院作为牵头单位，近年来组织了北京地区 10 余家单位，通过对北京地区 4000 例的临床流行病学调查，获取了最基础的研究资料和数据，明确了亚健康状态以疲劳、失眠、情绪失调、疼痛等 10 余种症状群为主体的临床特征和亚健康状态以脏腑功能失调为主的中医证候特征，对群体的分析表明，其病理因素是以虚为主，气虚最多，阴虚次之，依次兼有湿、热（火）、郁、瘀、气滞等；脏腑病位依次在心、肝、脾、肾、胆、胃。对个体的证候，专家诊断由多到少排列，1828 个样本中前 5 个证候为心脾两虚、肝郁脾虚、脾气虚、脾虚湿困、肝郁。

3. 中医辨证分型研究

“证”是一种状态，轻度心身失调的亚健康状态，既有疾病前的潜临床亚健康状态，又有疾病恢复期的后临床健康状态，而不同疾病的潜临床亚健康状态及后临床亚健康状态均不同。

总之，亚健康按脏腑辨证归纳的主要证候可有多种：肝之证候有肝气郁结、肝火上炎；心之证候有心血不足、心神不宁等。脾胃证候有脾气虚、脾虚湿困、脾胃湿热等；肺之证候有肺气虚；肾之证候有肾阴虚、肾阳虚等。而实际临床当中多见的是脏腑复合证候。

四、今后的研究方向

在健康观念和医学模式发生转变之际，我国的医疗卫生保健重点已经转为治疗和预防并重的模式，亚健康与慢性疾病的发生密切相关，受到医学界的普遍关注，成为当前生命科学研究的一个重要内容。目前亚健康研究的主要困惑是，虽然中医干预亚健康有很多方法，但缺乏客观量化的效果评价体系；西医及临床医学中对亚健康概念、内涵和评价方法标准缺乏统一认识，使得很难在短期内形成具有中西医结合特色的亚健康评价、干预体系。尽管如此，人们对亚健康问题的关注和知识需求日益迫切，给广大医务工作者和科研人员提出了希望和研究任务。因此，科技部将亚健康的相关研究内容作为“十一五”期间的重点研究内容之一。其中，国家“十一五”科技支撑计划的招标指南中所列的六个方面的研究重点，为今后亚健康的研究指明了方向。

1. 亚健康范畴与评价标准及方法的研究

针对亚健康概念的内涵，充分发挥中医健康观的优势，通过对亚健康范畴研究，阐明亚健康的内涵。在此基础上，研究亚健康评价标准、评价方法，包括现代先进生物医学技术的应用，对亚健康的检测、健康维护等技术的研究，能够提示人体细胞代谢功能状况，可以较早发现体内病理变化，达到早期预防目的。

2. 亚健康状态中医辨识与分类研究

在亚健康状态与中医“望、闻、问、切”四诊指标、人体生理功能指标相关性以及中医证候类型与体质学研究的基础上，研究亚健康人群的基本特征及中医辨识与分类标准、指标和方法，为进一步对亚健康人群进行个体化预防和干预提供指导。

3. 亚健康中医干预效果评价及其方法学研究

应用随机对照、队列研究等多样设计研究亚健康状态人群，选取有效的中医药干预方法/手段/方案，科学设计，评价中医药方法或方案对亚健康干预的有效性、安全性及卫生经济效益，探讨亚健康中医干预效果评价方法。通过大样本多中心的亚健康干预研究，形成有效的综合干预方案。

4. 亚健康基础数据库及其数据管理共性技术的研究

针对我国健康前移战略的目标需求，结合中医“治未病”的思路，在研究亚健康基础数据库的信息内容及其收集方法与标准的基础上，研究亚健康基础数据库结构、数据收集和数据管理的共性技术和方法，初步建立我国一体化亚健康基础数据库。

5. 亚健康人群监测方法与监测网络的研究

结合中国国情，突出中医特色，研究面向社区人群健康状态的监测内容、监测方法及其标准，为建立覆盖面较广、适合中国国情、开放的亚健康人群监测与研究网络提供技术支撑。同时，遴选具有较高研究水平和基础较好的亚健康监测与研究单元，初步建立亚健康人群监测与研究网络。

6. 健康保障与健康管理及其实施模式研究

总结提出适合我国国情和经济发展水平、发挥中医药优势的健康保障与健康管理的体系及实施模式。通过国内外调研与实证研究，分析国内外健康保障与健康管理体系，系统分析其实施模式、实施效果与实施成本，提出适合我国国情和经济发展水平、发挥中医药优势的健康保障与健康管理的体系及实施模式。

（何丽云　刘保延）

附录

附录1 《亚健康中医临床指南》

引 言

《亚健康中医临床指南》是我国第一部指导和规范亚健康研究及干预的文件。该指南的编写和颁布旨在为中医、中西医结合与相关学科研究及干预亚健康状态提供参考，使亚健康的诊断和干预科学化、规范化，为寻求切实可行的健康管理方案及亚健康干预措施提供依据，以促进我国亚健康事业的发展和人民群众的健康。

亚健康的概念对应于世界卫生组织（WHO）对健康及疾病概念的界定，对此概念的提出源于高节奏生活带来的机体与心理的反应及人们对生活质量的重视。世界卫生组织（WHO）提出的有关健康的概念为："健康不仅仅是没有疾病和不虚弱，而且是身体上、心理上和社会适应能力上三方面的完美状态。"

临床上存在有一组以疲乏无力、精力不够、肌肉关节酸痛、心悸胸闷、头晕头痛、记忆力下降、学习困难、睡眠异常、情绪低落、烦躁不安、人际关系紧张、社会交往困难等种种躯体或心理不适为主诉来就诊的人群，通过运用现代的仪器或方法检测却未发现阳性指标，或者虽有部分指标的改变，但尚未达到西医学疾病的诊断标准。这种处于健康和疾病之间的状态，自20世纪80年代被苏联学者称为"第三状态"这个新概念以来，得到国内越来越多学者的认同与重视，并将其称之为"亚健康状态"。

随着社会竞争的日趋激烈，生活节奏的逐步加快及居处环境的污染等，人们承受的压力越来越大，处于亚健康状态的人越来越多，严重影响了人们的生活质量。由于导致上述不适的确切原因未明，临床上缺乏针对亚健康状态的系统干预措施与手段，这常常使得医生在面对病人时感到尴尬，病人在就诊后感到不满。因此，人们普遍感到应加强对亚健康状态的研究，建立防治亚健康的有效方案。

西医学认为，亚健康是介于健康与疾病之间的中间状态，如不及时加以干预，它有可能进一步发展为疾病，当然也可通过积极的治疗使机体恢复到健康状态，这种认识恰好与中医学治未病的思想不谋而合。因此，以"整体观念"、"辨证论治"及"因人、因时、因地制宜"等为特色，且已有两千多年积淀的中医学在亚健康状态的干预方面具有很大优势。

根据中医学理论，健康是指机体内部的阴阳平衡，以及机体与外界环境（包括自然环境和社会环境）的阴阳平衡。健康意味着形体、精神心理与环境适应的完好状态。阴阳双方交感相错，对立制约，互根互用，相互转化，消长平衡，处在永恒的运动之中。因此，健康是一个动态的概念。疾病的发生，是在某种致病因素的影响下，机体的"阴平阳秘"正常生理平衡被破坏，从而发生"阴阳失调"所致。中医学在《黄帝内经》时代提出了"治未病"的预防思想。如《素问·四气调神大论》指出："圣人不治已病治未病，不治已乱治未乱。……夫病已成而后药之，乱已成而后治之，譬犹渴而穿井，斗而铸锥，不亦晚乎。"因此，亚健康虽属当代新概念，但其理念早在《黄帝内经》时代就有体现。由于中医关于"病"的概念，涵盖了现代医学的疾病和亚健康状态，所以中医"治未病"中的"病"不仅仅是指现代医学所言"病"的概念。中医关于"治未病"的含义可以概括为以下几个方面：①未病养生、防病于先；②欲病救萌、防微杜渐；③已病早治、防其传变；④瘥后调摄、防其复发。虽然中医学的"未病"不等同于西医学的亚健康，但我们可以应用中医学"治未病"的理论指导亚健康的中医药干预。

尽管人们越来越关注亚健康，但是由于对亚健康理论缺乏系统深入的研究，从而导致人们对于亚健康的概念认识不统一、干预不规范，干预亚健康的产品市场存在混乱。同时，尽管中医在干预亚健康方面具有优势，但应用中医药干预亚健康的研究还有待进一步系统和深化。

为便于开展亚健康相关的临床与科研工作，2004 年，国家中医药管理局人事与政策法规司正式对"中医学亚健康标准研究"课题立项，并委托中华中医药学会负责承担该项目。中华中医药学会亚健康分会成立了专门的课题组和《亚健康中医临床指南》起草小组，在全面、系统地回顾国内外相关亚健康研究文献的基础上，组织全国从事亚健康研究的专家、学者及国内著名中医专家百余人对该项目进行论证，形成了"中医学亚健康评价标准与分类"的征求意见稿。在此基础上，以书面形式征求了国内近 20 位知名专家的意见，在综合专家意见的基础上，经进一步讨论、修订，又征求了国家标准化管理委员会专家的意见，最后由《亚健康中医临床指南》审定组验收通过。

审定组组长王永炎，成员有：王琦、王庆国、邓铁涛、田金洲、刘保延、孙塑伦、朱文锋、张伯礼、张学文、李连达、陈可冀、陈绍宏、季绍良、武留信、姜良铎、晁恩祥、翁维良、葛洪、谢雁鸣。

《亚健康中医临床指南》的编写和发布，对于规范亚健康的概念及其相关诊断方法与手段、规范亚健康的干预及其市场有重要的指导意义，适于中医、中西医结合与相关学科研究及干预亚健康状态的研究者及相关人士使用。

1 范围

本指南规范了亚健康的术语及定义、亚健康的范畴、亚健康的常见临床表现、亚健康的分类与中医辨证、亚健康的判定及亚健康的中医干预原则。

本指南适用于亚健康状态的评定和干预。

2 术语和定义

下列术语和定义适用于本指南。

亚健康 Sub-health。

亚健康是指人体处于健康和疾病之间的一种状态。处于亚健康状态者，不能达到健康的标准，表现为一定时间内的活力降低、功能和适应能力减退的症状，但不符合现代医学有关疾病的临床或亚临床诊断标准。

3 亚健康的范畴

西医学描述亚健康状态涉及的范围主要有以下几方面：①身心上不适应的感觉所反映出来的种种症状，如疲劳、虚弱、情绪改变等，其状况在相当时期内难以明确；②与年龄不相适应的组织结构或生理功能减退所致的各种虚弱表现；③微生态失衡状态；④某些疾病的病前生理病理学改变。

4 亚健康的常见临床表现、分类与中医辨证

4.1 亚健康的常见临床表现及分类

亚健康状态的表现是多种多样的，躯体方面可表现有疲乏无力、肌肉及关节酸痛、头昏头痛、心悸胸闷、睡眠紊乱、食欲不振、脘腹不适、便溏便秘、性功能减退、怕冷怕热、易于感冒、眼部干涩等；心理方面可表现有情绪低落、心烦意乱、焦躁不安、急躁易怒、恐惧胆怯、记忆力下降、注意力不能集中、精力不足、反应迟钝等；社会交往方面可表现有不能较好地承担相应的社会角色，工作、学习困难，不能正常地处理好人际关系、家庭关系，难以进行正常的社会交往等。

根据亚健康状态的临床表现，可以将其分为以下几类：①以疲劳，或睡眠紊乱，或疼痛等躯体症状表现为主；②以抑郁寡欢，或焦躁不安、急躁易怒，或恐惧胆怯，或短期记忆力下降、注意力不能集中等精神心理症状表现为主；③以人际交往频率减低，或人际关系紧张等社会适应能力下降表现为主。

上述3条中的任何一条持续发作3个月以上，并且经系统检查排除可能导致上述表现的疾病者，目前可分别被判断为处于躯体亚健康、心理亚健康、社会交往亚健康状态。临床上，上述三种亚健康表现常常相兼出现。

4.2 中医对亚健康的认识

根据中医学理论，亚健康状态的发生是由于先天不足、劳逸失度、起居失常、饮食不当、情志不遂、居处不慎、年老体衰等因素，引起机体阴阳失衡、气血失调、脏腑功能失和所致。中医学的"未病"不等同于西医学的亚健康，但是，可以应用中医学"治未病"的理论指导亚健康的中医药干预。

4.3 亚健康的中医常见证候

4.3.1 肝气郁结证

胸胁满闷，喜太息，周身窜痛不适，时发时止，情绪低落和（或）急躁易怒，咽喉部异物感，月经不调，痛经，舌苔薄白，脉弦。

4.3.2 肝郁脾虚证

胸胁满闷，喜太息，周身窜痛不适，时发时止，情绪低落和（或）急躁易怒，咽喉部异物感，周身倦怠，神疲乏力，食欲不振，脘腹胀满，便溏不爽，或大便秘结，舌淡红或黯，苔白或腻，脉弦细或弦缓。

4.3.3 心脾两虚证

心悸胸闷，气短乏力，自汗，头晕头昏，失眠多梦，食欲不振，脘腹胀满，便溏，舌淡苔白，脉细或弱。

4.3.4 肝肾阴虚证

腰膝酸软，疲乏无力，眩晕耳鸣，失眠多梦，烘热汗出，潮热盗汗，月经不调，遗精早泄，舌红少苔，或有裂纹，脉细数。

4.3.5 肺脾气虚证

胸闷气短，疲乏无力，自汗畏风，易于感冒，食欲不振，腹胀便溏，舌淡，苔白，脉细或弱。

4.3.6 脾虚湿阻证

神疲乏力，四肢困重，困倦多寐，食欲不振，腹胀便溏，面色萎黄或㿠白，舌淡苔白腻，脉沉细或缓。

4.3.7 肝郁化火证

头胀头痛，眩晕耳鸣，胸胁胀满，口苦咽干，失眠多梦，急躁易怒，舌红苔黄，脉弦数。

4.3.8 痰热内扰证

心悸心烦，焦虑不安，失眠多梦，便秘，舌红苔黄腻，脉滑数。

5 亚健康的判定

在亚健康的判定过程中，可利用现有的医学诊断方法，如病史采集、神经精神状况和整体功能的评定、影像与实验室检查等，为是否存在亚健康及亚健康的分类判断奠定基础。有关综合评定亚健康的流程参见附录A。

在进行亚健康的判定时，要特别注意对慢性疲劳综合征及精神心理性疾病的鉴别。慢性疲劳综合征的诊断标准参见附录B。

6 亚健康的中医干预原则

6.1 积极开展健康教育，提高全民健康意识

6.2 改变不良生活方式，筑牢五大健康基石

掌握健康技能，努力做到合理膳食、适量运动、心理平衡、充足睡眠和戒烟限酒。

6.3 适时缓解紧张压力，有效消除心身疲劳

6.4 以中医理论为指导进行辨证调摄

在中医学理论的指导下，根据处于亚健康状态者的体质状况及具体不适表现特征与轻重，予以相应的干预措施，如中药、针灸、推拿按摩、营养素补充剂、保健食品、药膳及传统健身等。

6.5 针对个体情况开展心理疏导与行为指导

对于存有精神心理不适，或社会交往困难的亚健康者，可根据具体情况给予心理疏导，或认知行为方面的指导。

附　录 A

（规范性附录）

亚健康的综合评定流程

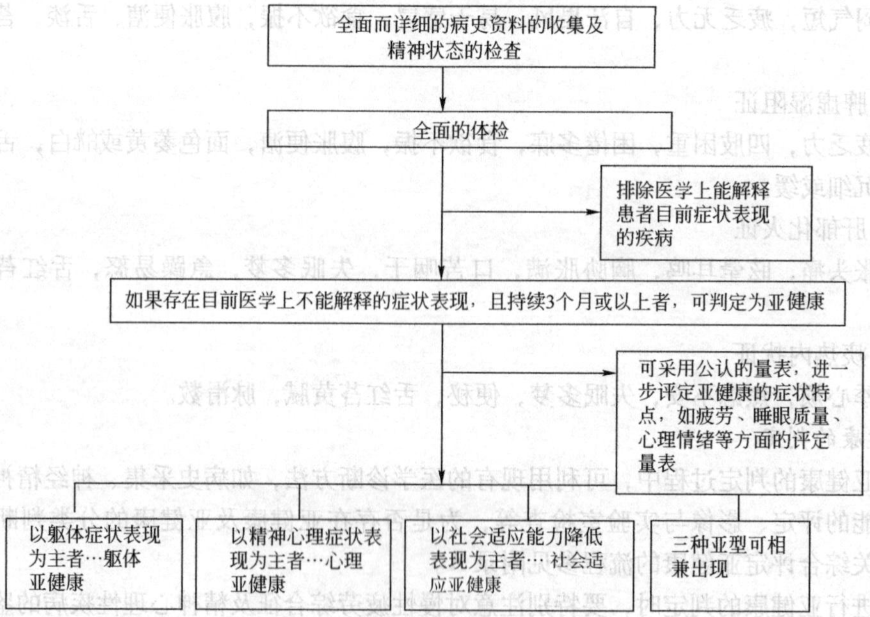

图 A.1　亚健康的综合评定流程

附　录 B

（资料性附录）

慢性疲劳综合征的诊断标准

慢性疲劳综合征于 1988 年被美国疾病控制中心正式命名，并制订了相应的诊断标准。该标准于 1994 年进行了修订。

1994 年美国疾病控制中心修订的慢性疲劳综合征诊断标准如下：

A. 临床评定的不能解释的持续或反复发作 6 个月或更长时间的慢性疲劳。该疲劳是新得的或有明确的开始（没有生命期长）；不是持续用力的结果；经休息后不能明显缓解；导致工作、教育、社会或个人活动水平较前有明显的下降。

B. 下述的症状中同时出现 4 项或 4 项以上，且这些症状已经持续存在或反复发作 6 个月或更长的时间，但不应该早于疲劳：①短期记忆力或集中注意力的明显下降；②咽痛；③颈部或腋下淋巴结肿大、触痛；④肌肉痛；⑤没有红肿的多关节的疼痛；⑥一种类型新、程度重的头痛；⑦不能解乏的睡眠；⑧运动后的疲劳持续超过 24 小时。

附录2 体液微观筛查技术

（一）血液代谢性指标检查

包括蛋白代谢、糖代谢、脂代谢、尿酸、水电解质等。这些指标是反映人体健康水平、亚健康状态和用于疾病诊断及治疗转归的常用指标和基本检查。

1. 蛋白代谢指标

如血清总蛋白（TP）、血清白蛋白（ALB）、血清球蛋白及白/球蛋白的比值等，正常值分别为（55～80g/L）、（35～50g/L）、（1.5～2.5:1）。蛋白代谢是人体最基本的三大代谢之一，其指标值的异常升高、降低或比值发生改变，不但反映了疾病存在与否及治疗转归情况，而且可从一个侧面反映人体的营养水平及健康水平。在分析蛋白代谢指标时，除了对明显升高或降低的指标结合临床作分析诊断外，还应对高低值范围与亚健康状态的关系做出定量及定性分析，从蛋白代谢的角度对亚健康状态及发展趋势做出评价。特别是蛋白代谢指标对肝、肾功能和代谢性疾病亚健康阶段的评价有着十分重要的意义。

2. 糖代谢指标

包括：①空腹血糖检查：其目的是评价人体空腹状态下糖代谢是否正常，并为糖尿病和代谢综合征的早期诊断和治疗达标提供参考依据。②100g 馒头餐后 2 小时血糖（PBG）：其目的是检查评价餐后血糖水平及早期发现糖尿病前期者（糖尿病亚健康者）；③葡萄糖耐量试验（OGTT）：为国际上通用的标准葡萄糖负荷试验，用以评价机体对葡萄糖的利用与调节能力；④糖化血清蛋白（GSA）：即通过用酶法测定血中糖化血清蛋白的含量，以了解受检者近 2～3 周内血糖的平均水平及糖代谢状态。GSA 可作为糖尿病或糖尿病亚健康状态的重要参考指标，并可作为应激高血糖的重要鉴别指标（一般应激高血糖持续时间短）；⑤糖化血红蛋白（HbAlc）：由于红细胞的存活期为 100～120 天，即为血红蛋白的存活期，此间受血糖水平的影响，产生一定比例、不可逆转的糖基化血红蛋白，因此该项指标的检测反映了采血前 2～3 个月的总体血糖控制水平。有人将上述糖代谢的五项指标按照正常、亚健康和糖尿病三种人体不同的健康状态进行列表，从中可看出糖代谢指标检测在亚健康评估中的地位和作用。

糖代谢指标	正常	亚健康	糖尿病
空腹	≤70～110（3.8～6.1）	111～125（6.2～6.9）	≥126（7.0）
餐后 2 小时	≤140（7.8）	141～199（7.8～11）	≥200（11.1）
服糖后	≤140（7.8）	141～199（7.8～11）	≥200（11.1）
GSA	205～285μmol/L	高或低限值边缘	≥286μmol/L
HbAlc	4.1%～6.5%	高或低限值边缘	≥6.6%

注：前三项指标单位为 mg/dl（mmol/L）

3. 脂代谢指标

包括：①甘油三酯（TG）：通过用氧化酶法测定过夜空腹血清中 TG 含量，评估受检者脂肪代谢水平，它与动脉粥样硬化的形成有很大关系，为亚健康状态者的脂代谢异常或代谢综合征及其他疾病的病前状态阶段提供依据。正常参考值为0.44～1.65mmol/L；而处于高低限值范围边缘者，被视为亚健康。②总胆固醇（CH）：检测血中CH水平是评价酯类代谢和发现动脉粥样硬化高危人群及动脉硬化亚健康阶段的主要方法和指标之一。正常值参考范围为3.12～5.72mmol/L，处于高低范围边缘者为亚健康状态。③高密度脂蛋白胆固醇（HDL－C）：高密度脂蛋白能摄取外周组织的游离胆固醇并将其运输到肝脏，是具有抗动脉硬化功能的脂蛋白。其含量与心脑动脉硬化的发病率和病变程度呈负相关。正常参考值为1.0～1.60mmol/L。④低密度脂蛋白胆固醇（LDL－C）：低密度脂蛋白是运输胆固醇到肝外组织的主要工具。测定出的LDL－C的含量与心脑血管动脉硬化的发病率及病变程度正相关，是心、脑血管动脉硬化的危险因子。正常参考值为＜3.40mmol/L。⑤载脂蛋白A_1（APO－A_1）：载脂蛋白A_1 90%存在于高密度脂蛋白中，是高密度脂蛋白的主要结构蛋白，其临床意义同高密度脂蛋白。⑥载脂蛋白B（APO－B）：载脂蛋白B是除了高密度脂蛋白以外的其他脂蛋白的主要结构蛋白，在转运脂类到肝外组织以及识别低密度脂蛋白受体方面起重要作用。载脂蛋白B和载脂蛋白A_1的比值作为良好的心、脑血管疾病的危险性指标正日益受到重视。

4. 血尿酸（UA）测定

其目的是了解血中尿酸水平，评估受检者嘌呤代谢是否正常。尿酸测定是诊断嘌呤代谢紊乱所致痛风的最佳生化指标，也是判断过量蛋白摄入引起肾脏功能早期损害及亚健康状态的敏感性指标。正常参考值104～444μmol/L。尿酸明显升高者往往提示有原发性高尿酸血症或继发性高尿酸血症的存在；尿酸明显减低者则提示低尿酸血症的存在。亚健康状态时其尿酸测量值处于高低限值边缘状态，但由于尿酸测量值的正常参考范围较大，在做出具体分析判断时须结合受检者近期蛋白摄入情况和肾功能及其他代谢指标进行仔细界定、综合判断。

5. 水与电解质钾、钠、氯、钙、镁、磷

水是机体内含量最多的重要构成物质。水在机体内具有重要生理功能：水是体内一切生化反应进行的场所；水是良好的溶剂，有利于营养物质及代谢产物的运输；水能维持产热与散热的平衡，对体温调节起重要作用。体内无纯水，体内的水与溶解在其中的物质共称为体液，体液不仅构成细胞的环境，同时也是构成细胞本身必不可少的成分。

体内主要的电解质有：钾、钠、氯、钙、镁、磷、碳酸氢根离子等。电解质的主要功能有：维持体液的渗透压和酸碱平衡；维持神经、肌肉、心肌细胞的静息电位，参与其动作电位的形成；参与新陈代谢等生理活动。电解质的正常参考范围分别是：①钾（3.5～5.5 mmol/L）：低于3.0 mmol/L为低钾血症，应立即针对病因进行治疗，当血钾等于或高于7.5mmol/L以上时，病人将出现心律失常，应尽快考虑适当治疗，因为一旦血清钾超过10mmol/L时即可发生心室纤颤、心脏停跳于舒张期而死亡；亚健康状态者血清钾一般为3.0～3.5 mmol/L或5.5～5.8mmol/L。②钠（130～150 mmol/L）：血清钠超过150为高钠血症，低于130为低钠血症，处于高低边缘范围为亚健康状态。③氯（94～110 mmol/L）：血清氯明显增高者常提示急慢性肾功能损害或摄入氯化钠过多及呼吸性碱中毒；血清氯过低者常见于呕吐、腹泻造成的胃肠道丢失；肾上腺功能不全及噻嗪类利尿剂的长期使用；亚健康状态者由于过量摄入盐类或通过限食减肥以及过度体力消耗导致的疲劳状态，大量出汗导致氯化物丢失过多，也可出现血清氯过高或过低状态。④钙（总钙

2.25～2.75mmol/L，离子钙1.02～1.60mmol/L）：除了有明确疾病原因的血钙明显降低或增高外，亚健康状态由于钙的摄入不足或饮食结构不合理以及钙、磷比例失调，也可造成血中钙离子的降低或升高。⑤镁（0.6～1.4 mmol/L）：临床上血清镁过高少见，且多为病理原因所致，而血清镁过低者常见，除部分病理原因外，常与镁的丢失、消耗、摄入不足等因素有关。亚健康状态者常常表现为不明原因的血清镁轻度升高或降低。

（二）酶学及其他蛋白分析

1. 肝脏功能相关酶

肝脏功能相关酶是检查肝脏功能及全身代谢状况的重要检查指标。同时也可反映各种病原微生物及药物对肝脏的损害程度，特别是肝功能相关酶检查对各类肝病、代谢综合征等病前状态和亚临床阶段的检测评价具有重要价值。主要指标包括：①丙氨酸氨基转移酶（ALT）：ALT以肝细胞中含量最多。各种肝炎的急性期、药物中毒性肝细胞坏死等疾病时，肝细胞酶大量释放入血中，使该血清酶活性显著增高，而在轻度脂肪肝或代谢综合征前期等亚健康状态下，该血清酶活性也可轻度增高。正常参考值0～40IU/L。②天门冬氨酸氨基转移酶（AST）：与ALT相比，AST分子量小，血浆半衰期短，肝细胞损伤时AST水平变化早、恢复快；心肌细胞内也含有大量的AST，故心肌损伤后酶即通过细胞膜进入血液，升高的幅度与心肌损伤的程度成正比。正常参考值0～40IU/L。③γ－谷氨酰基转移酶（γ－GT）：其异常的意义基本同ALT、AST，但γ－GT动态监测对肝移植后排异的判断具有重要参考价值。正常参考值0～50IU/L。④碱性磷酸酶（ALP）：是检查、判断活动性肝脏、骨髓等病变的基本指标之一。正常参考值0～130IU/L。ALP有生理性变异：ALP变化与年龄密切相关，新生儿略高于成人，1～5岁可出现第一次生理高峰，可达成人上限的2.5～5倍，第二次高峰在10～15岁，可达成人上限4～5倍，20岁后降至成人值。妊娠期间血清中ALP可呈有规律性增加。⑤血氨（NH_3）：血氨水平可反映受检者肝脏受损程度。正常参考值＜75ng/dl。⑥乳酸脱氢酶（LDH）：正常参考值40～250U/L，检查目的意义同ALP。⑦总胆红素（TB）：了解血中TB水平，评估肝胆功能状况，正常参考值＜21μmol/L。⑧直接胆红素（结合胆红素，DB）：作用意义同TB，正常参考值＜8μmol/L。⑨总胆汁酸（TBA）：通过测定TBA了解总胆酸代谢水平，为肝功能变化的灵敏指标之一，故对肝脏疾病亚健康状态判定有一定意义。正常参考值＜10μmol/L。值得强调的是，上述9项指标的生理病理意义虽有不同，但相互间有很多关联和相互影响，在做出具体评价与结论时应仔细界定、综合分析。

2. 胰腺功能相关酶

主要包括：①脂肪酶（LIP）：测定血中LIP水平，用于评价胰腺排泄功能和胰腺炎的早期诊断。由于LIP诊断敏感性高，血中持续时间长，故对胰腺炎病前期及治疗转归期的判断均有一定的参考价值。正常参考值23～300U/L。②淀粉酶（AMS或AMY）及其同工酶（P－AMS）：人体胰腺和腮腺组织损伤时，血清和尿中总AMS可显著增高，而其他组织病变时，血清总AMS的升高程度远不及胰腺和腮腺组织损伤时的升高程度。故测定血清AMS水平可用于胰腺功能的判断和可疑胰腺炎的早期诊断。正常参考值血AMS 0～150U/L。

（三）肾功能检查

1. 肌酐（Cr）

了解血清肌酐水平有助于肾功能判断和肾病亚健康或亚临床阶段评价。血清肌酐浓度与肾小球滤过率相关，凡滤过率下降的疾病均有血清肌酐浓度升高；可根据其升高值判断慢性肾功能不全的分期，协助透析治疗。另外肌酐还来自肌肉组织，其浓度与肌肉量成正比，故肌肉萎缩性疾病时血清肌酐浓度可降低。正常参考值50～133μmol/L。肾病亚健康或亚临床阶段，Cr可处于正常高值水平。

2. 尿素（UN）

血清尿素浓度的生理变化有：①性别：健康男性比女性约高10%～20%。②年龄：新生儿稍高于成人，出生60天后与成人无明显差异；60岁后较青年人高10%左右。③昼夜及季节变化：白天比夜间高，盛夏和严冬比春、秋季高。④剧烈运动和高蛋白饮食时血浆尿素浓度可增高。⑤妊娠及低蛋白饮食时血浆尿素浓度可降低。正常参考值1.8～7.5mmol/L。

3. 内生肌酐清除率（Ccr）

肌酐为肌肉中磷酸肌酸的代谢产物，人体肌肉以1mg/min速度将肌酸排入血中。同时测定血和尿中肌酐浓度，用来评估肾功能。计算内生肌酐清除率Ccr＝尿肌酐（μmol/L）×24小时尿量（L）/血肌酐（μmol/L），结果用体表面积校正。正常参考值，体表面积标准化后为80～120ml/min。Ccr＜80 ml/min时，提示肾功能有损伤。肾病亚健康或亚临床状态者Ccr处于正常低值水平。

4. 二氧化碳结合率（CO_2－CP）

目的是了解体内酸碱平衡状况。血清二氧化碳增高见于代谢性碱中毒和呼吸性酸中毒，降低见于代谢性酸中毒和慢性呼吸性碱中毒。正常参考值20.2～30.0mmol/L。亚健康或亚临床状态者二氧化碳结合率可处于正常高、低值水平。

（四）心肌酶谱及标志物检查

1. 肌酸激酶（CK）

了解血中CK水平，评价人体有无心肌损伤。正常参考值2～200U/L。

急性心肌梗死：CK在诊断急性心肌梗死时具有五大特点：①早期诊断：约在发病后4～6小时CK开始升高，24小时达峰值，2～3天恢复正常。②诊断符合率高：阳性率95%，接近于S－T段异常，高于Q波异常，有些心电图不易诊断的心肌梗死（如心内膜下心肌梗死、合并右束支传导阻滞、多发性小灶性坏死、再发性心肌梗死等）。③特异性强：骨骼肌和心肌CK含量高，其他组织含量甚少，故不受其他组织病变的影响。④判断梗死部位、面积及预后：CK总活性与心肌梗死区的定位、面积及预后有关。心肌梗死面积与CK总活性成正比，梗死面积越大，酶活性越高。持续升高者表示梗死范围大，反复升高者表示梗死扩展。CK总活性极高者死亡率较高，发病后CK仍不下降者预后差。⑤作为溶栓后血管再通的指标：当急性心肌梗死进行静脉溶栓治疗时，溶栓后心肌得到再灌注，损伤心肌释放的酶迅速入血，血清CK峰值提前，多在治疗开始后（9.3±5.5）小时达峰值；冠脉持续未通者，CK峰值则在（22.5±7.2）小时出现。

急性心肌炎：急性病毒性心肌炎或风湿性心肌炎时 CK 总活性轻、中度升高，治疗后随病情好转酶活性下降。动态监测酶活性变化可判断病情、疗效和预后。

心血管疾病并发症：急性或慢性充血性心力衰竭、高血压性心脏病、肺源性心脏病、心肌病等患者 CK 总活力正常，监测 CK 变化，可鉴别是否并发心肌梗死。

神经肌肉系统疾病：因骨骼肌中富含 CK，故各型肌营养不良均可引起血清 CK 活性升高，且 CK 活性升高可达正常值的 4 ~5 倍。

其他疾病：多数甲状腺功能减退者血清 CK 活性升高，而甲状腺功能亢进者则降低；运动时 CK 升高，其升高程度取决于运动的剧烈程度及个体对运动量的耐受情况。

2. 肌酸激酶同工酶（CK – MB）

用于急性心肌梗死的诊断及疗效观察。正常参考值 0 ~16U/L。

胸痛发作后，血清 CK – MB 上升先于 CK，最早于 3 ~4 小时升高，24 小时达高峰，2 ~3 天恢复正常。若梗死 3 ~4 天后 CK – MB 仍维持较高水平，提示心肌坏死在继续，若已下降的 CK – MB 再度升高，提示有新梗死发生的可能。心肌炎时 CK – MB 也可升高。

3. 肌钙蛋白 T（Tn – T）

用于心肌梗死诊断，是具特异性、高度灵敏性的标志物，正常参考值 0 ~0. 1μg/L。

Tn – T 在预测急性冠脉综合征方面具有其独特性，并且在指导溶栓治疗方面是一个有价值的指标。当检测出的 Tn – T 在临床与心肌缺血表现相一致时，心肌梗死应当确诊，若临床提示不像缺血表现时，心肌损伤的其他原因应当追踪。

4. 肌钙蛋白 I（Tn – I）

意义同 Tn – T，正常参考值 0 ~0. 6μg/L。

5. 其他

包括：丙氨酸氨基转移酶（ALT）、天门冬氨酸氨基转移酶（AST）、乳酸脱氢酶（LDH）。

心肌酶谱与心血管损伤标志物检查，不但对于心肌梗死或心肌缺血损伤的早期诊断和治疗效果与转归评价有十分重要的价值，而且对于心血管系统健康状况与风险预测也有实际意义。心血管系统亚健康状态者，上述指标可呈现单一或多项指标的轻度升高或处于正常高值状态。这时若能结合发生心血管病其他风险因子（如：同型半胱氨酸、高敏度 C 反应蛋白、氧化低密度脂蛋白等）则可及时对血管健康走向与疾病发生风险做出预测和预警。

（五）肿瘤标志物检查

1. 甲胎蛋白（AFP）

对肝细胞性肝癌、恶性生殖系统肿瘤早期诊断、疗效观察、监视复发、评估预后有重要意义。正常参考值 0 ~20μg/L。

2. 癌胚抗原（CEA）

见于乳腺癌、胰腺癌、肺癌、甲状腺髓样癌，以及某些非癌患者，对观察疗效、监视复发、评估预后有重要临床意义。正常参考值 0 ~5μg/L。

3. 前列腺特异抗原（PSA）

血中 PSA 升高对前列腺癌诊断有重要意义。部分前列腺癌患者血中 PSA 显著升高，前列腺癌根治手术后血中 PSA 水平就会降低到原测定低限以下。正常参考值总 PSA 0 ~

4.0μg/L；游离 PSA 2～10μg/L；游离 PSA/总 PSA 比值＞25%。

4. 糖类抗原 72－4（CA72－4）

属于核黏蛋白癌胚抗原，85%～95%存在于胃和结肠等消化道的肿瘤中，对胃癌的检测阳性率较高。正常参考值 0.1～10.0U/ml。

5. 细胞角质素 19（CYFRA21－1）

是检测非小细胞肺癌的首选肿瘤标志物，但其敏感性较低。与瘤块生长趋势有关，与临床及放疗评价结合，可较准确地反映肿瘤的发展。正常参考值 0.1～4.0ng/L。

6. 糖类抗原 19－9（CA19－9）

CA19－9 可在多种腺癌中升高，是胰腺癌较为可靠的标志物。若对病人随诊测定，可在放射影像发现前及临床出现体征前预示肿瘤的发生。正常参考值 0.1～37.0U/ml。

7. 肿瘤抗原 15－3（CA15－3）

CA15－3 存在于多种腺癌内，是相关性较高的乳腺癌标志物，可用于乳腺癌进展与转移，并监测治疗与复发。正常参考值 0.1～30.0U/ml。

8. 肿瘤抗原 12－5（CA12－5）

CA12－5 是一个与卵巢癌相关的肿瘤标志物，其对卵巢上皮癌敏感性高，但特异性不高，也与乳腺、肺肿瘤有关。正常参考值 0.1～35.0U/ml。

9. 神经元特异烯醇化酶（NSE）

NES 是神经母细胞和小细胞肺癌的标志物，对该病的早期诊断具有较高的临床应用价值。为小细胞肺癌高特异性、高敏感性的肿瘤标志物。正常参考值＜24μg/L。

10. 鳞癌相关抗原（SCC）

SCC 是肿瘤抗原（TA－4）中的一个糖蛋白片断。对于原发性宫颈癌，血清 SCC 的灵敏度较高。在咽、喉、上颚、舌和宫颈鳞状细胞癌患者血清中也可检测到低浓度的 TA－4 或 SCC。正常参考值＜1.5μg/L。

11. 组织多肽抗原（TPA）

血清 TPA 升高主要见于膀胱癌、前列腺癌、乳腺癌、卵巢癌和消化道恶性肿瘤，特别是对膀胱移行细胞癌的诊断敏感性高。正常参考值 0～55U/L。

12. α－L－岩藻糖苷酶（AFU）

协助原发性肝癌的诊断和疗效评估。正常参考值 369.5～422.1μmol/（L·h）。

13. 绒毛膜促性腺激素（HCG）

用于早期妊娠诊断以及相关恶性肿瘤的早期诊断和治疗评估。HCG 用于早期妊娠诊断，可了解胚胎生长情况及随访观察，同时也可用于对多种生殖系统疾病，如宫外孕、流产及滋养细胞肿瘤等做出诊断和鉴别诊断。正常参考值 0～5U/L。

14. 降钙素（CT）

是甲状腺髓样癌诊断的敏感指标。正常参考值＜100ng/L。

正常健康人肿瘤标志物检测一般为阴性，亚健康状态者可发生单一指标的轻度升高，临床测定肿瘤标志物的实际意义有：多项肿瘤标志物同时升高的临床意义比单一指标升高的意义要大，肿瘤标志物预测某一组织器官发生肿瘤风险的价值比其诊断价值大，肿瘤标志物检测对已知肿瘤患者的治疗效果与预后判断的价值比对肿瘤发生风险的预测价值大。

附录3 疲劳评定相关量表

疲劳评定量表（FAI）

说明：疲劳意为一种倦怠感，精力不够或周身感到精疲力竭。下面是一组与疲劳有关的句子。请逐条阅读，并根据在此前2周的情况确定您是否同意以及程度如何。如果您完全同意，选“7”；如果完全不同意，选“1”；如果觉得介于两者之间，在“1”与“7”之间选择适合您的一个数字。中间值是“4”，当您的情况完全居中时，可选此值。

	完全不同意						完全同意
1. 当我疲劳时，我感觉到昏昏欲睡。	1	2	3	4	5	6	7
2. 当我疲劳时，我缺乏耐心。	1	2	3	4	5	6	7
3. 当我疲劳时，我做事的欲望下降。	1	2	3	4	5	6	7
4. 当我疲劳时，我集中注意力有困难。	1	2	3	4	5	6	7
5. 运动使我疲劳。	1	2	3	4	5	6	7
6. 闷热的环境导致我疲劳。	1	2	3	4	5	6	7
7. 长时间的懒散使我疲劳。	1	2	3	4	5	6	7
8. 精神压力导致我疲劳。	1	2	3	4	5	6	7
9. 情绪低落使我疲劳。	1	2	3	4	5	6	7
10. 工作导致我疲劳。	1	2	3	4	5	6	7
11. 我的疲劳在下午加重。	1	2	3	4	5	6	7
12. 我的疲劳在晨起加重。	1	2	3	4	5	6	7
13. 进行常规的日常活动增加我的疲劳。	1	2	3	4	5	6	7
14. 休息可减轻我的疲劳。	1	2	3	4	5	6	7
15. 睡眠减轻我的疲劳。	1	2	3	4	5	6	7
16. 处于凉快的环境时，可减轻我的疲劳。	1	2	3	4	5	6	7
17. 进行快乐、有意义的事情可减轻我的疲劳。	1	2	3	4	5	6	7
18. 我比以往容易疲劳。	1	2	3	4	5	6	7
19. 疲劳影响我的体力活动。	1	2	3	4	5	6	7
20. 疲劳使我的身体经常出毛病。	1	2	3	4	5	6	7
21. 疲劳使我不能进行持续性体力活动。	1	2	3	4	5	6	7
22. 疲劳对我胜任一定的职责与任务有影响。	1	2	3	4	5	6	7
23. 疲劳先于我的其他症状出现。	1	2	3	4	5	6	7
24. 疲劳是我最严重的症状。	1	2	3	4	5	6	7
25. 疲劳属于我最严重的3个症状之一。	1	2	3	4	5	6	7
26. 疲劳影响我的工作、家庭或生活。	1	2	3	4	5	6	7
27. 疲劳使我的其他症状加重。	1	2	3	4	5	6	7
28. 现在我具有的疲劳在性质或严重程度上与以往我出现过的疲劳不同。	1	2	3	4	5	6	7
29. 我运动后出现的疲劳不容易消失。	1	2	3	4	5	6	7

疲劳问卷（FS）

填表注意事项：下面十四条文字，请仔细阅读后，根据您近两周的感受，在与您的情况相符的答案方格内打钩。

	是	否
1. 你目前有被疲劳困扰的情况吗？	□	□
2. 你是否需要更多的休息？	□	□
3. 你感觉到犯困或昏昏欲睡吗？	□	□
4. 你在着手做事情时是否感到费力？	□	□
5. 你在着手做事情时并不感到费力，但当你继续做时是否感到力不从心？	□	□
6. 你感觉到体力不够吗？	□	□
7. 你感觉到你的肌肉力量比以前减小了吗？	□	□
8. 你感觉到虚弱吗？	□	□
9. 你集中注意力有困难吗？	□	□
10. 你在思考问题时头脑像往常一样清晰、敏捷吗？	□	□
11. 你在讲话时出现口齿不利落吗？	□	□
12. 讲话时，你发现找到合适的字眼很困难吗？	□	□
13. 你现在的记忆力像往常一样吗？	□	□
14. 你还喜欢做过去习惯做的事情吗？	□	□

附录4 焦虑自评量表（SAS）

下面有20条文字，请仔细阅读每一条，把意思弄明白，然后根据您最近1周的实际感觉，在适当的方格内划钩。每1条文字后有4个方格，表示：A没有或很少时间；B少部分时间；C相当多时间；D绝大部分或全部时间。E由工作人员评定。

	A	B	C	D		E
1. 我觉得比平常容易紧张和着急。	□	□	□	□	1	□
2. 我无缘无故地感到害怕。	□	□	□	□	2	□
3. 我容易心里烦乱或觉得惊恐。	□	□	□	□	3	□
4. 我觉得我可能将要发疯。	□	□	□	□	4	□
5. 我觉得一切都很好，也不会发生什么不幸。*	□	□	□	□	5	□
6. 我手脚发抖打颤。	□	□	□	□	6	□
7. 我因为头痛、颈痛和背痛而苦恼。	□	□	□	□	7	□
8. 我感觉容易衰弱和疲乏。	□	□	□	□	8	□
9. 我觉得心平气和，并且容易安静坐着。*	□	□	□	□	9	□
10. 我觉得心跳很快。	□	□	□	□	10	□
11. 我因为一阵阵头晕而苦恼。	□	□	□	□	11	□
12. 我有晕倒发作或觉得要晕倒似的。	□	□	□	□	12	□
13. 我呼气吸气都感到很容易。*	□	□	□	□	13	□
14. 我手脚麻木和刺痛。	□	□	□	□	14	□
15. 我因为胃痛和消化不良而苦恼。	□	□	□	□	15	□
16. 我常常要小便。	□	□	□	□	16	□
17. 我的手常常是干燥温暖的。*	□	□	□	□	17	□
18. 我脸红发热。	□	□	□	□	18	□
19. 我容易入睡，并且一夜睡得很好。*	□	□	□	□	19	□
20. 我做噩梦。	□	□	□	□	20	□

总分：________

附录5　汉密尔顿抑郁量表（HAMD）-17项版本

HAMD量表是临床上评定抑郁状态时最常用的量表。(17项版)

项目和评定标准：

(0) 为无　(1) 轻度　(2) 中度　(3) 重度　(4) 很重

1. 抑郁情绪
- 只在问到时才诉述；(1)
- 在言语中自发地表达；(2)
- 不用言语也可从表情、姿势、声音或欲哭中流露出这种情绪；(3)
- 病人的自发语言和非自发语言（表情、动作），几乎完全表现为这种情绪。(4)

2. 有罪感
- 责备自己，感到自己已连累他人；(1)
- 认为自己犯了罪，或反复思考以往的过失和错误；(2)
- 认为目前的疾病，是对自己错误的惩罚，或有罪恶妄想；(3)
- 罪恶妄想伴有指责或威胁性幻觉。(4)

3. 自杀
- 觉得活着没有意义；(1)
- 希望自己已经死去，或常想到与死有关的事；(2)
- 消极观念（或自杀念头）；(3)
- 有严重自杀行为。(4)

4. 入睡困难
- 主诉有时有入睡困难，即上床后半小时仍不能入睡；(1)
- 主诉每晚均有入睡困难。(2)

5. 睡眠不深
- 睡眠浅，多噩梦；(1)
- 半夜（晚上12点以前）曾醒来（不包括上厕所）。(2)

6. 早醒
- 有早醒，比平时早醒1小时，但能重新入睡；(1)
- 早醒后无法重新入睡。(2)

7. 工作和兴趣
- 提问时才诉述；(1)
- 自发地直接或间接表达对活动、工作或学习失去兴趣，
  如感到没精打采，犹豫不决，不能坚持或需强迫自己去工作或活动；(2)
- 病室劳动或娱乐不满3小时；
  任何活动或者没有他人帮助便不能完成病室日常事务。(3)
- 因目前的疾病而停止工作，住院患者不参加 (4)

8. 迟缓：指思维和语言缓慢，注意力难以集中，主动性减退
- 精神检查中发现轻度迟缓；(1)
- 精神检查中发现明显迟缓；(2)
- 精神检查进行困难；(3)

- 完全不能回答问题（木僵）。(4)

9. 激越

- 检查时表现得有些心神不定；(1)
- 明显的心神不定或小动作多；(2)
- 不能静坐，检查中曾站立；(3)
- 搓手，咬手指，扯头发，咬嘴唇。(4)

10. 精神性焦虑

- 问到时才诉述；(1)
- 自发地表达；(2)
- 表情和言谈流露明显忧虑；(3)
- 明显惊恐。(4)

11. 躯体性焦虑：指焦虑的生理症状，包括口干、腹胀、腹泻、打呃、腹绞痛、心悸、头痛、过度换气和叹息，以及尿频和出汗等

- 轻度；(1)
- 中度，有肯定的上述症状；(2)
- 重度，上述症状严重，影响生活或需加处理；(3)
- 严重影响生活和活动。(4)

12. 胃肠道症状

- 食欲减退，但不需他人鼓励便自行进食；(1)
- 进食需他人催促或请求或需要应用泻药或助消化药。(2)

13. 全身症状

- 四肢、背部或颈部沉重感，背痛，头痛，肌肉疼痛，全身乏力或疲倦；(1)
- 上述症状明显。(2)

14. 性症状：指性欲减退、月经紊乱等

- 轻度；(1)
- 重度；(2)
- 不能肯定，或该项对被评者不适合。(不计入总分)

15. 疑病

- 对身体过分关注；(1)
- 反复考虑健康问题；(2)
- 有疑病妄想；(3)
- 伴幻觉的疑病妄想。(4)

16. 体重减轻

- 一周内体重减轻1斤以上；(1)
- 一周内体重减轻2斤以上。(2)

17. 自知力

- 知道自己有病，表现为忧郁；(0)
- 知道自己有病，但归于伙食太差、环境问题、工作过忙、病毒感染或需要休息等；(1)
- 完全否认有病。(2)

附录6　匹兹堡睡眠质量指数（PSQI）

1 近一个月，晚上上床睡觉通常是______点钟

2 近一个月，从上床到入睡通常需要______分钟

3 近一个月，通常早上______点起床

4 近一个月，每夜通常实际睡眠 ______小时（不等于卧床时间）

5 近一个月，因下列问题影响睡眠而烦恼

5.1 入睡困难（30分钟内不能入睡）

（1）无　（2）<1次/周　（3）1~2次/周　（4）≥3次/周

5.2 夜间易醒、睡眠不深或早醒

（1）无　（2）<1次/周　（3）1~2次/周　（4）≥3次/周

5.3 夜间去厕所

（1）无　（2）<1次/周　（3）1~2次/周　（4）≥3次/周

5.4 呼吸不畅

（1）无　（2）<1次/周　（3）1~2次/周　（4）≥3次/周

5.5 咳嗽或鼾声高

（1）无　（2）<1次/周　（3）1~2次/周　（4）≥3次/周

5.6 感觉冷

（1）无　（2）<1次/周　（3）1~2次/周　（4）≥3次/周

5.7 感觉热

（1）无　（2）<1次/周　（3）1~2次/周　（4）≥3次/周

5.8 做噩梦

（1）无　（2）<1次/周　（3）1~2次/周　（4）≥3次/周

5.9 疼痛不适

（1）无　（2）<1次/周　（3）1~2次/周　（4）≥3次/周

5.10 其他影响睡眠的事情

（1）无　（2）<1次/周　（3）1~2次/周　（4）≥3次/周

并请具体说明：

6 近一个月，总的来说，您认为自己的睡眠质量

（1）很好　（2）较好　（3）较差　（4）很差

7 近一个月，您用药物催眠的情况（如有，写明名称剂量　　）

（1）无　（2）<1次/周　（3）1~2次/周　（4）≥3次/周

8 近一个月，您常感到困倦吗？

（1）无　（2）<1次/周　（3）1~2次/周　（4）≥3次/周

9 近一个月，您做事情的活力不足吗？

（1）没有　（2）偶尔有　（3）有时有　（4）经常有

10 您是否有午睡的习惯？否　　有，每日　　小时。

附录7　健康状况调查问卷（SF－36）

以下问题是询问您对自己健康状况的看法，您自己觉得做日常活动的能力怎么样。如果您不知如何回答是好，请您尽量给出最好的答案，并在本问卷最后的空白处写上您的注释与评论。

1. 总体来讲，您的健康状况是：（请√出一个答案）

非常好 □

很好 □

好 □

一般 □

差 □

2. 跟一年前相比，您觉得您现在的健康状况是：（请√出一个答案）

比一年前好多了 □

比一年前好一些 □

跟一年前差不多 □

比一年前差一些 □

比一年前差多了 □

3. 以下这些问题都与日常活动有关。请您想一想，您的健康状况是否限制了这些活动？如果有限制，程度如何？（请在每一行√出一个答案）

项目名称	限制很大	有些限制	毫无限制
1）重体力活动，如跑步、举重物、参加剧烈运动等	□	□	□
2）适度的活动，如移动一张桌子、扫地、打太极拳、做简单体操等	□	□	□
3）手提日用品，如买菜、购物等	□	□	□
4）上几层楼梯	□	□	□
5）上一层楼梯	□	□	□
6）弯腰、屈膝、下蹲	□	□	□
7）步行1600m以上的路程	□	□	□
8）步行800m的路程	□	□	□
9）步行100m的路程	□	□	□
10）自己洗澡、穿衣	□	□	□

4. 在过去四个星期里，您的工作和日常活动有无因为身体健康的原因而出现以下问题？（对每条问题请回答是或否）

	是	否
1）减少了工作或其他活动的时间	□	□
2）本来想要做的事情只能完成一部分	□	□
3）想要干的工作和活动的种类受到限制	□	□
4）完成工作或其他活动困难增多（比如需要额外的努力）	□	□

5. 在过去四个星期里，您的工作和日常活动有无因为情绪的原因（如压抑或者忧虑），而出现以下问题？（对每条问题请回答是或否）

	是	否
减少了工作或活动的时间	□	□
本来想要做的事情只能完成一部分	□	□
干事情不如平时仔细	□	□

6. 在过去的四个星期里，您的健康或情绪不好在多大程度上影响了您与家人、朋友、邻居或集体的正常社会交往？（请√出一个答案）

完全没有影响	□
有一点影响	□
中等影响	□
影响很大	□
影响非常大	□

7. 过去四个星期里，您有身体疼痛吗？

完全没有疼痛	□
稍微有一点疼痛	□
有一点疼痛	□
中等疼痛	□
严重疼痛	□
很严重疼痛	□

8. 过去四个星期里，身体上的疼痛影响您的工作和家务事吗？

完全没有影响	□
有一点影响	□
中等影响	□
影响很大	□
影响非常大	□

9. 以下这些问题有关过去一个月里您的感觉，对每一条问题所说的事情，您的情况是怎样的？请钩出最接近您的情况的那个答案。（请在每一行√出一个答案）

持续的时间	所有的时间	大部分时间	比较多时间	一部分时间	一小部分时间	没有这种感觉
1）您觉得生活充实	□	□	□	□	□	□
2）您是一个敏感的人	□	□	□	□	□	□
3）您情绪非常不好，什么事都不能使您高兴	□	□	□	□	□	□
4）您心里很平静	□	□	□	□	□	□
5）您做事活力充沛	□	□	□	□	□	□
6）您的情绪低落	□	□	□	□	□	□
7）您觉得精疲力尽	□	□	□	□	□	□
8）您是个快乐的人	□	□	□	□	□	□
9）您感觉厌烦	□	□	□	□	□	□
10）不健康影响了您的社会活动（如走亲访友）	□	□	□	□	□	□

10. 请看下列每一条问题，哪一种答案最符合您的情况？（请在每一条问题后√出一个答案）

	绝对正确	大部分正确	不能肯定	大部分错误	绝对错误
1）我好像比别人容易生病	□	□	□	□	□
2）我跟周围人一样健康	□	□	□	□	□
3）我认为我的健康状况在变坏	□	□	□	□	□
4）我的健康状况非常好	□	□	□	□	□

中英文术语对照

中文	英文
亚健康	Sub - Health
强壮	hale
结实	sound
完整	whole
躯体维度	Physical dimension
情绪维度	Emotional dimension
理智维度	Intellectual dimension
社会维度	Social dimension
心灵维度	Spiritual dimension
职业维度	Occupational dimension
环境维度	Environmental dimension
全球维度	Global dimension
糖耐量低减	IGT
世界卫生组织	WHO
慢性非传染性疾病	NCD
体重指数	BMI
冠状动脉痉挛	CAS
心脏特异性肌钙蛋白	CTnT
心脏心肌特异性脂肪酸结合蛋白	H - FARP
高敏度 C - 反应蛋白	hs - CRP
动脉硬化性心血管病	ACVD
同型半胱氨酸	HCY
内中膜厚度	IMT
脉搏波速率	PWV
脉搏波分析	PWA
癌胚抗原	CEA
甲胎球蛋白	AFP
前列腺特异抗原	T - PSA
神经元烯醇化酶	NSE
铁蛋白	Fer
肾小球滤过率	GFR
2 型糖尿病肾病	DN
CT 血管成像	CTA

续表

中文	英文
数字减影血管造影	DSA
磁共振成像	MRI
磁共振血管成像	MRA
正电子发射体层摄影	PET
单光子发射体层摄影	SPECT
颈动脉硬度	Arterial stiffness
内中膜厚度	IMT
斑块	Plaque
颈动脉硬化损伤	Carotid atherosclerote lesions
血流介导的血管扩张性	FMD
动脉壁内膜加中膜厚度	intimal plus medial thickness of the arterial wall
颈动脉内中膜厚度	quantitative intima – medie thickness，QIMT
普通人群动脉硬化危险的跟踪研究	Atheroscherosis risk in communities，ARIC
冠心病	CAD
脉压	pulse pressure，PP
动脉硬度	Arterial stiffness
脉搏波传导时间测量法	PTT
脉搏波分析法	PWA
脉搏速率图测量法	PWV 法
肱动脉压袖套法	QKD
增强指数测定	Augment index，AI
多功能超高倍显微技术	MDI
正常体重指数	BMI
腰围及腰围与臀围的比值	WHR
最大氧摄入量	VO_2 max
代谢当量	MET
双乘积或心率血压乘积	RPP
二氧化碳产生量	VCO_2
氧脉搏	O_2 Pulse
呼吸商	RER
每分钟通气量	VE
二氧化碳通气当量	VE/ VCO_2
近日基因钟	circadian clock genes
近日节律	circadian rhythm
亚日节律	infradian rhythm
超日节律	ultradian rhythm
慢波睡眠节律	slow wave sleep
快波睡眠节律	rapid wave sleep
心率变异性	Heart rate variability，HRV
RSA 算式法	Rosenblueth – Simeone 法
经颅多普勒血流速率	TCI

续表

中文	英文
加速指数	acceleration index
抑制指数	brake index
躺倒	lying down
呼吸性心律不齐	RSA
倾斜试验	TTT
心率变异指数	HRVI
经颅多普勒脑血流速率测量	CBV
充血性心力衰竭	CHF
反应性氧中毒物质	Reactive Oxygen Toxic Species，ROTS
免疫复合物	immunecomplex，IC
人体热代谢层像技术	Thermal Metabolic Imaging，TMI
人体功能状态快速检测技术	AMSAT
量表	scale
汉密尔顿抑郁量表	HAMD
抑郁自评量表	SDS
信度	Reliability
评分者信度	rater reliability
效度	Validity
超氧化物歧化酶	SOD
疲劳程度量表	FSS
焦虑自评量表	SAS
焦虑/躯体化	anxiety/somatization
体重	weight
认识障碍	cognitive disturbance
日夜变化	diurnal variation
迟缓	retardation
睡眠障碍	sleep disturbance
绝望感	hopelessness
匹兹堡睡眠质量指数	Pittsburgh sleep qualityindex，PSQI
健康状况调查问卷 SF－36	The Short Form－36 Health Survey
生理功能	Physical Functioning，PF
生理职能	Role－physical，RP
躯体疼痛	Bodily Pain，BP
总体健康	General Health，GH
活力	Vitality，VT
情感职能	Role－Emotional，RE
精神健康	Menal Health，MH
健康信息技术	HIT
慢性疲劳综合征	Chronic Fatigue Syndrome，CFS
疾病控制中心	CDC
虚弱	weakness

续表

中文	英文
疲劳	fatigue
倦怠	tiredness
易疲劳的（性）	fatigability
体力疲劳（或躯体疲劳）	physical fatigue
精神疲劳（或脑力疲劳）	mental fatigue
简单疲劳	Simple fatigue
深疲倦	Deep tiredness
压倒性疲劳	Overwhelming fatigue
情绪性衰竭	Emotional exhaustion
神经性（质）疲劳	Nervous fatigue
恐惧性疲劳	Fear fatigue
长时间疲劳	Prolonged Fatigue
慢性疲劳	Chronic Fatigue
原发性慢性疲劳	Idiopathic Chronic Fatigue
神经衰弱	neurasthenia
流行性神经肌无力	Epidemic neuromyasthenia
肌痛性脑脊髓炎	Myalgic encephalomyelitis
冰岛病	Icelandic disease
皇家自由疾病	Royal free disease
病毒后疲劳综合征	Post – viral fatigue syndrome
慢性单核细胞增多病	Chronic mononucleosis
肠激惹综合征	IBS
中枢促肾上腺皮质激素	CRH
全血计数	CBC
红细胞沉降率	ESR
血清谷丙转氨酶	ALT
血尿素氮	BUN
纤维性肌痛	FM
伯纳病毒	BDV
促肾上腺皮质激素释放激素	CRH
可的松	CORT
五羟色胺	5 – HT
受体阻断剂	ipsapirone
下丘脑 – 垂体 – 肾上腺轴	HPA
下丘脑 – 垂体 – 性腺轴	HPG
卵泡刺激素	FSH
黄体生成素	LH
生长激素 – 胰岛素样生长因子轴	GH – IGF
生长激素	GH
自然杀伤细胞	NK

续表

中文	英文
谷胱甘肽	GSH
烟酰胺二核苷酸	NADH
镁硫酸盐	magnesium sulphate
行为疗法	Behavior therapy
醋酸可的松	Fludrocortisone acetate
生活质量	Short Form Health Survey
健康教育	health education

主要参考文献

［1］蔡青青，蔡芳川．21世纪大健康的理念及其时代特征．体育科学研究，2003，7（3）：53－55

［2］朱广家．健康内涵初探．江苏卫生保健，2002，4（1）：51

［3］徐　斌，王效道，刘士林．心身医学－心理生理医学基础与临床．北京：中国科学技术出版社，2000. 16－17，20－23，28－29

［4］WHO. Constituion of the World Health Organization. Chronicle of the World Health Organization，1947，1：29－43

［5］HAHNDB，PAYNEWA. Focus on health. 3rd. ed. WCBMcGraw－Hill，Boston，1996，2－5，9－11

［6］BLONNAR. Coping with stress：in a changing world. Mosby，St. Louis，1996，12－16，109－113，125－139

［7］王颖，张晓明．建立我国群体健康指数评估系统的研究．福建体育科技，2005，24（6）：24－28

［8］戴青梅，王立英，刘素英．医护人员职业性损伤的危险因素及防护对策．中华护理杂志，2002，37（7）：532－534

［9］黄津芳，刘玉莹．护理健康教育学．北京：科学技术文献出版社，2000. 31－58

［10］许军，王斌会，胡敏燕．自测健康评定量表的研制与考评．中国行为医学，2000，9（1）：65－68.

［11］杨云滨，许军，王斌会．一般人群自测健康的研究．中国行为医学，2000，9（2）：87－89

［12］董玉整．亚健康初探．广州医学院学报，1998，26（3）：77－80

［13］赵瑞芹，宋振峰．亚健康问题研究进展．国外医学·社会医学分册，2002，19（1）：10

［14］王育学．亚健康21世纪健康新概念．南昌：江西科学技术出版社，2002.

［15］孙宪民，任平．关于亚健康若干问题的思考．中国误诊学杂志，2002，2（8）：1255－1256

［16］王育学．亚健康问题纵横谈．解放军健康，2005，（1）：6－9

［17］白红梅．聚焦亚健康．解放军健康，2002，2：34－35

［18］祝恒琛，谢成．亚健康．北京：中国医药科技出版社，2002

［19］杨菊贤．现代生活方式与亚健康．中国全科医学，2001，4（7）：545

［20］周君来，史绍蓉．亚健康的生理学特征与运动处方的研究．四川体育科学，2003，(4)：13－16

［21］刘保延，何丽云，谢雁鸣等．北京地区亚健康人群中医基本证候特征的流行病学研究．中国中医基础医学杂志，2004，10 (9)：23－28

［22］杜贵友．中国药学会老年药学亚健康研究会成立会议纪要．中国中药杂志，2001，26 (10)：666

［23］张素炎，常群英，刘洁等．北方地区亚健康状态的调查及其分析．医学与社会，2003，19 (4)：208－210

［24］朱丽，王声涌，范存欣等．高校青年教师亚健康危险因素 Logistic 回归分析．中国公共卫生，2003，19 (5)：595－596

［25］陈亚华，汤仕忠，王蓓．江苏省南京地区高校教工亚健康状况与影响因素的调查与分析．实用临床医药杂志，2005，9 (6)：78－81

［26］魏烨，田宝山，张中豹．河南省中小城市职业群体亚健康状况的调研．军事体育进修学院学报，2006，25 (1)：38－41

［27］于春泉，刘洋，汪洋等．3568 例亚健康人群人口学特点的分层分析．天津中医药，2006，23 (1)，20－23

［28］温海辉，黄飞雁，陈思东等．深圳市龙岗区坪地外来工亚健康状态的研究．广东药学院学报，2003，19 (4)：379－380，383

［29］张素炎，常群英，王志强等．军人亚健康状态的调查及分析．国防医药，2002，14 (6)：406－407

［30］凌慧，胡樱，任宁等．武汉市某小区居民亚健康状况分析．医学与社会，2004，17 (2)：15－16

［31］贾文英，马彦民．不同类别大学生亚健康现状及预防对策研究．新乡医学院学报，2004，21 (5)：349－350

［32］周玲玲，姚耿东．中小学教师亚健康危险因素问卷调查．中国职业医学，2005，32 (4)：72－73

［33］李玉良，王成申，周红斌等．郑州市大学生亚健康现状及相关因素分析．南方医科大学学报，2006，26 (1)：121－123

［34］谭莉，方玉桂．老年亚健康状态分型及其干预的研究进展．南方护理学报，2005，12 (8)：23－24

［35］叶云山，程瑞艳．中青年亚健康状态的调研及对策．浙江中西医结合杂志，2004，14 (6)：391

［36］董平，王晓燕．亚健康人群的哲学伦理对策．中国医学伦理学，2002，15 (5)：53－54

［37］陈国元，刘卫东，刘四海等．3 种不同职业人群亚健康现状及其预防对策．职业卫生与病伤，2002，(17) 2：83－85

［38］陈国元，刘卫东，杨磊等．教师“亚健康”现状及预防对策的研究．职业卫生与病伤，2000，15 (2)：101－102

［39］彭业仁，陈慧娜，唐桂黔等．对西部部分省、区高校体育教师亚健康状态的调

查与分析．南京体育学院学报，2003，17（2）：62－65

［40］范存欣，王声涌，朱丽等．广东省高校教工亚健康现况及危险因素分析．中华流行病学杂志，2003，24（9）：774－777

［41］李学英．泰安市城区中小学教师亚健康状况调查．中国校医，2003，17（3）：242

［42］李家强．哈尔滨市初中教师心理亚健康状态形成原因及预防措施．中国健康教育，2004，20（11）：1040－1042

［43］黄丽群，覃文格．护士亚健康状态及应对措施．中国健康教育，2005，21（1）：56－57

［44］吕兆彩，张弘，时学峰等．5 所武警医院护士亚健康状况调查分析及对策．武警医学，2002，13（11）：693－695

［45］王青，仲彦．基层军官亚健康状态的调查与预防指导．解放军护理杂志，2004，21（7）：40－41

［46］李燕华，王玲，朱国军等．新兵亚健康状态的调查分析．解放军预防医学杂志，2000，18（3）：192－193

［47］沈澄，杜筱丽，崔常英．空勤疗养员"第三状态"分析探讨．中国疗养医学，2002，11（4）：103－104

［48］吴洪林，于广义．136 名飞行人员第三状态的调查分析．中国疗养医学，1996，5（2）：46－48

［49］杜丕海，李惠荣，李海立．飞行人员亚健康状态的研究与防治．中国疗养医学，2004，13（6）：324－325

［50］徐秋波．昆明理工大学 1000 名大学生亚健康调查与分析．高校保健医学研究与实践，2005，2（1）：50－52

［51］王玉荣，何倩，王增珍等．广东某市高中生的亚健康情况．医学与社会，2005，18（7）：15－17

［52］王英，陈清．高校大学生亚健康状况的横断面调查研究．中国全科医学，2005，8（9）：738－740

［53］林广平．机关干部亚健康状态的流行病学研究．广东药学院学报，2003，19（2）：176－178

［54］宋为民，罗金才．未病论．重庆：重庆出版社，1997，3

［55］祝恒琛．未病学．北京：中国医药科技出版社，1999，4

［56］龚婕宁，宋为民．新编未病学．北京：人民卫生出版社，2005，1

［57］潘孝仁，李光伟，胡英华等．饮食和运动干预治疗对糖尿病发病率的影响——530 例糖耐量低减人群六年前瞻性观察．中华内科杂志，1995，34（2）：108～112

［58］宋为民．发展中医未病学．健康报，1996，3，22

［59］王艳君，胡朝阳．从亚健康看中医诊疗现代化发展趋向．安徽中医学院学报，2002，21（4）：1－4

［60］王琦．调治亚健康状态是中医学在 21 世纪对人类的新贡献．北京中医药大学学报，2001，24（2）：1－4

[61] 龚婕宁．“治未病”理论的超前性与临床滞后的改变，中医药学刊，2003，21 (1)：132－133

[62] 杨哲如，周仁，王月琴等．从某些生理指标探讨人体昼夜的阴阳变化．上海中医药杂志，1981，(8)：47

[63] 鲁德洪．《内经》与优生优育．河南中医药学刊，1999，14 (2)：3－4

[64] 杨菊贤．改变生活和行为方式，预防心脑血管疾病．上海预防医学杂志，1996，8 (1)：15－16

[65] 饶明俐．《中国脑血管病防治指南》摘要（一）．中风与神经疾病杂志，2005，22 (5)：388－393

[66] 刘正旺，李志荣，吕秀巳．心脑血管病与情绪变化关系．河北中医，1995，17 (5)：24－25

[67] 臧益民，马新亮．情绪与冠心病．中华医学杂志，1988，68 (8)：469

[68] Knowler WC，Pettitt DF，Everhart JR，et al. Rate of deterioration of impaired glucose tolerance to diabetes and the effects of age，obesity and serum insulin. Diabetologia，1986，29：558A

[69] 李光伟．让临床试验走出神殿——关于糖尿病一级预防的思考．国外医学·内分泌学分册，2004，24 (5)：291－293

[70] 叶建红．治未病思想的源与流．山西中医，1999，15 (3)：51

[71] 张丽芬．黄文政教授治疗亚健康状态的经验．天津中医药，2004，4：102－104

[72] 尉平平．亚健康状态的中医辨析．浙江临床医学，2005，1：80

[73] 余静．辨证分型在“亚健康状态”治疗中的应用．浙江中西医结合杂志，1999 (9，6)：381－382

[74] 赵英明等．中医调治亚健康状态110例临床观察．天津中医，2001，4：20－21

[75] 赵喆等．阻断亚健康状态的中医药优势．中国初级卫生保健，2005，7：70－71

[76] 侯冬芬等．亚健康状态的中医证治规律研究．中医药信息，2005 (22，4)：1－2

[77] 熊丽辉．中医药论治亚健康的概述．长春中医学院学报，2004，3：62－63

[78] 张瑞荔．浅谈辨证施治在亚健康状态中的应用．云南中医中药杂志，2005 (26，5)：62

[79] 宫艳华等．亚健康状态的中医辨识及针灸调理．辽宁中医杂志，2005 (32，4)：356－357

[80] 杨志刚．亚健康状态的中医药有效干预．安徽中医临床杂志，2003，10：426－427

[81] 赵静等．中医辨证论治亚健康状态．中医药信息，2004 (21，3)：34－35

[82] 肖琳．中医药调治亚健康状态75例分析．中医药学刊，2004，10：1964

[83] 石鹤峰．亚健康状态的中医辨证论治．中医研究，2005，9：47－48

[84] 杨继军等．中医对亚健康状态的病因病机认识及治疗．中华实用中西医杂志，2003 (3，16)：119－120

[85] 李自召．中医论治亚健康状态．河南中医，2003，10：41

[86] 陈旭．中医药防治亚健康状态评析．实用中医内科杂志，2003 (17，3)：155

［87］袁立霞等．亚健康状态的中医药证治评析．中医药学刊，2005，3：494－495

［88］宫艳华等．中医药在机体“亚健康状态”恢复过程中的作用．中国临床康复，2004，2：734

［89］杨丽蓉．亚健康状态的中医学研究．江西中医学院学报，2005，8：11－12

［90］王丹芬等．亚健康的病因及其证治简析．中医药学刊，2003，10：1674－1675

［91］李辉．亚健康状态的原因及对策研究．中国初级卫生保健，2005，2：47－48

［92］谢仁明等．亚健康状态的中医认识及其干预评价．中国中医基础医学杂志，2005（11，1）：40－41

［93］赵新乡．亚健康状态与情志．中医药临床杂志，2004，10：492－493

［94］马云枝．亚健康状态与中医药防治．河南中医，2001，5：11－13

［95］何以蓓等．中西医结合防治亚健康研究展望．浙江中西医结合杂志，2001（11，12）：791－793

［96］曹桂芝．中医对亚健康状态的认识及其防治．中华实用中西医杂志，2003（3，16）：1989－1990

［97］杨豪．中医学对亚健康状态的认识．中医正骨，2004，12：13－14

［98］奎瑜．中医学与亚健康浅探．中国康复理论与实践，2003（9，10）：637－638

［99］龚海洋．亚健康状态及其中医学研究进展述评．北京中医药大学学报，2003，9：1－6

［100］史红．试论调节“六腑”在中医调理亚健康状态中的重要作用．天津中医药，2004，12：494－495

［101］佟欣．亚健康状态的中医药调治原则和方法．中医药学报，2005（33，5）：12－13

［102］于春泉．中医对亚健康病因病机的认识．天津中医药，2005，6：198－200

［103］姜芝．从中医角度研究亚健康状态．云南中医中药杂志，1996（17，4）：68－69

［104］邹志春．从中医理论探讨亚健康及其与运动的关系．江苏中医药，2005（26，4）：7－9

［105］孙理军等．论体质与亚健康状态的预防．中医药学刊，2004，11：2006－2007

［106］龚海洋等．王琦教授论治亚健康学术思想概要．中医药学报，2003（31，4）：14－16

［107］王利敏等．论体质分型与亚健康状态．中国医药学报，2001（16，6）：21－23

［108］栾杰男．运用中医体质理论研究亚健康状态的证型．中医药学报，2004（32，2）：3－4

［109］姚静．试论形神学说在亚健康状态调治中的意义．南京中医药大学学报，2001，6：69－71

［110］王艳君．从亚健康看中医诊疗现代化发展趋向．安徽中医学院学报，2002，8：1－4

［111］黄超岚．论传统医学在亚健康状态治疗与保健中的作用．中医药信息，2003（20，4）：1－3

［112］王琦．调治亚健康状态是中医学在21世纪对人类的新贡献．北京中医药大学学报，2001，3：1－4

［113］梁锦芳等．中医调治亚健康的优势探讨．世界中医药学会联合会亚健康专业委员会首届世界亚健康学术大会论文集．181－187

［114］袁曙光等．中医调治亚健康的优势．世界中医药学会联合会亚健康专业委员会首届世界亚健康学术大会论文集．90－92

［115］徐震威．中医药对防治亚健康状态疾病具有明显优势．世界中医药学会联合会亚健康专业委员会首届世界亚健康学术大会论文集．92－94

［116］张杰等．中医药治疗亚健康的优势．世界中医药学会联合会亚健康专业委员会首届世界亚健康学术大会论文集．129－131

［117］王琦．中医体质学．北京：人民卫生出版社，2005.

［118］Marso SP，et al. Diabetes and cardiovascular disease. New York：Lippicott Williams and Wilkns，2004：153－178

［119］Mehta JL，et al. Iflammtory and infectious basis of atherosclerosis Birkhauser Verlag，2001：141－158

［120］Low PA，et al. Clinical autonomic disorders. Washington：Lippincott －Raven，1997：179－208

［121］Pignolip，Tremoli E，Poli A，et al. Intimal plus medual thickness of the arterial wall：a direst measurement with ultrasound imaging. Circulation，1986，74（5）：1399－1406

［122］Tardy Y，Meister JJ，Perret F，et al. Noninvasive estimate of the mechanical properties of peripheral arteries from ultrasonic and photoplethysmographic measurements. Clin Phys Physiol meas 1991，12（1）：39－54

［123］Chambless LE，Falsom AR，Davis V，et al. Risk factors for progression of common carotid atherosclerosis. The atherosclerosis risk in communities study，1987－1998；m J Epidemiol 2002，155（1）：37－38

［124］london GM，Cohn JN. Prognostic application of arterial stiffness. Task forces，AJH 2002，15（8）：754－758

［125］Hunt KJ，Pankow SP，Offenbacher S，et al. B－Mode ultrasound－detected carotid artery lesions with and without acoutic shadowing and their association with markes of inflammation and endothelial activation. the atherosclerosis risk in communities study，Atherosclerosis 2002，162（1）：145－155

［126］Pannier BM，Avolio AP，Hoeks A，et al. Methods and devices for measuring arterial compliance in humans. AJH 2002，15（8）：743－753

［127］Tang R，Henning M，Thomasson B，et al. Baseline reproducibili8ty of B－mode ultrasonic measurement of carotid artery intima－media thickeness. the European lacidipine study on atherosclerosis（ElSA），J Hypertens 2000，18（2）：197－201

［128］Kazmierski R，Niezgoda A，Guzik P，et al. An evaluation of the reproducibility of the measurement of the intima－media thickness of carotid arteries. Folia Morphol（Warsz），2003 Feb，62（1）：25－31

[129] The Atherosclerosis risk in communities (ARIC) study. design and objectives. The ARIC investigators, Am J Epidemiol 1989, 129 (4): 689－702

[130] Reilly LM, Lusby RJ, Hughes L, et al. Carotid plague history using real－time ultrasonography. clinical and therapeutic implications, Amj Surg 1983, 146 (2): 188－193

[131] Ciulla MM, Paliotti R, Ferrero S, et al. Assessment of carotid plaque composition in hypertensive patients by ultrasonic tissue characterization. a validation study, J Hypertens 2002 Aug, 20 (8): 1589－96

[132] de Bray JM, Baud JM, Delanoy P, et al. Reproducibility in ultrasonic characterization of carotid plaques. Cerebrovasc Dis 1998 Sep－Oct, 8 (5): 273－7

[133] Spence JD. Ultrasound measurement of carotid plaque as a surrogate outcome for coronary artery disease. Am J Cardiol, 2002, 89 (Suppl.): 10B－16B

[134] Pannier BM, Avolio AP, Hoeks A, et al. Methods and devices for measuring arterial compliance in humans. AJH 2002, 15 (8): 743－753

[135] Arnett DK, Chambless LE, Kim H, et al. Variability in ultrasonic measurements of arterial stiffness in the Atherosclerosis Risk in Communities study. Ultrasound Med Biol 1999 Feb, 25 (2): 175－80

[136] Tomiyama H, Nishikawa E, Abe E, et al. Carotid arterial distensibility is an important determinant of improvement in autonomic balance after successful coronary angiolasty. J Hypertens 2000, 18 (11): 1621－1628

[137] Sramek A, Bosch JG, Reiber JH, et al. Ultrasound assessment of atherosclerotic vessel wall changes: reproducibility of intima－media thickness measurements in carotid and femoral arteries. Invest Radiol 2000 Dec, 35 (12): 699－706

[138] Blankenhorn DH, Selzer RH, Crawford DW, et al. Beneficial effects of colestipol－niacin therapy on the common carotid artery. Two－and four－year reduction of intima－media thickness measured by ultrasound. Circulation, 1993, 88 (1): 20－28

[139] Barth JD. An update on carotid ultrosound measurement of intima－media thickness. Am J Cardiol 2002, 89 (Suppl.): 32B－39B

[140] Watanabe S, Okura T, Kitami Y, et al. Carotid hemodynamic alteration in hypertension patient with insulin resistance. AJH 2002, 15 (10): 851－856

[141] Hackam DG, Peterson JC, Spence JD, et al. What level of plasma homocystine should be treated? Effects of vitamin therapy on progression of carotid athorosclerosis in patients with homocystine levels above and below 14 μmol/l. Am J Hypertens, 2000, 13 (1): 105－110

[142] Winbeck K, Kukla C, Poppert H, et al. Elevated C－reactive protein is associated with on increased intima to media thickness of the common carotid artery. Cerebrovasc Dis, 2002, 13 (1): 57－63

[143] Lam W. W. M, Liu K. H, Leung S. F, et al. Sonographic characterization of radiation－induced carotid artery stenosis. Cerebrovasc Dis 2002, 13 (2): 168－173

[144] 武留信，师禄江，强东昌等．累加角度头高斜位下心率、血压、心率变异与脑血流变化特征分析．航天医学与医学工程，2002，15 (1): 22－26

[145] 武留信，师禄江，强东昌等．倾斜试验在高性能战斗机飞行员选拔中的应用．中华航空航天医学杂志，2002，13（4）：218－221

[146] 武留信，宋蕾，强东昌等．中国军事飞行员心电图正常值研究．中华航空航天医学杂志，2003，14（2）：91－95

[147] 武留信，师禄江，宋蕾等．1202 例中老年人颈动脉硬度及相关因素研究．中华心血管杂志，2004，32（8）：723－728

[148] Min Lu，Liuxin Wu，Ping Shi，et al. Hypertension and subclinical carotid atherosclerosis in a suburban general population in china. Journal of Hypertension，2004，22（9）：1699－1706

[149] 武留信，阎春连，宋蕾等．颈动脉硬化超声研究的信度与效度研究进展．高血压杂志，2003，11（12）：58－62

[150] 张雁歌，武留信，孙雪蕾等．超高倍显微诊断仪在亚健康诊断中的应用研究．中华中西医杂志，2004，5（17）：1860－1863

[151] 强东昌，武留信，焦志刚等．高性能战斗机飞行员动脉弹性功能测定．航空军医，2004，32（2）：49－50

[152] 师禄江，宋蕾，武留信等．中老年人颈动脉内径超声研究 1202 例．高血压杂志，2004，12（2）：143－145

[153] 武留信．亚健康概念亟待澄清．人民日报－科教周刊健康时空，2005，05，19：第十五版

[154] 武留信，师禄江，宋蕾等．不同职业人群亚临床颈动脉硬化对比分析．中国循环杂志，2005.20（增刊）：469

[155] 师禄江，武留信，宋蕾等．410 名中老年脑力劳动者亚临床颈动脉硬化现况调查．中国循环杂志，2005.20（增刊）：470

[156] Trudie Chalder，G. Berelowitz，Teresa Pawlikowska，et al．Development of a fatigue scale. Journal of Psychosomatic Research，1993，37（2）：147－153

[157] Jan H. M. M. Vercoulen，Caroline M. A. Swanink，et al. Dimensional Assessment of Chronic Fatigue Syndrome. Journal of Psychosomatic Research，1994，38（5）：383－392

[158] Ray C.，Weir WRC，et al. Development of a measure of symptoms in chronic fatigue syndrome：the profile of fatigue－related symptoms（PFRS）．Psycho Health，1992，7：27－43

[159] Ray C.，Weir WRC，et al. Illness perception and symptom components in chronic fatigue syndrome. J Psychosom Res，1992，36：243－256

[160] Joseph E.，Schwartz，Lina Jandorf et al. The measurement of fatigue：A new instrument. J Psychosom Res，1993，37：753－762

[161] 刘天鹏等．健康管理师培训教材．北京：人民军医出版社，2006

[162] Lewis SF，Haller RG．Physiologic measurement of exercise and fatigue with special reference to chronic fatigue syndrome. Rev Infectious Dis，1991，13：S98－108

[163] Joseph E.，Schwartz，Lina Jandorf，et al. The measurement of fatigue：A new instrument. J Psychosom Res，1993，37：753－762

［164］ M C Sharpe，L C Archard，J E Banatvala，et al. A report – chronic fatigue syndrome：guidelines for research. Journal of the Royal Society of Medicine，1991，84：118 – 121

［165］ Kennedy HG. Fatigue and fatiguability. Br J Psychiatry，1988，153：1 – 5

［166］ 冯炜权．运动生物化学原理．北京：北京体育大学出版社，1995. 279 – 298

［167］ EMA Smets，B Garssen，et al. Application of the multidimensional fatigue inventory（MFI – 20）in cancer patients receiving radiotherapy. British Journal of Cancer，1996，73：241 – 245

［168］ 薛卫斌，赵萍，郑宵．ICU 护士心理疲劳的原因与预防．中华护理杂志，1997，32（8）：474 – 475

［169］ 彭慧荣．消除射击运动员精神疲劳的纯中药制剂疗效的初步观察．中国运动医学杂志，1991，10（4）：242 – 243

［170］ 彭慧荣，赵国瑞，张长久等．射益脑Ⅰ号对消除射击运动员精神疲劳的研究．中医杂志，1993，34（3）：161 – 162

［171］ 门鸿烈，周继坤，丁朝阳等．特种兵部队脑力疲劳调查．中国人民解放军军事医学科学院院刊，1983，（3）：299 – 301

［172］ 李景渠，王书贵，李素玉．高度精神紧张作业的疲劳研究．中华劳动卫生职业病杂志，1985，3（2）：73 – 76

［173］ 王雄莉，吴佑安，程洪春等．雷达作业人员精神疲劳的行为心理探讨．解放军预防医学杂志，1993，11（2）：134 – 136

［174］ 陈宝骥，迟秋阳，张洪等．精神疲劳和行为功能测定研究．解放军预防医学杂志，1992，10（3）：173 – 177

［175］ 丁朝阳．精神疲劳的研究概况．国外医学·军事医学分册，1988，（1）：8 – 11

［176］ Pavel Yutsis，Morton Walker，The Downhill Syndrome. Avery Publishing Group，1997

［177］ 沈渔邨．精神病学．北京：人民卫生出版社，1999

［178］ Fukuda，et al. Complete text of revised case definition．Annals of Internal Medicine，1994，121（12）：953 – 959

［179］ 董泉珍．慢性疲劳综合征进展．国外医学·流行病学传染病学分册，1993，20（5）：205 – 208

［180］ 彭寿君．护士慢性疲劳综合征的发生及有关因素的调查研究．中华护理杂志，1996，31（4）：221

［181］ 傅京丽．慢性疲劳综合征与心身疾病．辽宁医学杂志，1999，13：68 – 69

［182］ 张智君．慢性疲劳综合征的流行特征与临床诊断．中华流行病学杂志，2001，22（3）：279 – 232

［183］ Hagnell O，Grasbeck A，Ojesjo L，et al. Mental tiredness in the Lundby study. Incidence and course over 25 years. Acta Psychiatr Scand，1993，88：316 – 321

［184］ Jason LA，Richman JA，Rademaker AW，et al. A community – based study of chronic fatigue syndrome. Arch Intern Med，1999，159（18）：2129 – 2137

［185］ Fukuda，et al. Complete text of revised case definition. Annals of Internal Medicine，1994，121（12）：953 – 959

[186] Hickie I. , Lloyd A. , Wakefield D. , et al. The Psychiatric Status of patients with chronic fatigue syndrome. Br J Psychiat 1990, 156: 534 – 540

[187] Komaroff AL. Post – viral fatigue syndrome: a review of American research and practice. Post – viral fatigue syndrome. London: John Wiley, 1991

[188] Paul S. Marshall, Michele Forstot , Allan Callies, et al. Cognitive slowing and working memory difficulties in chronic fatigue syndrome . Psychosomatic Medicine, 1997, 59: 58 – 66

[189] Michiels V, de Gucht V, Cluydts R, et al. Attention and information processing efficiency in patients with Chronic Fatigue Syndrome. J Clin Exp Neuropsychol, 1999 Oct, 21 (5): 709 – 729

[190] Johnson SK, DeLuca J, Fiedler N, et al. Cognitive functioning of patients with chronic fatigue syndrome. Clin Infect Dis, 1994, 18 (Suppl. 1): 84 – 85

[191] Marcel B, Komaroff AL, Fagioli LR, et al. Cognitive deficits in patients with chronic fatigue syndrome. Biol Psychiatry, 1996, 40: 535 – 541

[192] Michiels V, Cluydts R, Fischler B, et al. Cognitive functioning in patients with chronic fatigue syndrome. J Clin Exp Neuropsychol, 1996, 18: 666 – 677

[193] Elizabeth McDonald, Helen Cope, Anthony David. Cognitive impairment in patients with chronic fatigue: a preliminary study. Journal of Neurology, Neurosurgery and Psychiatry , 1993, 56: 812 – 815

[194] DeLuca J, Johnson SK, Beldowicz D, et al. Neuropsychological impairments in chronic fatigue syndrome, multiple sclerosis, and depression. J Neurol Neurosurg Psychiatry , 1995, 58: 38 – 43

[195] Lawrie SM, MacHale SM, Cavanagh JT, et al. The difference in patterns of motor and cognitive function in chronic fatigue syndrome and severe depressive illness. Psychol Med , 2000 Mar, 30 (2): 433 – 442

[196] DeLuca J, Johnson SK, Ellis SP, et al. Cognitive functioning is impaired in patients with chronic fatigue syndrome devoid of psychiatric disease. J Neurol Neurosurg Psychiatry , 1997, 62: 151 – 155

[197] DeLuca J, Johnson SK, Ellis SP, et al. Sudden vs gradual onset of chronic fatigue syndrome differentiates individuals on cognitive and psychiatric measures. J Psychiatr Res, 1997, 31: 83 – 90

[198] Jan H. M. M. Vercoulen , Caroline M. A. Swanink, et al. Dimensional Assessment of Chronic Fatigue Syndrome. Journal of Psychosomatic Research, 1994, 38 (5): 383 – 392

[199] Lucy Buckley, Siobhan M. Machale, Jonathan T. O. Cavanagh, et al. Personality dimensions in chronic fatigue syndrome and depression. Journal of Psychosomatic Research, 1999, 46 (4): 395 – 400

[200] Christodoulou C, Deluca J, Johnson SK, et al. Examination of Cloninger′s basic dimensions of personality in fatiguing illness: chronic fatigue syndrome and multiple sclerosis. J Psychosom Res, 1999 Dec, 47 (6): 597 – 607

[201] Rangel L, Garralda E, Levin M, et al. Personality in adolescents with chronic fatigue

syndrome. Eur Child Adolesc Psychiatry, 2000 Mar, 9 (1): 39 –45

[202] Sharpe M, Mayou R, Bass C. Concepts, theories and terminology. Treatment of functional somatic symptoms, Oxford University Press, 1995: 3 –16

[203] S Wessely, C Nimnuan, M Sharpe. Functional somatic syndromes: one or many? Lancet, 1999, 354: 936 –939

[204] Simon Wessely, Trudie Chalder , Steven Hirsch et al. Psychological symptoms, somatic symptoms, and psychiatric disorder in chronic fatigue and chronic fatigue syndrome: a prospective study in the primary care setting. Am J Psychiatry, 1996, 153 (8): 1050 –1059

[205] A. P. Smith, L. Borysiewicz , J. Pollock, et al. Acute fatigue in chronic fatigue syndrome patients. Psychological Medicine, 1999, 29: 283 –290

[206] Powell R, Dolan R, Wessely S. Attributions of self – esteem in depression and chronic fatigue syndrome. J Psychosom Res, 1990, 34: 665 –673

[207] Demitrack M. A., Dale J. K., Laue L., et al. Evidence for impaired activation of the hypothalamic – pituitary – adrenal axis in chronic fatigue syndrome. Journal of Clinical Endocrinology and Metabolism, 1991, 73: 1224 –1234

[208] Sharpe M., Clements A., Cowen P. Increased prolactin response to buspirone in chronic fatigue syndrome. Journal of Affective Disorder, 1996, 41: 71 –76

[209] Bakheit A., Behan P., Dinan T. G., et al. Possible upregulation of the 5HT1a receptor in patients with post – viral fatigue syndrome. British Medival Journal, 1992, 304: 1010

[210] Dinan T. G., Majeed T., Lavelle E., et al. Serotonin – mediated activation of the hypothalamic – pituitary – adrenal axis in chronic fatigue syndrome. Psychoneuroendocrinology, 1997, 22: 261 –268

[211] Lawrie SM, MacHale SM, Cavanagh JT, et al. The difference in patterns of motor and cognitive function in chronic fatigue syndrome and severe depressive illness. Psychol Med, 2000 Mar, 30 (2): 433 –442

[212] I. Hickie, K. Kirk et al. Unique genetic and environmental determinants of prolonged fatigue: a twin study. Psychological Medicine, 1999, 29, 259 –268

[213] Noble A. Endicott. Chronic fatigue syndrome in psychiatric patients: lifetime and premorbid personal history of physical health . Psychosomatic medicine, 1998, 60: 744 –751

[214] Evengard B, Schacterle RS, Komaroff AL. Chronic fatigue syndrome: new insights and old ignorance. J Intern Med, 1999 Nov, 246 (5): 455 –469

[215] Evengard B, Komaroff AL. Chronic fatigue syndrome does exist. Changes of biological parameters are Measurable. Lakartidningen, 1999 Jun 30, 96 (26 –27): 3166 –3169

[216] Johnson SK, DeLuca J, Natelson BH. Chronic fatigue syndrome: reviewing the research findings. Ann Behav Med, 1999 Summer, 21 (3): 258 –271

[217] HolmesGP, KaplanJE, GantzNM, et al. Chronicfatiguesyndrome: aworkingcasedefinition. AnnInternMed, 1988, 108: 387 –389

[218] Andrew R Lloyd, Ian Hickie, Clement R Boughton, et al. Prevalence of chronic fatigue syndrome in an Australian population. The medical Journal of Australia , 1990, 153 (5):

522 -526

[219] M C Sharpe, L C Archard, J E Banatvala et al. A report - chronic fatigue syndrome: guidelines for research. Journal of the Royal Society of Medicine, 1991, 84: 118 -121 269.

[220] Fukuda, et al. Complete text of revised case definition. Annals of Internal Medicine, 1994, 121 (12): 953 -959

[221] Chester AC, Levine PH. Concurrent sick building syndrome and chronic fatigue syndrome: Epidemic neuromyasthenia revised. Clin Infect Dis 1994, 18 (Suppl. 1): 543 -548

[222] Shafran SD. The chronic fatigue syndrome. Am J Med 1991, 90: 730 -739

[223] Shorter E. Chronic fatigue syndrome in historical perspective. In Ciba Foundation Symposium 173 Chronic Fatigue Syndrome, 1993, 6 -16

[224] Theorell T, Blomkvist V, Lindh G, et al. Critical life events, infections, and symptoms during the year preceding chronic fatigue syndrome (CFS): an examination of CFS patients and subjects with anonspecific life crisis. Psychosom Med, 1999 May - Jun, 61 (3): 304 -310

[225] Alison C, Mawle, Michele Reyes, et al. Is Chronic Fatigue Syndrome an infectious disease. Infectious Agents and Disease, 1994, 2: 333 -341

[226] Heneine W, Woods TC, Sinha SD, et al. Lack of evidence for infection with known human and animal retroviruses in patients with chronic fatigue syndrome. Clinical Infectious Diseases, 1994, 18 (Suppl 1): S121 -S125

[227] Mawle AC, Nisenbaum R, Dobbins JG, et al. The seroepidemiology of chronic fatigue syndrome: a case - control study. Clinical Infectious Diseases, 1995, 21: 1386 -1389

[228] Reeves WC, Stamey FR, Black JB, et al. Human herpesviruses 6 and 7 in chronic fatigue syndrome: A case - control study. Clin Infect Dis, 2000 Jul, 31 (1): 48 -52

[229] Evengard B, Briese T, Lindh G, et al. Absence of evidence of Borna disease virus infection in Swedish patients with Chronic Fatigue Syndrome. J Neurovirol, 1999 Oct, 5 (5): 495 -499

[230] Evengard B, Briese T, Lindh G, et al. Absence of evidence of Borna disease virus infection in Swedish patients with Chronic Fatigue Syndrome. J Neurovirol, 1999 Oct; 5 (5): 495 -499

[231] Capuron L., Lamarque D., Dantzer R., et al. Attention and mnemonic deficits associated with infections diseases in humans. Psychological Medicine, 1999, 29: 291 -297

[232] Hayden F. G., Fritz R. S., Lobo M. C., et al. Local and systemic cyokine responses during experimental human influenza A virus infection. Journal of Clinical Investigation, 1998, 101, 643 -649

[233] McWwen B. s., Biron C. A., Brunson K. W., et al. The role of adrenocorticoids as modulators of immune function in health and disease: neural, endocrine and immune interactions. Brain Research Reviews, 1997, 23, 79 -133

[234] Korszun A, Sackett - Lundeen L, Papadopoulos E, et al. Melatonin levels in women with fibromyalgia and chronic fatigue syndrome. J Rheumatol, 1999 Dec, 26 (12): 2675

[235] Komaroff AL, Goldenberg D. The chronic fatigue syndrome: Definition, current

Studies and lessons for fobromyalgia research. J Rheumatol, 1989, 16 (Suppl. 19): 23 - 27

[236] Noble A. Endicott, Chronic fatigue syndrome in psychiatric patients: lifetime and premorbid personal history of physical health . Psychosomatic medicine, 1998, 60: 744 - 751

[237] Nawab SS, Miller CS, Dale JK, et al. Self - reported sensitivity to chemical exposures in five clinical populations and healthy controls. Psychiatry Res, 2000 Jul 24, 95 (1): 67

[238] Dobbins JG, Natelson BH, Brassloff I, et al. Physical, behavioral, and psychological risk factors for chronic fatigue syndrome: A central role for stress. Journal of Chronic Fatigue Syndrome, 1995, 1: 43 - 58

[239] Akinori Masuda. Psychobehavioral and immunological characteristics of adult people with Chronic Fatigue and patients with Chronic Fatigue Syndrome. Psychosomatic Medicine, 1994, 56: 512 - 518

[240] de Rijk AE, Schreurs KM, Bensing JM. Complaints of fatigue: related to too much as well as too little external stimulation. J Behav Med, 1999 Dec, 22 (6): 549 - 573

[241] A. Farmer, J. Scourfield, et al. Is disabling fatigue in childhood influenced by genes? Psychological Medicine, 1999, 29: 279 - 282

[242] I. Hickie, B. Bennett, et al. Complex genetic and environmental relationships between psychological distress, fatigue and immune functioning: a twin study. Psychological Medicine, 1999, 29: 269 - 277

[243] I. Hickie, K. Kirk et al. Unique genetic and environmental determinants of prolonged fatigue: a twin study. Psychological Medicine, 1999, 29: 259 - 268

[244] Sharpe M, Hawton KE, Seagroatt V, et al. Patients who present with fatigue: A follow up of referrals to an infectious diseases clinic. Br Med J, 1992, 305: 147 - 152

[245] Schaefer KM, Sleep disturbances and fatigue in women with fibromyalgia and chronic fatigue syndrome. J Obstet Gynecol Neonatal Nurs, 1995, 24: 229 - 233

[246] Morriss R, Sharpe M, Sharpley A, et al. Abnormalities of sleep in patients with chronic fatigue syndrome. Br Med J, 1993, 306: 1161 - 1164

[247] Huller RF, Moser Rj . Chronic fatigue: Psyche or sleep? Arch Intern Med, 1990, 150: 1116 - 1117

[248] Whelton C, Saskin P, Salit H, et al. Post - viral fatigue syndrome and sleep. Sleep Res, 1988, 17: 307

[249] Krupp LB, Jandorf L, Coyle PK, et al. Sleep disturbance in chronic fatigue syndrome. J Psychosom Res, 1993, 37: 325 - 331

[250] Buchwald DS, Pascualy R, Bombardier C, et al. Sleep disorders in patients with chronic fatigue. Clin Infect Dis, 1994, 18 (Suppl. 1): 68 - 72

[251] Ann Sharpley, Alison Clements, Keith Hawton et al. Do patients with "pure" chronic fatigue syndrome (neurasthenia) have abnormal sleep? Psychosomatic Medicine, 1997, 59: 592 - 596

[252] Wesseley S., Powell R. Fatigue syndrome: a comparison of chronic postviral fatigue with neuromuscular and affective disorders. Journal of Neurology, Neurosurgery and Psychiatry,

1989, 42: 940 – 948

[253] Demitrack M. A. , Dale J. K. , Laue L. , et al. Evidence for impaired activation of the hypothalamic – pituitary – adrenal axis in chronic fatigue syndrome. Journal of Clinical Endocrinology and Metabolism, 1991, 73: 1224 – 1234

[254] Demitrack MA, Crofford L J. Evidence for pathophysiologic implications of hypothalamic – pituitary – adrenal axis dysregulation in fibromyalgia and chronic fatigue syndrome. Ann N Y Acad Sci, 1998, 840: 684 – 697

[255] Bearn J. , Allain T. , Coskeran P. , et al. Neuroendocrine responses to Dfenfluramine and insulin – induced hypoglycaemia in chronic fatigue syndrome. Biological Psychiatry, 1995, 37: 245 – 252.

[256] L. V. Scott, F. Burnett, S. Medbak, et al. Naloxone – medicated activation of the hypothalamic – pituitary – adrenal axis in chronic fatigue syndrome. Psychological Medicine, 1998, 28: 285 – 293

[257] Kavelaars A, Kuis W, Knook L, Sinnema G, Heijnen CJ. Disturbed neuroendocrine – immune interactions in chronic fatigue syndrome. J Clin Endocrinol Metab , 2000 Feb, 85 (2): 692 – 696

[258] Dinan T. G. Serotonin and the regulation of the hypothalamic – pituitary – adrenal axis function. Life Sciences, 1996, 58: 1683 – 1694

[259] Dinan T. G. , Majeed T. , Lavelle E. , et al. Serotonin – mediated activation of the hypothalamic – pituitary – adrenal axis in chronic fatigue syndrome. Psychoneuroendocrinology, 1997, 22: 261 – 268

[260] Bakheit A. , Behan P. , Dinan T. G. , et al. Possible upregulation of the 5HT1a receptor in patients with post – viral fatigue syndrome. British Medival Journal, 1992, 304: 1010

[261] Cleare A. J. , Bearn J. , Allain T. et al. Contrasting neuroendocrine responses in depression and chronic fatigue syndrome. Journal of Affective Disorder, 1995, 34: 283 – 889

[262] Sharpe M. , Clements A. , Cowen P. Increased prolactin response to buspirone in chronic fatigue syndrome. Journal of Affective Disorder, 1996, 41: 71 – 76

[263] Yatham L. N. , Morehouse R. L. , Chisholm B. T. , et al. Neuroendocrine assessment of serotonin function in chronic fatigue syndrome. Canadian Journal of Psychiatry, 1995, 40: 92 – 96

[264] Castell LM, Yamamoto T, Phoenix J, Newsholme EA. The role of tryptophan in fatigue in different conditions of stress. Adv Exp Med Biol, 1999, 467: 697 – 704

[265] Conti F, Pittoni V, Sacerdote P, et al. Decreased immunoreactive beta – endorphin in mononuclear leucocytes from patients with chronic fatigue syndrome. Clin Exp Rheumatol , 1998 Nov – Dec, 16 (6): 729 – 732

[266] Pall ML. Elevated, sustained peroxynitrite levels as the cause of chronic fatigue syndrome. Med Hypotheses, 2000 Jan, 54 (1): 115 – 125

[267] Ur E. , White P. D. & Grossman A. Hypothesis: cytokines may be activaed to cause depressive illness and chronic fatigue syndrome. European Archives of Clinical Neuroscience,

1992, 241: 317 -322

[268] Hickle I. & Lloyd A. Are cytokines associated with neuropsychiatric syndromes in humans? International Journal of Immunopharmacology, 1995, 17: 677 -683

[269] Korszun A, Young EA, Engleberg NC, et al. Follicular phase hypothalamic - pituitary - gonadal axis function in women with fibromyalgia and chronic fatigue syndrome. J Rheumatol, 2000 Jun, 27 (6): 1526 -1530

[270] Allain TJ, Bearn JA, Coskeran P, et al. Changes in Growth Hormone, insulin, insulinlike growth factors (IGFs), and IGF - binding protein - 1 in chronic fatigue syndrome. Biol Psychiatry, 1997, 41 (5): 567 -573

[271] Moorkens G, Berwaerts J, Wynants H, Abs R. Characterization of pituitary function with emphasis on GH secretion in the chronic fatigue syndrome. Clin Endocrinol (Oxf), 2000 Jul, 53 (1): 99 -106

[272] Cleare AJ, Sookdeo SS, Jones J, O Keane V, Miell JP. Integrity of the growth hormone/insulin - like growth factor system is maintained in patients with chronic fatigue syndrome. J Clin Endocrinol Metab, 2000 Apr, 85 (4): 1433 -1439

[273] Buchwald D, Umali J, Stene M. Insulin - like growth factor - I (somatomedin C) levels in chronic fatigue syndrome and fibromyalgia. J Rheumatol, 1996 Apr, 23 (4): 739

[274] Korszun A, Sackett - Lundeen L, Papadopoulos E, et al. Melatonin levels in women with fibromyalgia and chronic fatigue syndrome. J Rheumatol, 1999 Dec, 26 (12): 2675

[275] Dadra Buchwald. Review of laboratory findings for patients with chronic fatigue syndrome. Rev Infect Dis, 1991, 13 (Suppl. 1): 12 -16

[276] Bates Dw. Clinical labortory test findings in patients with chronic fatigue syndrome. Arch Intern Med, 1995, 155: 97 -103

[277] Artsmovich - NG, Chungunov - VS. The chronic fatigue syndrome . Z - Neuropatol - Psikhiatr - Zm - S - S - Korsakova, 1994, 94 (5): 47 -50

[278] Bates DW, Buchwald D, Lee J, et al. Clinical laboratory test findings in patients with chronic fatigue syndrome. J Immunol, 1994, 7 (7): 18 -19

[279] Komaroff AL, Geiger AM. IgG subclass deficiencies in chronic fatigue syndrome. Lancet, 1988, (1): 1288

[280] Natelson BH, Ellis SP, Braonain PJ, et al. Frequency of deviant immunological test value in chronic fatigue syndrome patients. Clin Diagn Lab Immunol, 1995, 2 (2): 238 -240

[281] Caligiuri M, Murray C, Buchwald D, et al. Phenotynic and functional deficiency of natural killer cells in patients with chronic fatigue syndrome. J Immunol, 1987, 139: 3306

[282] Straus SE et al. Lymphocyte phenotype and function in the chronic fatigue syndrome. J Clin Immunol, 1993, 13 (1): 30 -40

[283] S. Gupta. A comprehensive Immunological Analysis in chronic fatigue syndrome. Scand J Immuol, 1991, 33: 319 -327

[284] Ojo - Amaize EA, Conley EJ, Peter JB. Decreased natural killer cell activity is associated with severity of chronic fatigue immune dysfunction syndrome. Clin Infect Dis, 1994, 18

(Suppl. 1): 157 – 159

[285] U. Tirelli, et al. Immunological Abnormalities in patients with chronic fatigue syndrome. Scand J Immuol, 1994, 40: 601 – 608

[286] P. H. Levine. et al. Dysfunction of Natural Killer activity in a family with chronic fatigue syndrome. Clin Immuno and Immunopathol, 1998, 88 (1): 96 – 104

[287] Andrew Wilson et al. Cell – mediated immune function and the outcome of CFS. Int J Immunopharmac., 1995, 17 (8): 691 – 694

[288] Straus SE et al. Lymphocyte phenotype and function in the chronic fatigue syndrome. J Clin Immunol, 1993, 13 (1): 30 – 40

[289] Prieto J, et al. Naloxone reversible monocyte dysfunction in patients with CFS. Scand J Immunol, 1989, 30: 13 – 20

[290] Visser et ai. CD4 T lymphocytes from patients with chronic fatigue syndrome have decreased IFNγ production and increased sensitivity to Dexamethasone. J Infect Dis, 1998, 177: 451 – 454

[291] 许贤豪. 神经免疫学. 北京：中国协和医科大学出版社，1992.

[292] Adrienne L., Bennett, et al. Elevation of bioactive transforming growth factor – β in serum from patients with chronic fatigue syndrome. J Clin Immunol, 1997, 17 (2): 160 – 167

[293] Gupta S, Aggarwal S, See D, et al. Cytokine production by adherent and non – adherent mononuclear cells in chronic fatigue syndrome. J Psychiatr Res 1997, 31: 149 – 156

[294] Cannon JG, Angel JB, Ball RW, et al. Acute phase responses and cytokine secretion in chronic fatigue syndrome. J Clin Immunol, 1999 Nov, 19 (6): 414 – 421

[295] Bounous G, Molson J. Competition for glutathione precursors between the immune system and the skeletal muscle: pathogenesis of chronic fatigue syndrome. Med Hypotheses, 1999 Oct, 53 (4): 347 – 349

[296] Bennett B. K., Hickie I. B., Vollmer – Conna U. S., et al. The relationship between fatigue, psychological and immunological variabies in acute infectious illness. Australian and New Zealand Journal of Psychiatry, 1998, 32, 180 – 186

[297] Richards RS, Roberts TK, McGregor NR, et al. Blood parameters indicative of oxidative stress are associated with symptom expression in chronic fatigue syndrome. Redox Rep, 2000, 5 (1): 35 – 41

[298] Chaudhur A, Watson WS, Pearn J, Behan PO. The symptoms of chronic fatigue syndrome are related to abnormal ion channel function. Med Hypotheses, 2000 Jan, 54 (1): 59 – 63

[299] Machale SM, Lawrie SM, Cavanagh JT, et al. Cerebral perfusion in chronic fatigue syndrome and depression. Br J Psychiatry, 2000 Jun, 176: 550 – 556

[300] Bell DS. Chronic fatigue syndrome update. Findings now point to CNS involvement. Postgrad Med , 1994 Nov 1, 96 (6): 73 – 76, 79 – 81

[301] Johnson SK, DeLuca J, Natelson BH. Chronic fatigue syndrome: reviewing the research findings. Ann Behav Med, 1999 Summer, 21 (3): 258 – 271

[302] Straus, S. E., Dale, J. K., Wright, R. et al. Allergy and the chronic fatigue syndrome. Journal of Allergy and Clinical Immunology, 1988 (81): 791 – 795

[303] Strayer, D. R., Carter, W. A., Brodsky, I. A controlled clinical trial with a specially configured RNA drug, C12U, in chronic fatigue syndrome. Clinical Infectious Diseases, 1994, 8 (Suppl. 1): S88 – S95

[304] Strayer, D. R., Carter, W. A., Strauss, K. I. Long term improvements in patients with chronic fatigue syndrome treated with Ampligen. Journal of Chronic Fatigue Syndrome, 1995 (1): 35 – 53

[305] Goodnick, PJ., Sandoval, R. Psychotropic treatment of Chronic Fatigue Syndrome and related disorders. The Journal of Clinical Psychiatry, 1993, 54: 13 – 20

[306] Vercoulen, J. H. M. M., Swanink, C. M. A. Zitman, F. G., et al. Randomized, double – blind, placebo – controlled study of fluoxetine in chronic fatigue syndrome. The Lancet, 1996, 347: 858 – 862

[307] Bou – Holaigah, I., Rowe, P. C., Kan, J. et al. The relationship between neurally mediated Hypotension and the Chronic Fatigue Syndrome. Journal of the American Medical Association, 1995, 274, 961 – 967

[308] Kaslow, J. E., Rucker, L., Onishi, R. liver extract folic acidcyanocobalamin vs. placebo for chronic fatigue syndrome. Archives of Internal Medicine, 1989, 149: 2501

[309] Forsyth LM, Preuss HG, MacDowell AL. Therapeutic effects of oral NADH on the symptoms of patients with chronic fatigue syndrome. Ann Allergy Asthma Immunol, 1999, 82 (2): 185 – 91

[310] Cox, I. M. Campbell, M. J., Dowson, D. Red blood cell magnesiumand chronic fatigue syndrome. Lancet, 1991, 337: 757 – 760

[311] Behan P. O., Behan W. M. H., Horrobin D. Effects of high doses of essential fatty acids on the postviral fatigue syndrome. Acta Neurologica Scandinavia, 1990, 82: 209 – 216

[312] Warren G, McKendrick M, Peet M. The role of essential fatty acids in chronic fatigue syndrome · A case – controlled study of red – cell membrane essential fatty acids (EFA) and a placebo – controlled treatment study with high dose of EFA. Acta Neurol Scand, 1999, 99 (2): 112 – 116

[313] Rowe PC, Calkins H, DeBusk K, et al. Fludrocortisone acetate to treat neurally mediated hypotension in chronicfatigue syndrome: a randomized controlled trial. JAMA, 2001, 285 (1): 52 – 59

[314] Prins JB, Bleijenberg G, Bazelmans E, et al. Cognitive behaviour therapy for chronic fatigue syndrome: a multicentre randomised controlled trial. Lancet, 2001, 357 (9259): 841

[315] Powell P, Bentall RP, Nye FJ, et al. Randomised controlled trial of patient education to encourage graded exercise in chronic fatigue syndrome. BMJ, 2001, 322 (7283): 387

[316] Chalder T, Tong J, Deary V. Family cognitive behaviour therapy for chronic fatigue syndrome: an uncontrolled study. Arch Dis Child, 2002, 86 (2): 95 – 97

[317] Bell DS, Jordan K, Robinson M. Thirteen – year follow – up of children and adoles-

cents with chronic fatigue syndrome. Pediatrics, 2001, 107 (5): 994 – 998

[318] Rangel L, Garralda ME, Levin M, Roberts H. The course of severe chronic fatigue syndrome in childhood. J R Soc Med, 2000, 93 (3): 129 – 134

[319] Tiersky LA, DeLuca J, Hill N, et al. Longitudinal assessment of neuropsychological functioning, psychiatric status, functional disability and employment status in chronic fatigue syndrome. Appl Neuropsychol, 2001, 8 (1): 41 – 50

[320] Joyce J, Hotopf M, Wessely S. The prognosis of chronic and chronic fatigue syndrome: a systematic review. Q J Med, 1997, 90: 223 – 233

[321] Pheley AM, Melby D, Schenck C, et al. Can we predict recovery in chronic fatigue syndrome? Minn Med, 1999, 82 (11): 52 – 56

[322] Taylor RR, Jason LA, Curie CJ. Prognosis of chronic fatigue in a community – based sample. Psychosom Med, 2002, 64 (2): 319 – 327

[323] Hartz AJ, Kuhn EM, Bentler SE, et al. Prognostic factors for persons with idiopathic chronic fatigue. Arch Fam Med, 1999, 8 (6): 495 – 501

[324] 杨菊贤．现代生活方式与亚健康．中国全科医学，2001，4（7）：545

[325] 傅善来．21 世纪健康新视角．上海：上海科技教育出版社，2000.

[326] 王玉川．中医养生学．上海：上海科学技术出版社，1992.

[327] 董湘玉．中医心理学．贵阳：贵州科学技术出版社，2001.

[328] 陈复平，李强．透视亚健康．北京：科学出版社，2005.

[329] 冷方南．中医内科临床治疗学．郑州：河南科学技术出版社，1987.

[330] 黄质诚．智能电针加经络氧调治亚健康状态 32 例．中国针灸，2002，22（11）：764

[331] 何晓，李卫乐．亚健康状态的手法调治．黑龙江医药，2002，25（2）：61

[332] 谢慧君，奎瑜．亚健康及其推拿防治对策．四川中医，2004，22（6）：20

[333] 许德顺，刘永峰．心理亚健康运动处方实验研究．广州体育学院 2005，25（2）：81 – 83

[334] 周君来，史绍蓉．亚健康的生理学特征与运动处方的研究．四川体育科学，2003，（4）：14 – 16

[335] 孟景春．中医养生康复学概论．上海：上海科学技术出版社，2005.

[336] 张广德．导引养生功．北京：北京体育大学出版社，2001.

[337] 陈济川等．浅谈欣赏音乐对身心健康的功用．宁德师专学报（自然科学版），2001，（4）：334 – 338

[338] 陈济川．浅谈舞蹈对身心健康的功用．宁德师专学报（自然科学版），2002，（4）：333 – 336

[339] 虞子敏，谭文捷．音乐疗法治疗校内人员亚健康状况．中国临床康复，2003，7（23）：3761